医疗器械安全有效性评价

——对构建现行体制下医疗器械科学评价体系的探索

周力田 编著

北京大学医学出版社

YILIAO QIXIE ANQUAN YOUXIAOXING PINGJIA——DUI GOUJIAN
XIANXING TIZHI XIA YILIAO QIXIE KEXUE PINGJIA TIXI DE TANSUO

图书在版编目（CIP）数据

医疗器械安全有效性评价：对构建现行体制下医疗
器械科学评价体系的探索/周力田编著 . —北京：
北京大学医学出版社，2012.10
ISBN 978-7-5659-0455-4

Ⅰ.①医…　Ⅱ.①周…　Ⅲ.①医疗器械-安全评价-
研究　Ⅳ.①R197.39

中国版本图书馆 CIP 数据核字（2012）第 222350 号

医疗器械安全有效性评价——对构建现行体制下医疗器械科学评价体系的探索

编　　著：周力田

出版发行：北京大学医学出版社（电话：010－82802230）

地　　址：（100191）北京市海淀区学院路 38 号 北京大学医学部院内

网　　址：http://www.pumpress.com.cn

E－mail：booksale@bjmu.edu.cn

印　　刷：北京瑞达方舟印务有限公司

经　　销：新华书店

责任编辑：董采萱　　责任校对：金彤文　　责任印制：苗　旺

开　　本：787mm×1092mm　1/16　　印张：19　　字数：340 千字

版　　次：2012 年 10 月第 1 版　2012 年 10 月第 1 次印刷　　印数：1－3000 册

书　　号：ISBN 978-7-5659-0455-4

定　　价：80.00 元

序 一

医疗器械是在疾病诊断、治疗中临床医师所不可缺少的重要工具。为了保证其在使用中的安全性、准确性和科学有效性，世界各国都建立了全套的管理法规，且有众多有经验的科学家参与评审把关，以保证自制或引进的医疗器械充分发挥其效应，防止不良反应对机体造成损害。

作者积累了 15 年从事组织评审、支持自主创新工作的宝贵经验，编写了本书，内容极为丰富，适合从事医疗器械监督管理工作的领导和具体工作人员、参加评审的专家以及进行创新制造医疗器械的科研人员和行政管理人员阅读。

相信本书的出版对进一步提高医疗器械监督管理部门的工作水平，完善我国监督管理法规和提高评审工作水平，必将起到积极的推动作用，使我国医疗器械事业的发展快速前进，同时为促进医疗事业快速发展作出贡献。

郭立禄

2012 年 4 月 10 日

序 二

周力田先生著作的《医疗器械安全有效性评价》是对现行医疗器械行业管理制度化建设的很好探索和对我国医疗器械审评工作的很好总结。作者长期从事医疗器械审评工作，具有丰厚的专业功底，积累了市场准入、评价方面的丰富经验。

本书收集了大量翔实的素材，详细介绍了医疗器械评价的原理和方法，深刻阐述了器械评价工作的精髓，对今后开展医疗器械的科学评价具有深刻的指导意义。

感谢周力田先生，正是他的辛勤劳作，为医患双方安全有效地使用医疗器械作出了巨大贡献！

2012 年 4 月

序 三

最近一个世纪以来，科学技术发展突飞猛进，尤其是计算机技术、自动控制技术、影像技术等尖端精密高技术的迅速发展，使新的、先进的治疗技术及其相应的医疗器械层出不穷。另外，随着我国经济和科技的发展，具有中国自主知识产权的新型医疗器械的研发也已提到日程上来。这些新型的进口或自主研制的医疗器械，如雨后春笋般涌入我国的市场及医疗界。这些器械往往规模庞大、技术尖端、投资昂贵，远远超出现有的技术法规所能管理的范畴。因此，迫切需要对相关技术法规进行修订及补充。

最近几年，本人在设计及研制新型质子治癌装备过程中，有幸参加了几次粒子治癌装置性能指标技术规范的研讨及评审，深感我们现有的技术文档在客观上还不能适应这种新型医疗器械蓬勃发展的态势。针对这一情况，本书作者出于他强烈的使命感和责任心，凭借他十多年来积累的技术审评工作经验和专业功底，写成此书。该书不单单是他长期工作中丰富经验的总结，还借鉴了欧美等国外市场准入法规的先进经验和成熟方法。作者从全新的视角，提出了系统性的评价理念和方法，阐述了器械评价工作的精髓，是对医疗器械行业管理制度化建设的很好探索。该书提供了丰富翔实的素材，为我国开展医疗器械评价奠定了科学的基础；使企业在申报时，所提交的申报资料如何才能充分完整地证明器械的安全有效性有所遵循；并能为政策制定者和执行者在制定和执行行业内政策时提供参考，从而提高行业管理和执行效率，使一些合格的先进治疗器械能尽快地投入市场，为人民健康造福。

总之，这是一本值得研读的好书！周力田同志为此倾注了大量心血，作出了重要贡献，精神十分可贵，特向他表示衷心感谢！

2012 年 4 月

前　言

自从国家医药管理局（后合并组建为国家药品监督管理局、国家食品药品监督管理局）1996年12月开始设立医疗器械市场准入审评机构，作者就有幸成为第一批正式员工，在一线从事技术审评工作。在15年的审评工作中，经常承担着超负荷的审评任务，接触和审查了大量医疗器械新技术、新产品，从未出现过严重的审评失误，尽自己的最大努力使能够证明安全有效性的医疗器械进入市场，最大限度地保障公众使用医疗器械安全有效，严格执行了国家赋予的使命，得到了业内同行、领导和同事的认可，内心深感宽慰。在工作中，作者能够不断地摸索、学习、钻研、思考和总结，逐步形成了一套较为成熟的审评思路。同时，也深刻地认识到，靠自己一个人的力量不能保证所有的申报器械都能通过科学的评价方法进入市场。因此，需要将自己积累的这些成熟的方法和经验介绍给同行，并使之提高认识、达成共识，才能发挥出这些经验的最大效力。本书作者出于强烈的社会责任心和使命感，愿意为医疗器械市场准入审评工作的进一步完善，尽一点微薄之力。

为能够最终完成此书，作者进行了多年的潜心积累和资料准备工作，倾注了大量心血。所提出的以下诸多观点或思路，有些是已在境外先进国家形成多年并且行之有效的监管法规、理念、原理和方法，而在国内的评价理论建设方面仍为空白点，需要吸收、引入，并填补和转化为我国自己的评价理论基础和原理方法，以便形成适合我国特色的评价体系。这些理念的引入，不是盲目地一味照搬或照单全收，而是在不改变核心理念的前提下，结合国情加以改进或改造，使之更加适合我国的实际。有些思路则是根据目前我国评价工作的国情和现状首次提出的规范性思路，是操作性较强的制度创新性建议。有些原理与方法的贯彻和实行是可以在审评环节及时解决的，但仍有许多思路需要得到政策的支持和确认。希望通过本书，能把所积累的一些经验和对评价工作的认识与大家分享，能为政策制定者、监管人员、审查人员、制造商、研究人员、经销商，以及器械使用者、广大医疗器械行业内人士和机构，提供参考、启示或帮助。

本书的核心目的是促进政策制定者在保证器械使用安全的前提下，通过公开的制度设计和安排，达到鼓励境内制造商加快引进、转化和吸收境外先进产品和技术并促进自主创新的器械尽快进入市场，减少制造商无谓的成本，实现境内医疗器械产业的健康快速发展和腾飞。同时，通过制度设计和安排，为实现公平意义上的中国医疗器械科学评价工作提供理论基础和支撑。

医疗器械是高科技环保产业，是国家经济转型政策重点鼓励和扶植的高新技术产业发展方向。但目前的各项法规和制度安排尚未能够充分体现对行业的有效监管和促进作用。作者认为，首先需要改进现有的市场准入评价模式，建立中国自己的评价体系，以适应医疗器械行业发展的特点和要求。书中所提出的思路和理念是对现有法规和规范的建议、补充和完善，相信定会对促进法规的精细化、系统化、明确化和合理化产生深刻影响。作者希望通过这些思路和体念的提出，能为促进器械监管法规的进一步完善和提高科学化管理水平尽自己的绵薄之力。

另一方面，科学评价的原理和方法是科学监管的基础和重要组成部分。相信书中所提出的原理和方法必定能为政策制定者、执行者和实践者在制定和执行行业内政策时提供翔实和可操作性强的方案，并给以有价值的前瞻性参考。同时，在不违背科学原则的基础上，制定和形成具有我国特色的市场准入评价模式，提高行业管理质量和执行效率。作者诚恳希望所提出的观点和建议能被政策制定者所重视，并在政策制定过程中能够充分考虑本书所提出的建议和内容。也希望本书的出版和发行能为实现医疗器械科学评价作出应有的贡献。

医疗器械评价工作是个系统性工程。完整的医疗器械评价工作分为上市前的市场准入评价、上市或有条件上市后的跟踪、上市后不良反应的再评价。本书主要论述医疗器械上市前的市场准入评价和针对高风险器械的上市后跟踪。再评价涉及的不良反应报告和分析以及召回等处理程序不在本书重点论述范围之内。

书中所述仅为一方之言，难免偏颇、疏漏或不周之处，如果作者的观点与现行法规相冲突，仍应以现行法规为准。未发生冲突但现行规定未做详细要求的，可以供相关方参考。

此书得以顺利出版发行，首先感谢在我的成长道路上给予指导和帮助的众多行业内领导和同事：卜琦成先生、杨文明先生、卜长生先生、张学禄先生、炼红文女士、范小东先生等。是他们给了我精神上的支持和鼓励，给了我充分的学习和锻炼机会，使我能够在本职岗位上，通过大量的审评实践深入地了解医疗器械评价工作的内涵，也让我能够鼓足勇气，完成此书。

本书第二十六章第六节统计学的有关论述由北京大学第三医院临床统计学专家赵一鸣教授提供，仅做少量删改，在此鸣谢！

在此书的编写过程中，还征求了许多经验丰富的企业一线注册专员的意见和建议，在此不一一列举，谨表示深深的感谢！还要感谢许多在幕后默默支持和帮助我的人，感谢北京佑安医院院长李宁教授、中国煤炭总医院副院长王洪武教授在本书编写过程中提出的宝贵意见，北京大学第一医院放疗科申文江教授、解放军总医院放疗科主任夏庭毅教授给予的积极肯定，以及北京理工大学吴祈耀教授、天津泌尿外科研究所顾汉卿教授给予的悉心指教。

最后，能非常荣幸地邀请到北京大学第一医院郭应禄院士、北京协和医院邱贵兴院士、中国科学院高能物理研究所方守贤院士（排名不分先后）为本书题序。在此，衷心地感谢他们对我的大力支持、真诚鼓励和积极肯定！

周力田

2012 年 4 月

目　录

第一篇　医疗器械评价体系构建 ……………………………………………… 1

  第一章　概述 ………………………………………………………………… 3

    第一节　医疗器械技术评价工作发展概况 ……………………………… 3

    第二节　存在的问题 ……………………………………………………… 5

    第三节　总体思路 ………………………………………………………… 7

  第二章　分类审评框架思路的提出以及前提条件 ……………………… 12

  第三章　与医疗器械评价有关的通行做法、基本认识、政策解读以及政策

        期望 ……………………………………………………………… 15

    第一节　通行做法 ……………………………………………………… 15

    第二节　基本认识 ……………………………………………………… 17

    第三节　政策解读 ……………………………………………………… 21

    第四节　政策期望 ……………………………………………………… 27

  第四章　与评价及评价体系有关的定义 ………………………………… 33

  第五章　建立基于医疗器械分类名录信息系统的注册和备案制度的必要性 …… 46

  第六章　注册制度的适用情况及豁免条件 ……………………………… 48

    第一节　申请注册需要符合的条件 …………………………………… 48

    第二节　注册豁免的条件 ……………………………………………… 49

  第七章　备案制度的适用情况 …………………………………………… 50

第二篇　开展临床研究（调查）的资质、条件、要求和必要性介绍 …… 51

  第八章　基于器械分类审评模式的临床研究（调查）的一般要求 …………… 53

    第一节　用于评价的分类 ……………………………………………… 53

    第二节　对六类器械临床和注册情况的说明 ………………………… 54

    第三节　解释 …………………………………………………………… 55

  第九章　临床研究的适用性及其豁免 …………………………………… 57

    第一节　高风险创新性器械 …………………………………………… 57

    第二节　中风险创新性器械 …………………………………………… 58

    第三节　低风险创新性器械 …………………………………………… 58

第四节 创新性高风险器械的临床研究的观察期 ………………………… 58

第五节 观察时间 …………………………………………………………… 58

第六节 创新性医疗器械的认定方法及适用的临床研究的情况 ………… 59

第七节 豁免临床研究（临床试用）的器械定义范围 …………………… 60

第十章 临床调查的适用性及豁免 ………………………………………… 62

第一节 小规模试验的情况或模拟实验、替代试验的情况 ……………… 62

第二节 必须开展临床调查的情况 ………………………………………… 63

第三节 特定情况下的临床要求 …………………………………………… 63

第四节 临床调查的豁免或禁止 …………………………………………… 63

第五节 举例 ………………………………………………………………… 64

第十一章 境外生产器械的临床文件的适当性 ………………………… 65

第一节 境外创新性器械的临床研究文件 ………………………………… 65

第二节 境外实质性等效器械的临床文件 ………………………………… 66

第三节 必要时的境内临床试验要求 ……………………………………… 66

第十二章 境内临床研究（调查）机构的选择 ………………………… 67

第十三章 高风险器械临床研究（调查）申请和审批的必要性 …… 69

第一节 总 则 ……………………………………………………………… 70

第二节 临床研究（调查）的申请 ………………………………………… 72

第三节 研究（调查）方案 ………………………………………………… 74

第四节 预研究报告 ………………………………………………………… 76

第五节 食品药品监督管理局的审评机构对申请的处理程序、内容和条件 … 76

第六节 补充申请 …………………………………………………………… 78

第七节 发起人的常规责任 ………………………………………………… 80

第八节 食品药品监督管理局的审评机构和临床机构审查委员会或审查部门

的批准 …………………………………………………………………… 81

第九节 选择调查人和监督人的责任 ……………………………………… 81

第十节 通知研究（调查）人的责任 ……………………………………… 82

第十一节 监督研究（调查）[发起人跟踪研究（调查）的责任] ……… 82

第十二节 第十五章规定的紧急研究（调查） …………………………… 83

第十三节 研究人（调查人）的常规责任 ………………………………… 83

第十四节 研究人（调查人）的特别责任 ………………………………… 84

第十五节 临床研究人（调查人）不合格 ………………………………… 85

第十六节 记录 ……………………………………………………………… 86

第十七节　检查 ……………………………………………………………… 88

第十八节　报告 ……………………………………………………………… 89

第十四章　高风险治疗用研究器械的有条件上市及其适用条件 ………… 93

第一节　范围、适用条件及相关要求 ……………………………………… 93

第二节　申请的内容 ………………………………………………………… 94

第十五章　研究用器械的知情同意豁免 ……………………………………… 97

第一节　符合临床知情同意豁免条件的两种情况 ………………………… 97

第二节　研究用器械在紧急情况下的知情同意要求豁免条件以及临床机构

　　　　审查委员会或审查部门的责任 …………………………………… 98

第三节　申请 ………………………………………………………………… 100

第十六章　临床研究（调查）用器械的标识 ……………………………… 103

第一节　内容 ………………………………………………………………… 103

第二节　禁止 ………………………………………………………………… 103

第三节　动物研究的标识 …………………………………………………… 103

第十七章　临床研究（调查）用器械的促销和其他措施的禁止 ………… 104

第十八章　其他豁免 ………………………………………………………… 105

第三篇　评价程序、方法、内容要求和其它 …………………………… 107

第十九章　建立基于科学和效率原则的注册审查程序的必要性 ………… 109

第二十章　中高风险创新性器械提交注册申请资料的内容和要求 ……… 110

第一节　内容要求 …………………………………………………………… 111

第二节　修改创新性器械注册申请资料及重新提交创新性器械注册申请资料

　　　　…………………………………………………………………… 119

第三节　批准上市后补充创新性器械注册申请资料 ……………………… 120

第四节　拒绝批准创新性器械注册申请资料 ……………………………… 123

第五节　撤销对创新性器械注册申请资料的批准 ………………………… 125

第六节　临时终止批准的创新性器械注册申请资料 ……………………… 126

第七节　批准上市或有条件上市后的要求 ………………………………… 127

第八节　定期报告 …………………………………………………………… 129

第二十一章　中高风险实质等效性器械提交注册申请资料的内容要求 … 130

第一节　所有实质等效性器械注册申请均需的信息 ……………………… 130

第二节　应提交的正式实质等效性报告 …………………………………… 137

第三节　应提交的产品分类声明 …………………………………………… 138

　　第四节　应提交的真实性声明 ……………………………………………… 138

　　第五节　主动更新、修改、补充、拒绝、撤销批准的内容 ……………… 139

第二十二章　低风险和非重大变化重新申报器械的备案申报内容要求 …… 140

第二十三章　开展器械临床研究（调查）时对财务信息披露的要求 ……… 141

　　第一节　目的 ………………………………………………………………… 141

　　第二节　概念和/或定义 …………………………………………………… 141

　　第三节　适用范围 …………………………………………………………… 143

　　第四节　证明文件和披露的要求 …………………………………………… 143

　　第五节　财务权益的机构审评 ……………………………………………… 144

第二十四章　安全性和有效性的认定原则 …………………………………… 146

　　第一节　安全性和有效性的认定应考虑的因素 …………………………… 146

　　第二节　安全性和有效性认定的科学性依据 ……………………………… 146

　　第三节　安全性认定 ………………………………………………………… 147

　　第四节　有效性认定 ………………………………………………………… 147

　　第五节　原则 ………………………………………………………………… 148

　　第六节　安全性和有效性认定的其他相关问题 …………………………… 149

第二十五章　医疗器械的跟踪要求 …………………………………………… 151

　　第一节　范围 ………………………………………………………………… 151

　　第二节　豁免及差异的许可申请 …………………………………………… 152

　　第三节　定义 ………………………………………………………………… 153

　　第四节　进口器械 …………………………………………………………… 154

　　第五节　需要跟踪的器械种类 ……………………………………………… 154

　　第六节　器械跟踪体系及内容要求——对制造商的要求 ………………… 156

　　第七节　器械制造商以外的人的跟踪义务——对经销商的要求 ………… 158

　　第八节　记录的可及性 ……………………………………………………… 160

　　第九节　记录的保密 ………………………………………………………… 161

　　第十节　记录的保存 ………………………………………………………… 161

第二十六章　对临床统计学有关的各类应用的认识 ………………………… 162

　　第一节　总则 ………………………………………………………………… 162

　　第二节　对临床试验例数的要求 …………………………………………… 162

　　第三节　对照的方法 ………………………………………………………… 164

　　第四节　文献对照时对被引用或被对照的文献资料的要求 ……………… 167

　　第五节　保证临床统计发挥作用和可信的一些重要方法 ………………… 172

　　　第六节　对临床研究人在开展临床研究时的一些提示 …………………… 173

第二十七章　对体外诊断试剂的认识 …………………………………………… 183

第二十八章　对医疗器械申报资料的一些具体要求的认识 …………………… 184

第二十九章　案例分析 …………………………………………………………… 215

第三十章　器械分类的简要介绍 ………………………………………………… 223

第三十一章　人道主义器械 ……………………………………………………… 226

第三十二章　模拟实验和替代试验的重要意义 ………………………………… 227

第三十三章　外聘评审专家的适当性及其责任、义务 ………………………… 228

第三十四章　诚信的重要性 ……………………………………………………… 229

附录　美国食品药品监督管理局相关法规要求中一些重要章节的原文及
　　　部分中文节译 …………………………………………………………… 231

PART 25——ENVIRONMENTAL IMPACT CONSIDERATIONS

第 25 部分——环境影响的考虑 ……………………………………………… 231

　§ 25.15　General procedures.（一般程序）………………………………… 231

　§ 25.20　Actions requiring preparation of an environmental assessment.
　　　　　（需要准备环境评估报告的行动）………………………………… 233

　§ 25.30　General.（总则）…………………………………………………… 235

　§ 25.34　Devices and electronic products.（器械和电子产品）………… 238

　§ 25.40　Environmental assessments.［环境评估报告（EA）］………… 240

PART 50——PROTECTION OF HUMAN SUBJECTS

第 50 部分——人类受试者的保护 …………………………………………… 242

　§ 50.20　General requirements for informed consent.（知情同意的一般要求）
　　　　　………………………………………………………………………… 242

　§ 50.23　Exception from general requirements.（一般要求的例外情况）…… 242

　§ 50.24　Exception from informed consent requirements for emergency
　　　　　research.（紧急情况下知情同意要求的例外情况）……………… 245

　§ 50.25　Elements of informed consent.（知情同意的内容）…………… 251

　§ 50.27　Documentation of informed consent.（知情同意文件）………… 251

PART 54——Financial disclosure by clinical investigations

第 54 部分——在进行器械临床研究（调查）时的财务信息披露的要求 ……… 252

　§ 54.1　Purpose.（目的）…………………………………………………… 252

　§ 54.2　Definitions.（定义）………………………………………………… 254

§ 54.3　Scope.（范围）……………………………………………… 256

§ 54.4　Certification and disclosure requirements.（认证书和披露的要求）
…………………………………………………………………………… 256

§ 54.5　Agency evaluation of financial interests.（财务权益的机构评估）… 259

PART 56——INSTITUTIONAL REVIEW BOARDS

第 56 部分——临床机构的审查委员会或审查部门 ……………………… 261

§ 56.101　Scope.（范围）…………………………………………… 261

§ 56.102　Definitions.（定义）……………………………………… 262

§ 56.103　Circumstances in which IRB review is required.（需要机构审查
委员会或审查部门审查的情况）…………………………………… 268

§ 56.104　Exemptions from IRB requirement.（临床机构审查委员会或审查
部门要求的豁免）…………………………………………………… 269

§ 56.105　Waiver of IRB requirement.［临床机构审查委员会或审查部门要求
的放弃（或搁置、或延期）］……………………………………… 270

§ 56.108　IRB functions and operations.（机构审查委员会或审查部门的功能
和操作）……………………………………………………………… 271

§ 56.109　IRB review of research.（临床机构审查委员会或审查部门对研究
的审查）……………………………………………………………… 272

§ 56.110　Expedited review procedures for certain kinds of research involving
no more than minimal risk，and for minor changes in approved
research.（包含几无风险和已批准研究的微小改变的某些研究种类
的加快审查程序）…………………………………………………… 275

§ 56.111　Criteria for IRB approval of research.（临床机构审查委员会或审查
部门批准研究的标准）……………………………………………… 276

**PART 58——GOOD LABORATORY PRACTICE FOR NONCLINICAL
LABORATORY STUDIES**

第 58 部分——用于非临床实验室研究的实验室管理规范 ……………… 278

参考文献 ……………………………………………………………… 279

跋 ……………………………………………………………………… 280

第一篇

医疗器械评价体系构建

第一章 概 述

老子曰："人法地，地法天，天法道，道法自然。"又曰："孔德之容，唯道是从。"人类对道的追求就是对客观规律或真理的追求过程。只有遵循了大道，才能符合以德治国的理念。

医疗器械监管是食品药品监管的重要组成部分。中国人要建立自己的科学监管模式，以满足社会日益增长的对医疗器械安全使用的要求，维护公众健康。

医疗器械市场准入的法规框架必须不断接受审查和修正，以支持其完成国家食品药品监督管理局的使命。

促进制度创新和社会进步，提高医疗器械科学化管理水平是社会的期望。

第一节 医疗器械技术评价工作发展概况

随着生活水平的不断提高，人们对健康的需求也在不断扩大和提高，对寻求医疗质量的改善和获得良好的医疗保障也更加重视。以前，人们病了会去寻医问药。而现在，应该将医疗器械作为一种单独的、重要的诊断和治疗手段，医疗器械已经成为人民健康保障的一个重要组成部分。

医疗器械是国家食品药品监督管理局负责监督管理的"四品"（食品、药品、化妆品、保健食品）"一械"（医疗器械）中科技含量最高、技术复杂程度最高、类型最庞杂的种类，是生物医学和工程技术结合的产物，涉及机械、电子、材料、生命科学等众多学科。医疗器械正在发挥着越来越大的作用，并在很多领域超过了药品的作用或者解决了药品所难以解决的问题。医疗器械往往代表了人类科技发展的最前沿或最高水平。很多新技术和科研成果一旦出现，都率先应用到医疗器械上，各种创新性器械和技术在临床上的应用得到突飞猛进的发展，为人类的健康事业作出了巨大贡献。

改革开放三十多年，我国经济得到了巨大发展。但是，随着改革开放的发展进程到了一定的阶段，人们发现，我们的制度建设已经相对滞后于飞速发展的经济要求。对医疗器械行业的监管由于起步较晚，目前也存在类似的问题。以前，监管部门对器械风险认识不够，对器械的评价工作重视不够，造成制度建设不够成熟或进步较慢，客观上使现行法规和规章难以适应医疗器械行业健康发展的要求，进而制约了行业发展的进程。由于医疗器械技术的复杂性和种类的庞杂性，许多人对医疗器械的评价工作一时难以准确把握，使医疗器械评价工作离实现科学评价还有相当的距离，尚没能与时俱进。

我国医疗器械监管体系自改革开放以来开始逐步建立，监管的法律法规和技术支持体系初步形成，监管工作逐步走向法制化、制度化、规范化。特别是从 2000 年 4 月 1 日《医疗器械监督管理条例》[1] 实施开始，国家对医疗器械的依法监管工作取得了许多宝贵的实践经验。在这期间，行业内监管部门的领导和同行开展了大量工作，为政策的制定和修订工作付出了极大努力，并作出了巨大贡献，也出台了许多管理办法和措施，使审评和监管工作取得了显著进步并逐渐步入正轨。但还应看到，与国外发达国家的监管历史相比，我们对器械开展依法监管的时间毕竟不长，因此制度不够完善在所难免。这就促使我们要加快制度建设的步伐，以满足各个方面对我们的期待和要求。

国家级和省级审评中心作为医疗器械上市前的最后一个对器械的安全有效性进行技术把关的部门，承担着十分重要的职责。其中，国家级审评中心负责全部境外生产器械和境内生产第三类器械的技术审查工作。除国家级审评中心外，少数发达地区的省局也相继建立了审评机构，专门负责对本省（自治区、直辖市）管辖的、境内生产的第一类和第二类器械的技术审评工作（部分省份的市级药品监督管理部门负责第一类产品的备案审批工作），分担了国家局审评中心的一部分繁重任务，有的省（自治区、直辖市）级审评机构也承担了对本省（自治区、直辖市）管辖的制造商的生产质量体系的考核工作。目前，省级审评中心的工作也需要进一步规范和完善。

从目前国家级审评机构的现状看，仍存在审评人员数量有限、专业化程度不高、经验不足的问题。在现有国家级审评中心的一线审评人员十分有限（不包括地方设置的审评中心的人员）的情况下，要切实完成国家赋予的使命，任务是十分艰巨而繁重的，而且审评任务逐年递增。审评人员年年都要高负荷、高效地完成任务是非常不容易的，如何保证审评时限是摆在审评队伍面前的一道难题。国家级中心审评人员数量和美国的审评人员数量相比差距巨大〔我们国家局审评中心的审评人员不足百人，美国食品药品管理局（FDA）的 CDRH 有 400 多人的队伍〕。在这种情况下，如何充分、高效地利用好现有的资源就显得十分重要了，需要通过不断努力和科学的制度安排逐步解决我们面临的困难。关键是要在制度设计上一方面有所侧重和强化，而另一方面有所放松和简化。

---

[1] 2000 年 1 月 4 日中华人民共和国国务院令第 276 号发布，自 2000 年 4 月 1 日起施行。

另外，需要明晰部门之间的职能范围，明确审评机构的定位和功能。

第二节 存在的问题

根据国家食品药品监督管理局 2004 年 8 月 9 日发布实施的《医疗器械注册管理办法》[2] 和国家食品药品监督管理局 2004 年 4 月 1 日实施的《医疗器械临床试验规定》[3]，我们对产品分类管理的方法及其临床的管理方法尚不尽合理，有些甚至概念不清，比较粗放，审评尺度也不好把握。从评价实践中，作者深切地感受到，目前，我国的市场准入评价工作缺乏系统和清晰的思路。现有法规虽然部分借鉴了国外的先进经验，也引用了一些通行概念和方法，但不能有效地整合、指导和配套，制度不完善，可操作性不强，产生空泛和不合理的问题，没有形成科学的评价体系。绝大多数审评机构在对市场准入申报资料进行评价时，主要依靠审评人员个人对器械的理解和审评经验。由于现有审评人员的知识层次、审评经验和专业背景的局限性，再加上缺乏客观数据和信息的支撑，造成对提供的申报资料要求不一致。因此，很有必要形成基于科学评价原理和方法的共识，为医疗器械评价的公开、公正、公平创造条件和基础。

作者认为，首先需要引起政策制定者关注并得到切实解决的是，当前在器械的市场准入过程中和市场准入后存在的若干问题。从目前已经实施的诸多管理办法看，由于医疗器械的技术复杂程度较高，这些办法和措施对审评、审批乃至监管的把握尺度都没有完全到位，尚难以适应或满足方方面面对制度建设的日益提高的要求。尺度过严，制约了企业的创新和不断完善的热情；尺度过松，又容易使不能证明安全有效的器械流入市场，对公众造成不应有的伤害。

目前，我们国家对于器械评价工作的定位和内容尚缺乏完善的整体规范和系统的制度安排。工作机械、刻板甚至盲目，审评人员对医疗器械特点认识不深入、不透彻。因此，尽快形成一套能够指导评价工作的指南性文件，指导我们医疗器械市场准入的评价和再评价工作，已是当务之急。国家级审评中心仅建立了一些针对某些高风险产品的审评指南，这些不足以形成对整个医疗器械技术审评工作的指南性文件，且由于缺乏中心指导思想，有些内容还容易产生自相矛盾的现象，没有总结出其中的规律，缺乏整体科学性，不能和国际通行做法接轨，而这些不合理之处会造成企业的超额负担。

---

[2] 2004 年 8 月 9 日国家食品药品监督管理局局令第 16 号公布，自 2004 年 8 月 9 日起施行。

[3] 2004 年 1 月 17 日国家食品药品监督管理局局令第 5 号公布，自 2004 年 4 月 1 日起施行。

例如，目前已有的规定和办法虽然提到了实质性等效的概念，也进行了某些临床验证方面的规定，但没有建立"实质性等效"与"临床验证"之间的明确联系，仍不加区分地一味要求国家/行业已制定性能标准的实质等效性器械开展大样本量的临床调查，也没有提出具体的管理措施和解释。而要求创新性器械开展的临床研究有时例数要求过高，有时例数明显不足，缺乏一定之规。例数要求过高，企业负担过重，例数不足则安全有效性得不到保证。此外，虽然已对部分高风险器械尝试开展有条件上市，但对于批准有条件上市没有设置一定的约束条件和跟踪要求，容易造成风险不可控；虽然提出了临床备案，但没有具体措施和管理办法，缺乏可操作性依据；虽然建立了临床基地医院目录，但却是以药品临床基地为基础开展医疗器械临床研究或调查，不够完善并缺乏区别化和层次化管理；临床研究或调查不严谨，例如缺乏对临床研究人员、机构资质的具体要求和建立多层次临床试验机构等；虽然对境外器械申报提出了一些资料准备的要求，但缺乏原则要求，造成管理无序或不合理；虽然对一些第二类器械豁免了临床研究或调查，但豁免的数量远远不够，也没有建立明确的豁免临床研究或调查的基本原则；虽然区分了第二类和第三类器械，但在管理手段和申报条件上没有多大的区别；虽然也提到了新产品的内容，但定义不清，没有具体的、明确的管理措施；虽然建立了审评机构，但没有突出审评机构的评价职能定位及明确与检测机构的职能分工；虽然在国家级审评中心建立了退审机制，但具体内容不够明确，并存在不合理之处，且由于制度不明确，造成尺度不统一而容易产生随意退审行为；虽然想建立绿色通道，但缺乏合理的方法，且缺乏有效规定或渠道，没有建立实质性等效器械（即所谓的成熟器械）或其他适用器械的简化申报程序，也没有为器械的持续性改进和完善建立审评通道；对重新申报注册的器械的管理也缺乏合理的办法，有些重新申报的难度甚至比初次注册时还要大，给申请人造成了许多困惑，使其无所适从；高风险器械被批准上市或有条件上市后，缺乏有效跟踪和管理措施，造成监管的空白。

在评价工作中还有一些其他尚待解决的问题。例如，大部分境外产品在申报注册时已经不要求进行临床调查，根据国外相关法规豁免临床调查的境外企业在向我国政府进行申报时也可免除临床调查，变相享受了超国民待遇；另一方面成熟或常规的境内医疗器械产品仍然需要进行临床调查，国内企业显然受到了不公平待遇。另外，产品哪怕发生了一点点未对安全有效性产生影响的变化也被要求重新做临床试验或重新注册，没有尺度来规范，给境内企业造成了许多不必要的经济负担和社会资源的浪费，限制了制造商对产品主动改进和完善的积极性。还有，即使在国家/行业已经为合法上市的同类器械发布了产品性能标准，且该类器械已经被批准了若干临床适应证的情况下，申请上市的境内生产实质等效性器械仍被要求针对已被批准的各个相关适应证开展相同的大样本量的临床试验，才能批准所申请的适应证范围，这种做法是不合理的，也是毫无意义的。许多境内生产第二类实质等效性器械仍被要求开展临床试验，用以证明安全有效性，也是没有意义的（虽然国家食品药品监督管理部门已经批准允许部分第二类器械豁免临床试验）。

目前，以美国为例，一个实质性等效器械的审批通常在半年到九个月内完成。而我国的注册审批时间少则三个季度，多则两到三年甚至五、六年时间，制度效率不高也不合理。由于审评效率低下，造成企业的时间成本过高，对行业的发展极其不利。

而对境内外生产企业的质量体系过程监管以及对临床机构使用器械情况的监管严重不足，使产品上市后的监管不能充分到位。2011年之前，境内90％以上的各类不良反应事件未被上报。这就造成了整个监管系统接近开环状态，无法形成有效反馈，无法评价审评工作的效果并促进审评工作的进一步完善，给市场准入的评估和总结以及上市后的市场监督造成了极大困难。随着国家对不良反应监测力度的不断加大，这一现象有了一定的改观，但还远远不够。

在执行现有的管理法规开展审评工作的过程中，无论是审查人员还是众多企业，对如何能够提供充分完整的申报资料，即能够证明器械符合上市要求，实际上都存在一些困惑。审评机构的审查人员向申请人提出的一些问题，有些是正常的要求，而有些是不合理的要求，根本原因还是没有清晰、明确的审评原理性指南和制度来规范并培训和引导新的审评人员开展正确的工作。从专业管理的角度看，由于缺乏对医疗器械技术特点和规律的深刻认识，在政策制定的过程中缺乏原理性的理论支撑，管理工作必然存在一定的偏差和不足，也必然使政策制定和执行的力度大打折扣。由于制度不够完善，也无法对器械实施切实有效的监管。

国家食品药品监督管理局的领导看到了目前存在的问题，非常关心审评工作，提出了审评工作应与社会和企业生产经营实际相一致的目标和期望，这个意见是十分深刻的。

第三节　总体思路

在这十五年的市场监管进程中，出现过一些简单冒进的行为，我们总是在

"头痛医头，脚痛医脚"，关键是没有抓住事物的本质。所以，本书的目的是想通过对医疗器械评价原理的介绍，提出适当的解决思路，来应对目前存在的问题。作者认为，需要从四个层面加以解决：首先，应树立理念；其次，从理念入手构建体系；再次，依据体系架构建立程序；最后，提出方法和要求。只有这样才能避免重复进入"头痛医头，脚痛医脚"、"拆东墙，补西墙"和"摸着石头过河"的怪圈。就像医生看病一样，只有把准了脉，找准了病因，才能对症下药。

作者根据多年审评经验并结合国外先进管理办法，提出一系列评价的基本原则和方法，旨在针对拟在中国上市进行申报注册的产品开展技术审评时，规范审评行为、指导审评工作、形成常规产品审评模式、建立综合配套的审评机制，并希望能够最终促进形成审评工作的基础性规范文件。同时，也可以使审评行为尽量公开、透明。

建立良好的制度，并让所有相关方能够清晰地了解、遵守以及执行制度和规则是公众和社会的客观要求，需要大家共同努力。同时，应使权利运行在公开、公正、公平、科学的轨道上。

作者深切地认识到，需要统一认识、达成共识，为实现基于科学原理的规范性审评提供依据。所以，应建立一视同仁的临床管理政策，以便符合世界贸易组织（WTO）的规则。健全、明晰制度和简化程序也是为了防止粗制滥造、假冒伪劣和蓄意瞒报等违法事件的发生。同时，应制定明确的制度，能够鼓励和便于制造商不断完善其产品质量、促进技术进步。另外，很有必要建立一套科学的医疗器械市场准入审评机制和全面评价机制。并在此基础上，尽快建立符合中国国情的统一尺度的市场准入评价体系和程序，为科学评价提供理论支持和支撑，以便提高市场准入评价工作的质量、效率和社会效益，提高评价工作的科学性和合理性。对评价基本原理方法的探讨和总结是为了最终更大程度地节约社会资源，减少不必要的资源浪费和社会管理成本，同时，将器械正式上市后的临床风险降到最低，又能使合理证明安全有效的器械尽快上市。对这些方法的探讨和总结不是简单的经验积累，也结合和借鉴了欧美等国外市场准入法规的先进经验和成熟方法。作者试图从全新的视角，探索建立与国际接轨但独具中国特色的系统性评价理念和方法。

一、建立中国评价体系的方向

医疗器械的主要工作方式是物理方式（个体诊断试剂除外），个别含药器械的主要作用方式仍是以物理方式为主，药品起辅助作用。治疗类器械采用物理或以物理为主的治疗方式，偏重于局部治疗或局部控制，具有更直接的特点。医疗器械不同于药品，具有品种众多、技术复杂、跨门类、跨学科、风险级别有高有低、作用方式千差万别（不同于药品，即一般情况下仅需要凭借药理、毒理、药效、药代动力学等少数常规特性就可以进行判断）、评价手段多样的特点，不便于归纳总结。即使是不同制造商生产的同类器械，也存在或多或少的差别。所以，应该用"实质性等效"的概念来界定同类器械，不能像药品那样用简单的分子式就能规范同类药物。作为器械本身，除了需要符合的国家/行业标准之外，还可能有或多或少的自身技术特性，难以用符合国家/行业标准统而论之或规范全部安全和技术指标。因此需要充分掌握器械特点，才能制定出符合器械生产和经营实际特点的评价体系。

在现行制度安排上，我国存在中央和地方两级市场准入体制，因此需要统一协调和科学管理。一味照搬国外的经验和做法，不能完全适应我国的国情，注定是难以推行的，且各国的做法又不尽相同。我们可以充分借鉴国外的一些先进理念，并结合我国的实际，总结和归纳出一套适合我国国情与客观现实的科学评价方法和规律，使我们的工作可以持续有效地发挥作用并不断充实。既要满足监管的要求，也要满足市场的需求，做到兼顾。这一制度设计的出发点和核心思想是立足于保障公众用械安全有效和维护公众健康，同时，可以给予已经被证明安全有效并满足一定条件的器械依从合理途径尽快放行上市。这一过程需要跟踪和报告制度的配合，还需要召回制度和质量保证体系的约束和保障。通过过程监管或动态监管可以实现最大限度地保障器械能够安全有效地使用。

二、绿色通道需要达到的目标

多年来，我们一直试图为保证安全有效的医疗器械的市场准入建立一个绿色通道，能够使已经证明安全有效性的申报器械快速通过市场准入的批准程序，应该说一直没有成功。原因是没有能够寻找到或建立起科学评价的方法和途径。这一途径有没有呢？答案是肯定的：有！基础仍是科学、公开、明晰。关键是要解决申请人在何种条件下只需提供到何种程度的资料和证明，就能够充分满足器械上市要求了。

绿色通道的第一个目标是简化实质性等效器械（成熟器械）和到期重新申报器械的市场准入程序，达到最大程度地节约企业资源和社会资源的目的，减少无谓的临床试验过程，为企业尤其是中小企业快速发展创造条件。第二个目标是使大多数创新性高风险器械在风险可控的情况下可以有条件上市（如第九章第一节、第四节所介绍的内容）和在风险可控条件下尽快为社会服务。第三个目标是为中低风险医疗器械建立简化的申报程序、方法和要求。第四个目标是尽量简化非重大变化器械和注册证到期换证器械的审查内容和程序。

绿色通道的深层含义还包括对临床试验机构、试验人、发起人、注册申请人提出具体和明确的要求。通过建立明确的制度和要求，使相关人能够少走弯路或错路。例如，为高风险创新性器械和符合第十章第二节定义的高风险实质等效性器械建立临床预试验的评价与临床方案的审批程序，使临床试验的执行更加科学、高效。再者，为申请人提供豁免检测的一些方法，如替代实验和试验，以及用生物学评价替代生物学检测的方法。再例如，提出明确的资料准备要求等。

但应注意，不是所有的器械申报都能够走绿色通道，应规定某些具有特殊预期用途的高风险创新性器械必须完成全部的、严格的临床研究才能获得上市批准。

三、标准的基础性作用

作者在研究了美国、欧洲等国家、地区的医疗器械政策法规的基础上，提出了高效、科学和更加翔实的市场准入体系框架和配套程序以及评价的原理和方法，是为了使境内外器械能够在确保最大程度的安全的同时尽快上市。这一科学高效的体系的重要法规支撑之一就是国家/行业制定的医疗器械安全和性能标准。"十一五"期间国家拨付了大量经费用于国家/行业标准的制定和修订工作，建立了一大批国家/行业安全和性能标准。但是，时至今日，我们仍没有充分认识到标准的发布和实施可以使所规定器械类型的风险得到有效控制，并且可以起到认可所规定器械类型在原理、预期用途、供应能源、关键原材料、关键结构、工作方式等方面的安全有效性的作用。同时，器械专用安全和性能标准的建立标志着标准规定的器械类型成为"成熟"的器械类型，最终可以为简化"成熟"器械上市的申报程序作出巨大贡献。

四、开展的工作和资料准备

本书作者试图从器械分类评价原理、评价体系和模式以及审评程序、方法和内容入手，建立资源节约型的科学、合理、高效的市场准入评价体系，寻求最佳解决方案。希望通过下面的阐述，给读者一个清晰的答案。在器械申报资料的准备方面，能够明确以下几个方面的内容：一个是告诉相关方（例如制造商或临床机构）应如何选择和开展各项科学实验和试验，以及满足哪些条件即可保证器械符合安全有效性的要求，（申请人）应如何提交临床申请，如何提交注册资料或备案资料，阐述为满足评价要求应具备的基本条件和采取的路径。另一方面是从评价角度解决方法学和程序的问题，提出了对境外申报器械的文件要求，重点提出了动态和过程监管的方法（如临床或生产现场考察或体系考察、不良事件报告制度以及跟踪的要求等），从而可以最终实现对所有申报机构和申报资料的一视同仁（即解决公平问题）。最后通过论述解决各方关注的绿色通道的问题，并详细介绍为证明器械符合预期设计目标和上市要求而应提交的资料内容。

五、各方责任

希望通过科学评价体系的构建和实施，可以最大限度地确保申报产品能够通过明确要求的程序，证明其符合设计预期目标并被批准进入市场。但产品被批准上市后仍需要食品药品监督管理部门持续地开展过程监管和动态监管，仍需要制造商在医疗器械的生产、销售和使用过程中通过持续地符合法规的要求和执行严格的质量管理体系来保证产品质量。同时，也需要临床机构严格执行特定产品的临床操作规范来保障产品的安全使用。

第二章 分类审评框架思路的提出以及前提条件

产品审评工作是产品上市前注册或备案工作的核心。应围绕这个核心来健全产品上市前的注册审查工作和备案审查工作。审评工作或评价工作的核心应注重强调通过科学方法以确认结果和证据的真实性和验证其符合性的过程，而将器械原理性分析和研究交给企业来进行和完成。申请人需要提供相关的结果和证据，以证明器械的安全有效性。

目前我们对申报产品采取的分类申报方式，由于缺乏基于基本原理的审评规范和框架的支撑，审评工作缺少科学性、系统性和清晰性，造成该严格审批的只进行了简单要求，而该放松审批的却实行了过严的审批程序。客观上使成熟产品很难快速进入市场，对境内生产企业加速吸收外来技术实现国产化造成了很大的阻碍。而对某些创新性医疗器械产品和高风险产品的审批过松，又造成上市后的临床不良反应不断出现，给患者造成不应有的伤害。特别是某些境内前期生产的创新性医疗器械产品，上市前的各项研究工作准备不充分，造成的伤害没有得到有效管理和控制（从境内企业的角度看，主要受制于境内企业在技术水平、人才和资金方面的限制和认知水平的不足，以及想利用新技术迅速扩张的不切实际的想法等）。对于创新性产品，原则上，除了需要观察有效性之外，更多的是要观察安全性，尤其是远期的安全性。那么，通过开展诸如多中心、随机、双盲、大样本量的临床研究，确保创新性产品正式上市前能够达到安全有效使用，不至于使更多的患者受到无谓的伤害，就成为必要的条件（部分高风险实质等效性器械也应开展适量的临床调查）。另一方面，目前对某些创新性器械的要求过严或不合理，给制造商造成了不必要的负担，也打击了制造商创新的积极性。

在现行制度下，有许多不良反应没有向社会公开或者上报是由多种原因造成的，并不代表这些大量的不良反应或不利事件不存在或未发生。不上报就意味着无法发现问题和及时纠正，对医疗器械的健康发展和保护患者免受进一步伤害十分不利。因而，建立完善的医疗器械市场准入再评价制度就成为重要的一环，完善不良反应上报机制是科学评价的保障和基础。要把风险尽量控制在产品正式进入市场前，并为产品正式上市后的监管奠定良好的基础。

由于没有建立完善的科学审评方法，我们曾经出现过一些问题，至今仍有一些已上市产品未证明安全有效性，仍然需要重新按照科学方法评价和跟踪，包括某种采用超声方法进行定位的肿瘤治疗器械、某些腹腔内防粘连产品（观察期不够）等。某些创新性医疗器械由于设计不当，出现了在现有体制下难以准确获得有效数据的诸多严重不良反应事件，却一直无法得到有效监管和纠正。从产品研发的角度看，主要原因是基础临床研究不充分、工程应用技术合理性的研究不完善以及适应证选择不恰当等。从监管手段看，主要原因是缺乏科学的评价手段。但也应看到，境内企业对上述肿瘤治疗技术的开发和应用却带动了境外厂家对该技术的合理运用，主要从工程设计方法、影像定位方法和适应证三个方面的选择着手，取得了突破。还有一些产品如奥美定（使用方法不当）、OK镜（使用方法不当和盲目夸大宣传等）、某些国产支架（重要指标缺失），也曾出现过一些严重的不良反应，都是由于当时的评价手段不完善造成的。这些不良反应本该是可以通过有效、科学的评价方法予以避免的。这些是改革和发展进步过程必然要经历的阵痛，需要通过总结逐步建立科学的评价体系，以尽力避免类似的事件再次发生。

以前曾经实行过的"试、准产制度"的初衷是对第二、第三类产品的风险进行有效控制，并在我国处于市场发展早期的条件下鼓励境内制造商创新。制度不够完善在所难免，主要表现为：没有明确和区分试产和准产各自应关注的内容，对准产时的审查范围也较片面和不到位，对试产到准产期间还需要考查的长期疗效和不良反应问题没有充分要求和体现出来，试产阶段提出的整改意见往往不能在准产申请时得到落实。此外，本应强化对第三类产品准入机制的"试、准产制度"被错误地沿用到对第二类产品的准入制度中，使得第二类产品的市场准入程序过分复杂，而对第三类器械的重视程度不够，缺乏有效手段，评价方法也不够成熟。后来将试产注册制度取消，使得注册的要求更加刚性和粗放，不利于器械的合理市场准入。

作者认为，在与我国医疗器械风险分类（第一、第二、第三类）不发生冲突的基础上，再将器械分为实质性等效医疗器械和创新性医疗器械，开展分类审评，是十分必要的。最核心的工作是应建立针对实质性等效医疗器械和创新性医疗器械的两类审评模式，重点加强对创新性和高风险医疗器械的审评工作，切实保障人民的健康。

医疗器械的评价思想和药品的评价思想的核心是共通的。药品有创新药，器械也有创新性器械；药品有仿制药，器械也有实质性等效器械。药品评价将创新药和仿制药的申报要求和难度明确区分开来是有道理的（例如，药品的临床要求十分明确，创新药需要开展三期甚至四期临床试验，而仿制药由于与已上市同类药品是同一化学分子式，无须再开展临床试验）。医疗器械同样可以将创新性器械与实质性等效器械区别对待。但器械的技术层次和种类要复杂得多，存在许多中间或过渡状态，需要制定更加具体的、有差别的评价方法和要求，才能更加适应和符合医疗器械的特点。笔者提出的总体解决思路是：对创新性器械需要加强监管，但在保证器械安全的基础上又增加了弹性，从而更好地鼓励创新；而对实质性等效器械可以有差别、有层次地尽快放行。应该承认的事实是，实质性等效器械占了市场的绝大部分，创新性器械终归是少数。

追求监管方法的科学性和符合客观规律，完善制度建设，使之形成差别化的、层次分明的、有的放矢的、分级分阶段批准器械上市和管理配套的科学制度，切实保障医疗器械的质量，以及防范不应有的伤害，同时也要保证将已证明安全性和"成熟"或常规的各类产品尽快放行，已成为各方的共识。为社会把好安全使用医疗器械关，这也是社会对我们的期望。

为什么要将创新性医疗器械和实质性等效器械（即俗称的常规器械）分别要求，且创新性器械应加强管理？原因是新产品的风险具有不可预知和不可预见性，不良监管和仓促上市会在临床方面造成不可预期的不利器械影响。因此，对创新性医疗器械进行市场准入前的严格要求就变得十分重要。而实质性等效器械（俗称常规器械或"成熟"器械）由于原理和预期用途的成熟性（已经得到同类产品的前期验证），风险已经得到有效控制和释放，通常不会由于产品技术原理的不合理和不充分造成大范围重大不利影响，所以注册申报要求就应简化许多。这种处理方法与国家对新药的严格注册要求以及对仿制药的简化要求类似。另外，对尚不成熟的实质性等效高风险器械适当加强上市前监管和审查也具有合理性和必要性。

若要判别产品是创新性产品还是实质性等效产品，需要通过产品名称的查新信息检索系统进行检索确定（详见第五章）。然后再根据产品的风险程度进行产品分类界定，从而根据分类情况指导准备申报资料和提供相应证据。基于产品名录的器械分类信息检索系统将为科学审评工作提供强大的技术信息平台和保障。

在信息系统的基础上，对创新性器械和高风险器械实行临床研究（或调查）的申报制度、对首次进入中国市场的中高风险器械实行注册制度、对实质性等效中低风险器械豁免临床试验、对低风险器械及到期重新申报无变化或非重大变化器械等实行简化申报制度（如备案程序）是必然的发展方向。

第三章 与医疗器械评价有关的通行做法、基本认识、政策解读以及政策期望

第一节 通行做法

一、国民待遇原则

我国已经加入世界贸易组织（World Trade Organization，WTO）多年，应该从制度层面顺应世贸规则。WTO的重要原则之一是国民待遇原则，在医疗器械市场准入的评价工作中更应该遵循这一原则。我们应该看到这样一个趋势，那就是境内生产的医疗器械质量和技术水平不断提高，在某些领域已经出现了一些达到甚至超过境外生产器械的技术水平的产品。应该看到，通过促进境内企业的技术进步和监管水平的逐步提高，是能够保证境内产品的安全有效使用的。以前那些对境内企业的过严要求甚至是不合理要求（例如对实质等效性器械提出过分的临床要求），应该随着监管水平的提高而逐步减少，并应逐步建立科学的制度以实现公平。同时，应强化相应的违法惩处制度，与国际通行做法接轨。目前，我国的违法成本过低，是造成监管不力的一个重要原因。

二、对于境外认证证书的公证

一般情况下，涉及制造商资质、财产等需要制造商所在地具有公信力的公证机构证明其合法性的内容才需要公证。由境外检测机构或认证机构出具的检测证书或认证证书的原件一般不需要再公证，仅需要对递交的复印件进行公证。制造商、代理商、申请人签署的信函原件一般不需要公证。多数正规的境外器械制造商一般会采用带制造商标识或带防伪水印的公函纸提供声明性质的文件。

三、在质量保证体系中建立的器械试验程序

制造商一般应在企业内部建立从设计验证直至投放的控制、批准程序和文件，为即将上市或准备上市的器械，依据器械的风险和创新程度以及对所在国法规要求的认知，主动或依据法规要求开展不同层次的必要的相关预试验、临

床研究（试用）或调查（验证）直至最终投放，并表明器械所处的状态。制造商发起的预试验、临床试验的程序、模式或阶段一般分为阿尔法（α）试验、贝他（β）试验和引导或试点（pilot）试验，直至最终投放市场正式使用。这些模式或阶段需要根据客观实际给予合理安排或组合。对于高风险样品，直接在人体研究或调查往往是不被允许和不合理的，需要经过预试验或替代试验等临床前的试验过程。

1. 阿尔法（α）试验　用于在非临床环境中的用户要求确认和/或器械使用过程的验证。不能投放到临床人体试用，也无须企业高层批准投放的程序，需要签署试验协议并让用户表明已经明白将不会在临床（人体）使用，是一种预试验或替代试验。

2. 贝他（β）试验（临床研究或试用）　用于创新性产品时或者现存产品实质性重新设计（重大变化）或者没有应符合的已经制定和实施的国家/行业特定产品性能标准的高风险器械。样本已经正式投放开始临床试验，可能不是所有特性都已经开发完成，但可以用于人体试验，需要签署临床试验协议，需要开展大规模或大范围的临床试验（高风险器械往往还需要监管机构的批准）。

3. 引导或试点（pilot）试验（临床验证）　用于验证现存产品的新特性或提升（不是重大变化或实质性改变）。产品所有功能都已经过测试，是在大规模正式投放市场或生产前的小规模试生产性正式投放，一般无须签署临床试验协议，一般属于小规模或小范围验证性试验。这种试验一般无须监管机构的批准（一般情况下，中低风险器械或符合已发布的国家/行业标准的实质等效性高风险器械适用）。

4. 正式投放（final release）　是正式大规模投放市场或生产，是产品成型后的正式投放。

制造商应根据产品所处状态并依据所在国法规的要求开展相应的临床试验或调查，并在质量保证体系中建立相应的程序和记录。

四、开展多中心临床研究或调查的用途

在为创新性器械开展的临床研究中设立多中心的目的是为了排除地域、人群、研究人的主观判断以及研究机构的利益驱使等多种因素的干扰，保证临床统计数据的客观性和真实性，减少偏差的偶然性（见第四章定义）。为实质等效性器械开展的临床调查一般不必运用多中心的设计。一般情况下，只要有正当理由说明仅从一个调查人员得到的数据或其他信息，就足以显示该器械的安全性和有效性，并且能保证试验结论的可复制性，即能满足临床调查要求。也可

以采取从多个调查人员获得临床数据的方法，此种情况则更多是为了尽快搜集到临床数据，达到缩短临床调查时间的目的（见第四章定义）。

第二节　基本认识

一、器械的一般分类

申报器械一般应分为有源器械、无源器械和体外诊断试剂三大类。有源器械的部件，无论其本身是否为有源，仍应按照有源器械进行申报，其分类号应与主机分类号一致，风险级别也应与主机保持一致。无源器械的部件也应与无源器械的分类号和风险级别保持一致。体外诊断试剂的试验平台或试验主机也应按体外诊断试剂的分类进行申报，且与能够使用的诊断试剂的最高风险级别保持一致。无源器械还可分为植入式器械、血液储存或处理器械、齿科器械和材料、一次性使用无菌器械等。有源器械和体外诊断试剂也可再细分。

二、规格和型号的区别

申请人经常困惑所申报的器械是按照规格申报，还是按照型号申报。一般来说，规格是只需要用一、两个典型参数或数字（例如功率、尺寸、容量、体积、重量）就容易划分器械特征类别的表达方式或标识（如 5fr. 或 5mm×8mm），且仅在器械具有很少的典型参数时适用；而型号是对具有大量技术参数且难以用少数典型参数划分器械特征类别的表达方式或标识，通常在器械具有较多的安全和性能参数时适用。

三、应遵循的相关法律

在依据《医疗器械监督管理条例》开展医疗器械审评或评价的同时，我们还应该关注和遵守如《中华人民共和国标准化法》《中华人民共和国商标法》《中华人民共和国专利法》和《中华人民共和国行政许可法》《中华人民共和国行政复议法》等相关法规的要求。

四、对医疗器械定义的理解

对现有医疗器械概念的理解正在不断加深，各国对医疗器械概念的认定范围和管理也存在一定差异。根据我国国情，将用于妊娠控制的器械的概念专门延伸到计划生育器械范畴并纳入到医疗器械管理。作者认为，在现有医疗器械定义基础上，对提高生活舒适度和满意度、改善幸福指数的人体用器械（如美容类器械包括用物理方法进行美白、嫩肤、除皱、减肥、塑形类器械），以及凡是会改变人体生理，如不正常使用也会对人体造成难以挽回的伤痛和伤害的器械，也应纳入到医疗器械进行管理，现有监管存在空白。不具有临床资质的美容机构使用批准的或未经批准的美容用医疗器械开展美容治疗活动是非法行为，也无法切实保障在这些机构内的美容器械使用者不受到伤害。

一些原本不属于医疗器械定义范围的辅助器械（如手术室内空气过滤装置、单纯用于视觉刺激的图像发生器、手术器械灭菌设备、手术无影灯等）也被按照医疗器械进行管理，其中有合理的因素（例如在欧洲，辅助设备被按照医疗器械定义并进行管理[4]）。

此外，美国和欧盟都对兽用器械进行有效管理，例如开展必要的检测和颁发上市证书（但不是按照医疗器械进行管理）。而在我国，目前没有任何一个权威部门负责对兽用器械进行监管，该领域仍为空白。

在我国也存在被人为提高器械分类级别的情况，如生物安全柜在国际上通常被定义为第一类医疗器械，在我国却被认定为第三类医疗器械。某些仅完成医学图像数据储存和传输功能的软件，本身并不具有对医学图像进行处理的功能，也被定义为医疗器械，似乎不太恰当，都需要进行分类清理。

器械的预期用途决定了器械的临床定位。例如，有许多器械设计用于筛查或普通检查目的，而不能用于诊断或确诊目的。如器械是利用统计学工具经过大样本量人体测量得到的统计学平均值，一般会受到很多因素的干扰，没有科学性，也就无法要求精确性，但有利于体检筛查或粗评目的，适合基层和一般范围的检查或估测使用，例如通过人体阻抗测量方法经过经验公式计算得出脂肪含量或比重估算值的人体脂肪含量测量仪，或通过大样本量统计得出经验数据的腕式自动电子血压计。有些器械不具备治疗作用，但具备暂时或短期缓解病痛的能力，如最早在中国出现的频谱仪。在业界，夸大器械的适应证仍是某些制造商及其代理商为推销产品所喜好的通常做法，属于假冒伪劣行为，应杜绝和界定。

五、临床统计

临床统计是指针对器械开展应用于人体的试验（临床研究或调查），必须对器械的安全性和效用性进行评价而进行的各项试验数据的统计和计算，为判别

---

[4] 欧洲共同体理事会法令（93/42/EEC）《关于医疗器械的规定》，2007 年发布实施，http：//ec. europa. eu/health/medical-devices/documents/guidelines/index _ en. htm。

器械的安全有效性提供科学依据。一旦开展创新性器械的临床研究和实质等效性（定义见第十章第二节）的临床调查，就需要运用临床统计的方法，但方法一定要得当，不得违反伦理的限制条件；被比较器械一定是成熟和已被正式市场准入的满足基本安全有效性要求的器械等。临床研究和临床调查是有条件的（可以参见第九章、第十章、第十一章和第二十六章的有关论述）。

六、对标识的认识

制造商应在涉及产品的使用界面、用户手册（使用说明书、维修说明书）、各类包装表面（大、中、小包装）对器械进行标识。该标识应为永久贴牢的、不可轻易拆除或替换的中文标识。器械上的标识内容应包括器械名称、出厂日期（年、月、日）、保存期限、使用条件（如一次性使用、短期植入、长期植入、永久植入）、使用寿命、保存条件（如温度、湿度、防水级别）、运输条件（如防震、易碎）、制造商名称、主要代理商名称、生产地址等内容。在随器械销售的用户手册（使用说明书）中应标明注册证号和注册产品编号。

七、对安全有效性认定的基本原理

参见第二十四章的有关内容。

八、临床研究（调查）过程中知情同意的一般要求

除处于战争状态、重大疫情、重大灾难等需要特殊批准的情况或诸如第十五章的规定之外，研究人（调查人）不可以将任何个人作为受试者引入法规规定的研究中，除非研究人（调查人）已经获得了合法有效的受试者或者受试者合法授权代表签署的知情同意。研究人（调查人）仅应在向可能的受试者或其代表提供了充分的机会考虑是否参加并减少强迫和不应有的影响的情况下获得知情同意。提供给受试者或其代表的信息应该是受试者或其代表可理解的语言。口头的或文字的知情同意不可以包括任何迫使受试者或其代表放弃或似乎放弃任何受试者的合法权利或者为研究人（调查人）、发起人、临床机构或其代理人可能造成的疏忽开脱或好像要开脱责任的开脱性语言[5]。

九、构成假冒伪劣（misbranding and adulteration）的一些要件

提供虚假证据资料，隐瞒重要的器械成分、材质，夸大器械功效，隐瞒生

---

[5] 美国联邦法典（*Code of Federal Regulations*）第21标题，第50部分——人类受试者的保护，第50.20知情同意的一般要求。

产场地，向消费者隐瞒器械的副作用，提供与事实不符或未经批准的标识等。

十、市场准入审查工作的主要任务

市场准入审查工作是搜集证据并对证据进行评价和出具结论的过程，包括原理性判断，对选定的实验/试验方法的合理性、必要性和充分性的判断。市场准入审查工作注重过程的科学性和关注证据性结论，并最终得出申报注册器械是否满足安全有效性要求或阶段注册要求。对于审查者而言，原理性分析可以放在次要地位，更应该注重科学证据的搜集、判断和评价。

审查工作应尽快转移到评价产品预期功能的合理性以及实验/试验的合理性分析和评价工作中，而不是重点关注或核实基础实验数据的瑕疵。审查工作的重点是分析器械在发挥预期功能时对人体产生的、无法避免的且非人为因素的各类影响和伤害。任何一种对疾病的有创性治疗手段或方法都无法达到完美的境地，由于器械自身的技术局限性，或受到使用者技术水平和经验的限制，或由于疾病的复杂状态，器械在正常使用过程中都可能造成难以避免的损伤或后遗症。这些影响和伤害往往需要通过风险分析和必要的临床试验或其替代试验来验证，需要及时地标示和警示，建立临床操作规范，以控制风险。还需要对合法上市的器械开展后期跟踪和及时的处置，以便防范更大范围或程度的伤害发生。审查工作还要防止器械在工作时产生的非预期性故障和失效所造成的意外伤害，例如电气单一故障所产生的漏电、电磁干扰所造成的设备失效、包装破损或密封失效造成的灭菌失效、保质期过期造成的器械不能正常使用、非正常老化或提前老化、环氧乙烷超标造成的非预期伤害等。对这种不必要的意外风险或伤害的预防可以通过使器械的设计满足各种安全标准的实验室实验来实现（国家和行业已经发布了许多与国际等同或等效的通用和并列安全标准）。评价工作对实验室实验的合理性审查应更多地放在对创新性或重大变化器械安全和性能指标的实验方法的合理性审查方面。这些安全和性能指标往往没有已公布的适当国家或行业标准进行规范。

被评价器械所引用和适用的标准越来越多，有时一个产品就需要引用多达20个以上的标准。通用安全标准如电气安全通用要求或生物学评价标准只是基本要求或一般要求，还有更多需要关注的并列标准和专用标准需要审查和执行。评价工作应该朝着更高的层次进步，而不能仅停留在对基本安全要求过分强调和对器械检测数据进行核对的阶段。

在多数情况下，评价和判断满足安全有效性的工作，不是判断必须达到最高数值或者和最高数值相比较，而是只要满足基本的标准或公认的规则即可，除非制造商声称器械的某些指标能够达到更高的要求。至于超出基本要求之外的更高技术指标或条件，不属于评价安全有效性的必要条件，而是属于制造商对自身生产产品的更高层次要求。但是，一旦企业声称产品能够达到更高的要求，就需要通过实验和/或试验进行确认。在满足基本安全要求之上的不同水平的产品存在一定技术差异是允许的和合理的，可以满足不同层次的市场需求。

制造商通过客户培训以减少或防范误操作的发生概率不在评价范围内。

第三节　政策解读

一、标准化建设

医疗器械标准是为保证器械在临床上能够安全有效使用或发挥作用而制定的满足基本安全和性能要求的指标、检测方法及相关说明性文件。

国家标准化组织如国际电工委员会（IEC）和国际标准化组织（ISO），有关国家都已制定或转化了大量针对医疗器械的安全和性能标准。我国也有相关标准化委员会负责制订和修订相关的国家和行业标准或转化国际标准等工作。

由国家质量技术监督管理部门委托相关标准化技术委员会及其分支机构组织相关机构和人员制定、修订、转化、发布、实施（废除）的用于对生产、销售、维修和使用的同类医疗器械进行规范的标准为国家标准。由国家食品药品监督管理部门相关标准化技术委员会及其分支机构组织相关机构和人员制定、修订、转化、发布、实施（废除）的用于对行业内生产、销售、维修和使用的同类医疗器械进行规范的标准为医药行业标准（简称行业标准）。国家/行业标准是专业技术法规或规范，是法律/法规/规范的专业表现形式。国家标准（medical device national standard）分为强制性标准（以 GB 表示，例如GB9706.1—2005）和推荐性标准（以 GB/T 表示，例如 GB/T 16886.1—2001），行业标准（medical device industry standard）分为强制性标准（以 YY表示，例如 YY0708—2009）和推荐性标准（以 YY/T 表示，例如 YY/T0467—2003）。除了国家/行业为同类器械制定的通用安全标准和并列安全标准之外，国家/行业还为具有相同预期用途的同类医疗器械制定专用安全标准，也可认为是技术性能标准或性能标准。该类标准主要对已经证实安全有效性且具有相同预期用途的同类器械的性能指标制定满足临床安全使用的基本要求。与新药一旦批准正式进入市场就要被立即编入药典的情况不同，对于医疗器械，国家/行业在制定专业标准（专业标准应包括特定器械的专用安全要求和技术性能指标要求两部分）时一般应遵循两个重要原则：一个是标准所指向的具有特定预期用途的器械种类已经证明其安全有效性；另一个是该类器械已经形成产业或已实现规模生产和销售，需要由生产同类器械的制造商和用户代表等相关机构和人员参与制定，并在能够满足临床安全有效使用的基础上形成共识性的基本规范。虽然已合法上市，但仅由个别制造商生产的器械一般难以建立公开标准。医疗器械国家/行业标准的发布和实施速度通常都赶不上创新性器械的发展步伐。且对于创新性医疗器械而言，即使是同类器械，也可能存在或多或少的技术区别，但都可以满足安全有效性使用要求。要求生产同类器械的多数制造商对所生产的器械的指标形成统一认识，一般都需要一个过程。另一方面，被批准合法上市的创新性器械的技术指标一般情况下不会及时、全面地公开，或出于规避专利的原因，无法完全仿制。这就造成最初仿制的器械需要通过适当的临床调查来证明其与已合法上市器械具有实质等效性。

国家/行业标准应及时修订，以适应器械技术指标的变化或提升以及预期用途的变化或扩大（有些器械的预期用途在原有基础上进一步扩大或提升，需要修订国家/行业标准以适应这种变化）。有些国家/行业标准已经不适应器械发展状况，或者器械本身已经不适应临床安全使用的要求，或者技术已经落后应该被淘汰，则应及时废止相关国家/行业标准。

一般情况下，一旦同类器械的技术性能标准建立，申报器械在符合通用安全标准要求的同时，只要证明符合该性能标准的要求，并且在临床适应证或预期用途上与已合法上市的被比较器械相比没有新增或扩大，即具有实质等效性，就无须再开展严格的临床试验来证明产品的安全有效性了（但有时制造商会自主开展一些临床调查和模拟实验）。这种"实质等效性"应允许一些非重大变化的存在。在没有专业安全和性能标准可以依据的情况下，才需要开展规定例数的临床调查工作证明器械的实质等效性（见第八章有关内容）。

二、强制性标准和推荐性标准的含义和区别

1. 强制性标准（以 GB 或者 YY 表示）　强制性标准是由国家或行业监管部门或权威机构发布和批准的、关于某类器械在通常情况下必须满足的基本指标和要求；是为证明器械满足安全性或性能要求，由相关方所达成的共识性的、满足基本安全要求或最低性能条件的目标和条款。强制性标准的目的和作用是建立技术门槛或壁垒：不符合共识性的安全有效性基本要求的器械无法进入市场。强制性标准通常情况下应是强制性要求的。但随着认知的不断深化，标准的一些指标或条款在特定情况下可以不是绝对要求的。有时，在强制性标准中

也存在推荐性条款。在个别情况下，制造商可以通过论证和风险分析的方式或有关实验/试验提出例外情况或替代情况，只要能够证明同样符合或满足安全性要求或技术性能要求，一样可以被认可。强制性标准是一条可以证明器械安全性的最便捷的途径，但不一定是绝对唯一的途径。通常情况下，制造商会自愿选择引用或适用这些标准。同时，并不排斥选择例外或替代方法来证明安全性，其例外或特殊情况在具有合理的理由时也是可以被接受的。安全性要求的主要目的是防止器械出现故障时对人体产生意外伤害或非预期伤害，或防止器械出现失效或不应有的故障或被干扰的情况发生等。性能指标是为实现器械安全有效使用所必须达到的基本技术性能要求。

2. 推荐性标准（以 GB/T 或者 YY/T 表示）　推荐性标准也是技术法规，但推荐性标准或者强制性标准的推荐条款仍然是强制性的，同时又可能不是唯一的。原因是该类器械可以选择的安全或技术路线或形式具有多样性的特点，选择其中的任何一种路线或者形式都可以满足安全有效性要求，不便于统一规范。标准在某些指标上往往会提供两个或两个以上的路径供制造商自愿选择，或豁免该条款的适用，或用其他条款替代该条款，以证明选择某个路径的实验或豁免该条款或替代该条款同样可以证明器械满足基本的安全性或者性能的要求。如果制造商不准备采用这种成熟的推荐标准，就需要提供其它方法、证据或理由证明同样可以满足器械的安全性要求。但是，一旦制造商无法满足安全标准所指向的、共识性的所应该达到的安全目标，则是不能被接受的。

需要注意的是，一旦器械的设计原理或某些特性，如体内植入物、一次性使用器械（如导管、电极、输注用具、储液用具等）等与人体直接接触或通过管路与人体体液、血液或组织接触的材料的材质、应用部件的工艺结构、器械的重要物理特性或物理形态（如固态变为粉状物或液态等）、能源供应的形式或大小、器械的预期用途等发生了改变，准备引用的国家/行业标准就可能不完全适用甚至完全不适用了，绝对不可生搬硬套。

医药行业外（或其他行业）发布和实施的标准不作为强制性标准进行要求是合理的。如有特殊需要或者对申报器械种类特别重要，可先由审评机构（审评中心）对外公布相关要求的过渡期限，并在行业内由相关标准技术委员会将可用于规范医疗器械安全和/或技术性能要求的行业外标准转化为行业内标准，再对申报器械进行要求。无限制地强制要求制造商应符合行业外的标准的行为是不应被鼓励的。由于历史原因，我国劳动管理部门也制定过高压氧舱的安全技术标准，卫生管理部门也制定过一些器械安全和/或技术性能标准（以 WS 表示），到目前为止，很多都已经被转化为医药行业标准了。

三、执行标准的方法和意义

国家/行业制定的安全和技术性能标准是为了使同类器械的生产和使用的风险降低或得到有效控制，同时也是为了给该类器械的安全或技术性能建立基本要求和统一规范（见第五章内容）。从标准发布到标准实施，应设立一定的过渡期（一般1~2年），是为了给制造商充分的时间以便对其所生产的器械进行设计修改、工艺完善、制造过程修改等。原则上，在标准从发布到实施的过渡期内，实质性等效器械的制造商可以自主选择是否主动引用新发布但未到实施日的标准，旧的标准仍然可以引用。标准实施后就必须引用并在生产过程中执行，以满足新的强制性要求（见本章第三节标题二）。一旦引用和执行了针对申报器械制定的安全和性能标准，就意味着产品的安全有效性得到了切实的保障，再要求开展临床研究的意义也就没有了，除非申报器械还有未被证实的、新的能够直接或显著影响安全有效性的指标或用途。

四、对国家/行业标准及注册产品标准执行情况的合法性的判断

为获得器械的上市批准，一般应由国家或省级食品药品监督管理部门认可的第三方机构对所管辖类型的器械展开测试，也可以在一定条件下，与风险评价的方法结合进行。而正式生产后的产品检测，一般由制造商进行自测并规定检测项目。目前在国际上存在一种趋势，即同一制造商在对前期已开发产品执行标准的基础上，对新开发的升级产品中与前期产品相比未发生变化的部分更多地采用风险评价的方法以确认没有额外风险，从而无须再进行检测，进而减少检测力度。这样，可以节省大量不必要的重复项目的检测数量、检测时间以及检测费用。从评价的角度看，这应该是可以允许的（在我国还需要一定的时间达成共识，才具有较强的可操作性）。在对升级产品开展风险评价时，需要结合诸如器械前后的结构、物理形态（如粉状变成液态或固态变成粉状等）、材质、配比比例、组合方式、杂质含量是否发生改变及变化对安全有效性的影响等，以及是否发生不良反应和上市历史等综合因素进行判定。

五、注册产品标准

注册产品标准是用于申报产品上市以及上市后的产品生产、销售和宣传，由制造商负责制定的、被中国食品药品监督管理部门批准或认可的、用于反映和规范本企业生产的器械种类的全部安全和技术性能参数的质量控制文件。

医疗器械不同于药品，具有安全和性能指标较多的特点。即便是同类器械，

由不同制造商制造也可能会有性能指标的差异，无法保证完全一致。所以，需要每个制造商根据本企业生产的器械的技术特性，编制既能满足国家/行业制定的安全和技术性能标准要求，又能反映器械自身其余特性的注册产品标准。

注册产品标准的实质就是以制造商的名义编写的，并以注册产品标准的形式，对申报器械满足各类医疗器械国家/行业强制或推荐标准要求以及例外情况的说明，以及针对器械超出国家/行业标准规定范围之外的特殊安全和性能指标及其检测方法的详细描述。一般情况下，各制造商所生产的产品的指标是无法由国家/行业标准的内容完全涵盖的。不能由国家/行业标准涵盖的安全和/或性能指标部分，应由制造商单独说明并给出检测方法。

器械合法上市后，制造商还要保证所生产的器械持续有效地符合国家/行业标准的变化和新的国家/行业标准的实施，及时修订已上市器械的注册产品标准内容并及时补充检测（此种情况下，一般不需要重新注册，仅在注册证到期后再注册）。同时，诸如已制定的国家/行业标准未规定的特性或者符合国家/行业标准所规定的个别特性发生了改变或提升，也应及时对注册产品标准进行修订并检测，或在器械本身发生重大变化时开展临床试验和/或申报注册（参见第四章"一些重要的定义"中的"重大变化"、"非重大变化"和"创新性医疗器械"的定义，以及第九章、第十章、第二十章和第二十一章的有关内容。）

注册产品标准是对制造商生产和销售行为的合法性进行监管的标准和依据，同时也是对制造商从事产品宣传和销售活动合法性的约束，是制造商市场信用的基础。注册产品标准是制造商对其生产的产品实施质量控制和保证的依据，属于制造商建立的质量保证体系中重要的具有技术规章性质的内控文件，应妥善保管，并根据国家/行业要求的变化和器械自身的技术变化及时修订。注册产品标准仅适用于规范本企业所生产的产品，不具有外延性和普遍适用性。注册产品标准应受中国食品药品监督管理部门的监督。

六、在用器械的标准符合性

已销售并在临床使用的器械（在用器械）无须满足产品销售后新发布和实施的国家/行业标准的要求。也就是说，新的标准对在用器械不具有约束力，在用器械仍按旧标准执行。但如果在用器械已经严重不能满足新的安全标准的要求，并被认为对人体构成了重大危害，制造商应制订器械的回收或更新期限，并和用户协商解决（境外先进国家的监管当局制定了一些细化的召回制度，可供我国的政策制定者借鉴，由于召回制度不属于医疗器械评价范畴，本书未进行详细阐述）。同时，制造商应加强对器械的跟踪，以便及时制定出临床操作规范和形成针对适应证的详细操作指南性文件、风险防范措施以及必要的定期维护、部件替换和检修程序等。制造商应对器械或重要部件规定明确的使用寿命、次数、期限或使用条件的说明。制造商还应对用户进行定期的必要培训，并对器械开展定期更换、保养、维护、清洁、灭菌或消毒等工作（关于器械跟踪的其他要求可详见第二十五章的有关内容）。

七、注册证有效期内的生产和经营合法性要求

注册证按现有规定要求每四年一换证。在注册证有效期内，如果器械发生了重大变化，制造商应及时申报重新注册；如果发生了非重大变化（如第四章定义的那样），应申请备案。由变化或改进引起的注册和备案的时间不受四年规定的限制。在注册证有效期内，如果所引用的行业标准或国家标准发生了重大变更，或新的国家/行业标准已经实施，制造商需要及时在生产过程中执行新的国家/行业标准，哪怕注册证还没有到期，并需要在质量体系、注册产品标准和出厂检验报告中体现对新国家/行业标准的执行情况。注册证到期前可以不用委托第三方检测机构进行检测，除非制造商的自检能力有局限。在注册证到期需要换证时，应及时委托由政府认可的第三方进行注册检验。

在注册证有效期内生产的产品为合法生产的产品，否则，超出有效期生产的产品将被视为非法产品。原注册证过期以后，销售在注册证有效期内生产的产品为合法销售。制造商在产品注册受理后的审评期间、未获得注册证前得到的任何受理凭证、资料补充和修改通知等都不作为产品已经合法上市的依据和证明。

八、对《医疗器械生产质量管理规范》的理解

我国国家食品药品监督管理局于 2009 年 12 月 16 日发布了《医疗器械生产质量管理规范》（以下简称《规范》）和《医疗器械生产质量管理规范无菌医疗器械实施细则》，逐步开始对部分采用无菌包装的一次性使用、介入、长期植入（有源、无源）器械种类（包括设备的一次性使用无菌配件或应用部件）要求按照《规范》（GMP）进行生产，并且正在逐步扩大应符合《规范》（GMP）的器械目录范围。《规范》是在对质量管理体系要求的基础上，增加或细化了对无菌医疗器械的生产厂区内外无菌环境要求、保证器械无菌的工艺和过程要求、生产用水的洁净要求、对生产环境中人员的无菌要求、无菌包装及保质期要求等一切可能对器械的最终无菌性能产生影响的条款，以及提出对直接或间接接触心血管系统、淋巴系统、中枢神经系统的原材料的可追溯性的要求等，用以规

范这类器械在生产过程中的控制和验证。这一规范性要求是生产无菌医疗器械的制造商应注意的趋势。

第四节　政策期望

一、建立制度，鼓励持续性改进

在生产过程中，为确保对法律、法规、规章和技术标准（如国家/行业安全和性能标准）的持续符合性，在不影响器械的实质等效性或不产生重大变化的前提下，应为已经合法上市的器械建立备案制度和程序，以便允许和鼓励制造商持续地通过质量体系进行自我完善其产品设计、结构和工艺的行为，从而改进安全性和便利性等产品性能。在实际生产过程中，制造商会依据质量管理体系针对客户反馈等进行修改、完善，这是一种非常正常的现象和客观要求。在注册审查过程中，不允许申请人主动更改和发生任何改变的政策是僵化的政策。且一旦已注册的产品发生任何改动，哪怕是极其微小的改动，都被要求重新检测、注册甚至开展临床试验，这是与器械设计、生产和使用等各个环节的真实情况相脱节的。因此，作为监管主体的食品药品监督管理和审查部门应顺应这种形势和需要，在制造商对产品进行持续性改进而产生微小变化或非重大变化时，为其因此采取的定期和不定期更改、报告、补充和修改，并进而提交的备案申请，提供合适的窗口和信息交流通道。建立这种报告或备案制度完全符合国际上先进的管理理念、标准要求和通行做法。但是，如果器械发生了实质性改变或重大变化，应要求器械重新注册并接受技术审查。制造商应及时对变化情况进行声明或申报，并提出理由以说明所发生的变化是否为实质性变化（重大变化）或非实质性变化（非重大变化）。应促使制造商视不同情况履行必要的注册申报程序（创新、重大变化、高风险）或备案申报程序（非实质变化或非重大变化）。

二、对组合或融合器械的审查原则

在医疗器械和技术不断推陈出新的同时，出现了越来越多的对现有功能模块、材料、技术有机融合或组合的趋势，包括整机和部件、部件和部件、整机和整机的融合或组合等情况（典型的情况如有源整机和无源部件的结合）。在目前的市场准入审查和审批程序中，一直未能解决主机和部件应如何注册的问题，也没有解决主机和部件分类统一的问题以及组合对分类的影响的问题。因此，需要建立一些原则。

原则上，无论申请人是按部件、按主机还是按整机或系统进行申报，审评机构都应按整体系统进行审评。除各部分都应该根据其自身特性进行要求外，还需要关注配合性能或整体性能。审评工作中，应由一个部门承担技术评价工作，并与其它部门的审查人员承担联合审查的任务。这样可以使被审查器械在以下三个方面保持一致：一是可以使器械在分类方面保持一致，二是使临床预期用途、适应证和使用条件等方面的批准内容保持一致，三是便于组合或融合所产生的配合性能或联机性能得以体现和得到考查。

（一）整机或部件的注册条件

凡是在临床上可单独使用和销售且没有与主机匹配性能要求的、经常需要更换的通用部件、原材料或者消耗品，既可以与主机一起申请注册，也可以单独申请注册。

凡是必须在临床上与主机配合使用、有匹配性能要求的、需要经常更换且需要单独向最终用户销售的主要部件（如应用部件）、主要原材料和消耗品，都应该与主机一起按整体系统进行申报注册，或者在单独注册时必须声明与之配套的主机型号。申请人需要提供充分的实验室实验证据，以证明与之配套的主机或部件的匹配性能和配套条件。未指定应匹配的主机型号的部件或原材料、消耗品的单独注册不被允许。没有匹配性能，就难以证明部件能够满足与主机的匹配性。如声明申报部件可以与任何制造商生产的主机匹配，则需要证明其通用性或普遍适用性，并提供适用条件，以防止出现安全性问题。

凡是缺少关键部件的主机的单独注册申请也不被允许。在此种情况下，是无法充分保证或证明整体系统的安全有效性的。

凡是无须单独使用并作为主要部分向最终用户销售的部件、原材料或消耗品，无须进行申报注册。可以通过制造商建立的质量体系，在注册产品标准和验收合同等的环节中作为整机或系统的部件，对其产品质量或性能要求进行有效控制。如果其制造商是分供方，该分供方可以作为整机或系统的制造商的一个一般分供方或重要分供方。

（二）融合或组合的区别及融合或组合后各部分的相互影响

融合意味着某个或某些功能与另一个或另一些功能合并成一个有机整体，并发挥共同作用或形成新的作用。这些功能的部分或全部存在相互影响或相互作用，或者某个功能是另一个功能的基础或条件。

组合是构成整机的各个若干部件或功能合并后仍然相互独立、互不影响，各自发挥功能或作用。组合的各部分之间可能存在匹配性能的要求。

（三）融合或组合后产生的分类问题

即使单独申报，部件的分类也应与主机保持一致。一般情况下，不应该存在或不允许出现部件比主机降低类别的情况，反之亦然。

融合或组合后的整机或系统的分类一般应以各独立功能、部件或主机的最高分类为准。

两个低分类的部件或整机的融合或组合使用，甚至可能使新形成的器械整机或系统的分类提升。

（四）组合前已检测的部分，组合后无须再检测

在申报组合器械时，如果构成组合器械的某个组成部分已经符合安全有效性要求（意味着该部分已经经过实验室检测），并合法上市（即已经有注册证），与其它部分组合后，对该部分的安全性能无须再进行实验室检测，但需要关注由于组合或融合所产生的组合效应对器械安全有效性的影响。例如，融合或组合后整体定位精度、图像融合的图像质量可能由于组合或融合发生了变化等。还需要考虑组合产生的匹配性能或连接性能要求（对于医用电气设备，可以考虑引用标准如 GB9706.15《医用电气设备系统安全要求》）。

> **举例：**
>
> 　　两个已合法在售的整机或部件组合成新的整机，单个整机或部件功能都无须再通过任何实验或试验进行验证，但需要考虑相互干扰和影响的可能性。典型的设备如 PET-MR 或核磁共振影像定位的聚焦超声治疗设备等。

三、语言文字的使用

凡申报进入中国市场的产品，应在使用说明书、产品标识、包装标识以及用户操作和显示界面上使用中文。在少数民族地区应鼓励和推荐使用少数民族文字。

四、境外生产器械的合法性依据

如果能够建立本书所试图构建的符合中国国情的、科学的市场准入评价体系和程序，那么境外生产器械在境外获得的市场准入批件就变得不那么重要了。境外生产器械在境外获得的市场准入批件中涉及的内容是审评机构（审评中心）

对申报器械进行评价的参考依据，但不是决定性的依据。要摆脱对发达国家上市批件的心理依赖。这些批件对申报器械在我国上市不构成必要条件，也不是充分条件。更何况境外上市批件的种类繁多，由于各国监管水平不同，可能造成批件水平参差不齐。在评价时，应依据国内的有关标准和要求并参考国际公认标准或共识，对境外器械（主要是高风险创新性器械）提供的临床前实验和临床试验等资料给予评价。同时，应更多地对生产质量保证体系是否满足要求、临床试验是否规范给予关注。对于已有同类器械在境内合法上市的境外生产的第三类实质性等效器械，哪怕是一个新的制造商所生产的实质性等效器械首次进入中国市场，也可以通过证明其实质等效性而减免临床试验（参见第九章、第十章和第十一章的有关内容）。

五、对第一类器械检测的必要性

作者认为，对所有类别的医疗器械（包括第一类器械）都应该进行安全性和性能的实验室检测，以证实其对标准的符合性；第一类器械应对影响器械安全性的重要或关键指标进行被认可的第三方检测（例如第一类有源器械是否符合通用电气安全要求、第一类手术器械的材质是否符合医用级材料标准要求等）。现有法规豁免第一类器械的检测是有漏洞的，也不符合国际惯例。

六、对第三方实验室的监督

应该充分信任承担实验/试验的第三方机构的公正、诚信和客观性。提供实验/试验数据的这些机构应是获得认证［实验室管理规范（GLP）认证或临床质量管理规范（GCP）认证］并由国家食品药品监督管理局认可的有资质的机构。同时，也要对实验室/试验机构的不负责任或过失行为建立责任追究程序和制度，并加强实验室检测技术和方法的培训和技术交流，以便提高实验室对检测项目的认识水平并统一尺度。应建立一定的机制，如成立实验室审查和仲裁委员会，防范和处罚不负责任的随意检测或试验行为和随意出具检测或试验结论的行为。这是保证第三方检测机构公信力的重要措施。

七、关于互认和全球协调的问题

对于境外政府的批准上市证书，我们仅作为一个参考证据，而不作为在我国可以上市的依据，这是因为我们是主权国家，我国的权威政府部门对器械能否在我国上市有主权和依法行使管辖权，在境外上市的器械并不意味着在我国就能顺理成章地被批准上市。现在，国际上一些国家或地区正在开展协调工作，并努力实现一定程度上的互认。但是，这种努力目前还存在许多障碍。首先，在器械安全有效性的认可程度上需要达成共识；其次，需要实现实验室和临床试验流程的标准化共识；再者，更需要各参与国在监管能力上的协调和统一。在没有实现互认和我国没有达到一定的监管能力之前，应该慎重认可境外机构对器械上市前开展的各种实验和认证的结果。实践证明，境外检测和认证也并不是绝对可靠的。而且，我国境内生产的器械要想进入境外市场，就被境外监管机构要求开展全部项目的检测和认证。我国与国际上的互认目前还处于不对称的认可状态。以前，我们的检测机构实力较弱，检测设备和人员水平普遍不能满足对器械开展检测的要求，所以也曾出现过对境外检测报告的认可情况，例如对电气安全通用要求的检测，至今仍部分认可其检测结果，仅对无须进行破坏性实验的部分进行检测。如今，我国的许多检测机构已经具备了针对电气安全通用要求的全项标准检测能力和水平，就应该理直气壮地取消对境外检测机构报告的部分认可，对境外生产器械开展全项检测。

八、注册文件的保存

注册文件为获得器械合法上市的全部证据资料及备份，应作为质量体系文件的一部分由制造商负责最终保管。这些资料应包括质量体系认证资料、被批准的产品使用说明书或用户手册、注册产品标准、境内第三方检测报告和自检报告、注册证及注册登记表等。制造商是产品质量责任主体，应由制造商对所生产的器械及其销售和服务承担最终法律责任，境外制造商的境内代理人（一般为境内总销售代理）承担连带责任。注册代理人不是产品质量责任的主体，只负责经办或代办产品注册工作，不应对产品注册工作承担主要法律责任。

九、生产许可证的适用性

某些技术含量较低且已实施了国家/行业安全和性能标准的实质等效性器械，如无菌一次性使用医疗器械（包括注射针、注射器、输液器、输血器、血袋等），具有生产批量较大、市场进入的技术门槛较低、一旦出现质量问题就会造成大范围重大伤害的特点。这些器械除在申报时必须满足国家/行业制定的标准要求外，还必须符合国家对行业规模限制性措施（如已经实施的许可证制度）的要求，以防止由于过多的制造商进入引起恶性竞争。恶性竞争往往会使制造商在生产过程中由于成本压力被迫偷工减料，造成产品质量下降到无法保证起码的安全使用要求的后果。未来，其他类似器械（如金属骨钉、骨板）由于市场进入门槛的降低和充分的市场竞争，也可能需要对生产这些器械的制造商采取类似的政策。

十、申报文件的时效性

审评机构（审评中心）应依据时效原则，以申报产品受理当日为限，以该日之前已经正式实施的法律、法规、规章、标准、规范为依据，对申报资料进行审评。凡在器械上市申请受理后才实施的国家行政机关发布/修订的法规、规章、规定、规范或国家/行业标准管理部门发布/修订的标准要求，都不应强制或者强迫要求申请人符合相关要求，应在下次重新注册时予以要求，除非由于质量或安全原因而出台的最新规定已经不允许该类器械再上市。审评机构可以要求制造商根据新实施的法规或标准要求提供承诺，并通过质量保证体系及时建立相关的程序和过程，以使产品及时符合相关要求。

第四章　与评价及评价体系有关的定义

没有定义和概念就无法准确把握事物的本质，无法作出明确的判断，容易出现胡提要求和乱作为的现象，更无法统一审评尺度。特别提出以下定义和概念，以便为今后的器械审评工作提供科学依据并作为科学审评体系的重要基础，谨供相关方参考。

一、第一类器械

第一类器械是指仅进行一般监管的器械类别。器械归为第一类的条件是：

1. 一般监管足以保障器械的安全性和有效性，或者

2. 没有足够的信息资料显示一般监管足以合理保障该器械的安全性和有效性，或者特殊监管能够提供这种保障，但是该器械并非用于维持生命或支持生命，或者并非对阻止损害人类健康有极端重要之用途，并且没有潜在的、不合理的致伤致病风险[6]。

二、第二类器械

第二类器械是指需要或最终需要进行特殊监管的器械类别。器械归为第二类的条件是：单独的一般监管不足以对其安全性和有效性提供合理的保障，并且有足够的信息资料可以进行特殊监管，包括公布性能标准、上市后的监管、患者登记、制作和发放指导文件（包括提交临床数据的指导）、建议书以及管理者认为提供该保障所必需的其他适当行为。对于据说或声称用于维持或支持人类生命的器械，管理者需要检查并确定必要的特殊监管，以提供充分的安全性和有效性保障，同时说明该监管如何提供该保障[7]。

三、第三类器械

第三类器械是指应加强管理的器械类别。器械归为第三类的条件是：没有

---

[6] 美国联邦法典（*Code of Federal Regulations*）第 21 标题，第 860 部分——医疗器械分类程序，第 860.3（c）(1) 段。

[7] 美国联邦法典（*Code of Federal Regulations*）第 21 标题，第 860 部分——医疗器械分类程序，第 860.3（c）(2) 段。

足够的信息资料认定一般监管可以对其安全性和有效性提供合理的保障；或者即使通过符合一些特殊措施或规定可以提供该保障，该器械系用于维持或支持人类生命，或者对阻止损害人类健康有极端重要之用途，或者该器械有潜在的、不合理的致伤致病风险，或者由食品药品监督管理部门认定（如 CT、核磁共振系统、大型超声装置）。我国在按照国际通行的第三类器械的认定准则基础上又增加了对大型检查设备和诊断器械（也包括某些体外诊断试剂）、大多数治疗设备的第三类认定。而目前，无论在欧洲、日本还是美国，一般将植入、生命支持、生命延续器械定级为最高级别器械[8]。

四、重大变化

重大变化指对器械身份或安全性和有效性产生影响的标识或广告的任何变更或变化。这些变化包括但不限于设计原理、通用名称、常用名称或专有名称的变化，构成成分或组成部件/关键材料的材质的性质（如化学性质）或形态的改变，物理特性（包括软件或硬件）的改变，预期用途的改变，人体工程学改变，器械的作用方式或作用于人体的病种、部位（系统、器官、细胞、分子、基因）发生改变，供应能源的种类或大小的改变，警示信息或使用说明的变化（需要鉴别警示信息和使用说明变化的内容）等。判断重大变化的原则是看这种变化是否对器械的安全有效性产生直接的改变或影响。其中对安全性的改变或影响主要指增加了风险的不确定性或增加了发生风险的可能性[9]。

对于高风险器械而言，其与患者血液、体液或组织直接接触或直接发生作用的部分，哪怕是一些细微的变化，也可能产生重大变化。例如添加剂如润滑剂的溶解速率的影响、增塑剂的比例及析出速率或累积效应的影响、黏合剂的脱落影响、含药器械的药物缓释速率变化等。对于非直接接触或非直接发生作用的部分，其对直接接触或直接发生作用的部件或部分的影响，可能造成重大的改变，这些变化是需要充分考虑的（如辅助部分或间接组成成分或软件的变化对器械的影响，动物源器械的动物来源及与人体亲和性差异等会对器械的安全有效性和预期用途产生影响，可能构成重大变化）。

以下修改构成重大变更或修改，需要上市前或注册证到期时重新申请注册批准：

---

[8] 美国联邦法典（*Code of Federal Regulations*）第 21 标题，第 860 部分——医疗器械分类程序，第 860.3（c）（3）段。

[9] 美国联邦法典（*Code of Federal Regulations*）第 21 标题，第 807 部分——器械生产商和最初进口商的设施登记和器械备案，第 807.3（m）段。

1. 对器械的安全或效用产生重大影响的器械变更或修改，如设计、材料、化学成分、能源的重大变化或修改。

2. 器械设计用途（指预期用途或适应证）的重大变化或修改。

3. 引用的国家/行业标准已经重新修订并实施后，制造商可在注册证四年到期时委托食品药品监督管理部门认可的第三方对申报器械进行检测并重新注册。但企业应在注册证未到期前，及时修订内控的注册产品标准，并及时根据新标准进行自检。如果由于产品设计变化引起注册产品标准的变化，应及时申请变更重新注册或备案（非实质变化时）。

重大变化的器械注册及临床适用的几种情况（详见第六章）：

1. 该重大变化是与市场现售器械比较发生的重大变化，则申报器械属于创新性器械，需进行创新性器械的注册申报，并开展相应的临床研究工作（第一类创新性器械需要进行备案，无须开展临床研究）。

2. 该重大变化是与制造商自身前期生产的器械相比发生的重大变化，但与市场现售器械相比未发生重大变化或仍满足相关已发布实施的国家/行业标准的要求，仍为实质等效性器械。需履行实质等效性器械注册申报程序，是否进行临床调查或进行哪类临床调查需根据第十章要求而定。

3. 如果该重大变化是与制造商自身前期生产的器械相比发生的重大变化且使器械分类升级，则需要将升级后的器械再与市场现售器械进行比较。如果是第二类器械升级为第三类器械，则需要由地方食品药品监督管理局管辖变更为由国家食品药品监督管理局管辖。

五、非重大变化

非重大变化可能包括图形图案、剂量或印刷错误的更正，此类变化不影响标识的内容、批次。对于不同批次产品的生产活动或已知成分各不相同的器械，非重大变化还包括含有每批次实际含量的标识。非重大变化还包括生产地址变化（生产线的增加或转移，但产品型号或规格未发生设计改变，仅需要对质量体系重新考核或认证即可）、重大收购或股本变更（如企业名称变更）、生产地址的文字性改变、代理人改变、售后服务机构改变、型号规格的文字性改变（生产地址和股东结构改变不能同时发生）。还可能包括产品未发生改变，但引用的国家/行业标准发生了变化；使用说明书或操作手册的操作规范发生变化，但不影响适应证的变化；产品的型号重新拆分或合并；灭菌有效期改变；器械内部发生改变，如结构优化或工艺优化或软件优化，但这些优化未对器械的安全有效性产生实质性影响等。以上所列举的各种非重大变化不可能包括所有非重大变化的情况，但应遵循一个重要原则，就是这些变化不会对器械原来的安全有效性产生实质性影响[10]。例如，器械的中间环节或间接环节的技术特性的变化并未使器械的最终安全和技术特性受到重大影响，也并未改变器械符合相关标准要求的性质。

上述"非重大变化"的定义为采取申报备案方式提供了依据，这样可以促进制造商持续地改进其制造工艺和优化结构，使产品更加完善。某些"非重大变化"会导致对产品的第三方检测，而某些则不会。

> **举例：**
>
> 一个典型的情况是，如果某些"非重大变化"的类型未造成器械的原理、材质或成分、供应能源、结构或组成、工作方式、预期用途的改变，无须再委托第三方机构对器械进行注册检测。例如，生产场地的变化或增加，如果未对产品型号/规格、生产工艺乃至质量产生重大影响（一般需通过完善的质量体系和文件来保证），则可以豁免检测。往往可以通过对质量体系文件的审查得到对变化影响的结论。再如，无菌生产和使用的医疗器械的生产场地变化或增加，一般无须对器械再进行检测，而仅对无菌生产环境进行检测和认证。
>
> 另一个典型情况是，同一制造商的某个改进型产品引用的国家/行业标准并未发生变化，但某个或某些指标比前期已合法上市的自产产品的指标提高了，仍然符合相关国家/行业标准的要求，可以看成是产品性能的提升，一般情况下仍应属于非重大变化的范畴。需要对变化的指标及关联指标进行检验和备案，但无须开展临床试验，除非制造商声称这个指标或这些指标的变化已经引起或导致或影响了产品在临床安全有效性方面的实质性改变，或临床统计学的改变，或标识的改变，或者指标的改变已经构成了重大变化的要素。

六、高风险器械

高风险器械指符合以下条件的研究用器械[11]：

1. 设计用途为植入器械，并且对患者产生严重的潜在健康、安全或损害

---

[10] 美国联邦法典（*Code of Federal Regulations*）第 21 标题，第 807 部分——器械生产商和最初进口商的设施登记和器械备案，第 807.3（m）段。

[11] 美国联邦法典（*Code of Federal Regulations*）第 21 标题，第 812 部分——研究用器械豁免，第 812.3（m）段。

风险。

2. 据称用于支持或维持人的生命，并且对患者产生严重的潜在健康、安全或损害风险。

3. 对于疾病诊断、治愈、缓解或治疗具有重大作用，或能够防止对人体健康的损害，并且对患者产生严重的潜在健康、安全或损害风险。

4. 以其他方式对患者产生严重的潜在健康、安全或损害风险。

七、实质性等效[12]（substantial equivalance）

提出"实质性等效"这个概念是因为，即使是不同医疗器械制造商生产的同类器械，也没有办法保证具有完全等同性（identical）。但如果能证明申报器械与合法在售器械的实质等效性，就能够享受临床研究或调查的减免待遇，即意味着可以允许实质性等效器械与被比较器械之间具有非重大变化或非实质性变化。

其认定标准如下：

1. 该器械的设计用途与被比较器械相同。

2. 该器械：

（1）与被比较器械的技术特点相同，例如设计原理，供应能源，工作方式，与人体的血液、体液、组织接触的植入物或一次性使用器具等的关键材料，物理形态（气态、液态、固态或粉状物等），关键工艺结构或其他特征。

（2）必要时的临床数据表明，该器械的安全性和效用性至少与被比较器械相同，也就是要说明产品预期用途或适应证未发生改变（第十章第二节适用）。

（3）被比较器械并没有根据食品药品管理局专员要求撤出市场，或并没有被司法命令判定为假冒伪劣产品。

（4）被比较器械不是尚未批准正式上市的产品。

（5）与国家或行业已经发布的通用安全标准、并列安全标准、专用安全标准和同类产品性能标准进行比较没有重大变更。

一个典型的例子是，某个申报器械是在已上市器械的功能基础上增加了新的功能项目（或组合成新的整机），新增加的功能与前期已合法在售的器械的功能各自独立发挥作用。这些新的功能可以满足其他器械种类的国家/行业安全和性能标准的要求或部分要求，或与其他种类的合法在售器械的功能或部分功能

---

[12] 美国联邦法典（*Code of Federal Regulations*）第 21 标题，第 807 部分——器械生产商和最初进口商的设施登记和器械备案，第 807.81 - 807.100 节。

相同，则申报器械仍然是实质性等效器械（其临床适用情况可参考第十章第一节或第二节的要求）。

3. 判断是否具有实质等效性，还需对性能数据进行分析，因此注册申请需提交的摘要报告中应包含以下信息，以便确认申报器械是否为实质性等效器械（详见第二十章的有关内容）：

（1）为申请实质等效性而提交的注册申请所包含、引用或依据的临床前实验的简要说明。

（2）简要说明为申请实质等效性而提交的注册申请所包含、引用或依据的临床调查（第十章第二节适用）。此信息，在适当情况下，应说明器械试验的目的、试验中获得的安全性或效用性数据，同时需说明任何不利的影响和并发症，以及判断是否具有实质等效性所需的任何其他临床调查信息。

（3）临床前实验和临床调查的结论，证实该器械的安全性、效用性和性能至少相当于国家已经公布的产品分类名录中的被比较器械或由国家认定的合法在售器械。

器械只在其与安全性和效用无关的方面有微小的差异，也应归入实质性等效器械种类。诸如器械的品牌、通用名称这些因素都应在实质等效性判定时给予考虑。被比较器械可以是制造商自身所生产的前期已上市器械，也可以是其他制造商生产的已上市器械。

以上所有信息可以不是全部同时需要，只要能充分说明问题就可以。

八、创新性医疗器械[13]

在中国境内申报上市的器械与已在中国境内合法在售且预期用途相同的器械相比发生重大变化或效果更优，或与已正式发布实施的国家/行业的安全和性能标准所指向的器械类型相比是非实质性等效或发生重大变化，或对于疾病或不适尚没有已记载的可适用的诊断或治疗方法或合法在售器械，无论其在境外上市已经多久，都视为创新性医疗器械。

九、临床研究[13]（clinical research/study）（也称为临床试用）

临床研究是指在多个临床机构（中心）内、由多个研究人开展的、涉及多

---

[13]《医疗器械临床试验规定》第一章 总则，第五条，2004年1月17日国家食品药品监督管理局局令第5号公布，自2004年4月1日起施行。

个受试者的临床试验，以确定器械的安全性或有效性。是对由于器械的创新性所带来的未知因素产生的安全有效性的确认和验证过程，适用于创新性医疗器械在人体上应用的研究性试验（见第二十章内容）。

十、临床调查[14]（clinical investigation）（也称为临床验证）

临床调查是指在一个或多个临床机构（中心）内、由一个或多个调查人开展的、涉及一个或多个受试者的临床试验，通过与已合法上市的被比较器械进行实质等效性研究，来证明申报器械与被比较器械具有同样的安全有效性；或者在符合适用的、为已合法上市的同类器械发布的安全和性能标准的前提下，对临床操控性和性能完善程度的验证过程。适用于已有同类器械合法上市的情况（见第十章和第二十一章内容）。

十一、不可预期的不利器械影响[15]

不可预期的不利器械影响指器械对健康或安全的任何重大不利影响，或器械产生或相关的任何威胁生命的问题或死亡，且调查方案或申请（包括补充方案或申请）无法事先预见该影响、问题或死亡的性质、严重程度以及发生概率，或与受试者的权利、安全或平安相关的器械相关之任何其他不可预见的严重问题。

十二、验证[16]

验证指通过检查和提供客观证据，确认和证实能够始终如一地执行对特定用途的特定规定要求。

十三、评价

评价是对器械的科学性根据的充分性进行认定，对风险和效用进行分析和判断，并得出器械是否符合上市要求的结论的过程。

十四、确认

确认是指对提供的客观证据的确定和认可。

---

[14]《医疗器械临床试验规定》第一章　总则，第五条，2004 年 1 月 17 日国家食品药品监督管理局局令第 5 号公布，自 2004 年 4 月 1 日起施行。

[15]美国联邦法典（*Code of Federal Regulations*）第 21 标题，第 812 部分——研究用器械豁免，第 812.3（s）段。

[16]美国联邦法典（*Code of Federal Regulations*）第 21 标题，第 820 部分——质量体系规章，第 820.3（z）段。

十五、植入式器械[17]

植入式器械指植入到通过外科手术形成的人体体腔或自然形成的体腔内的器械，且计划在该体腔内存留 30 天或 30 天以上。为了保护公众健康，中国食品药品监管部门可认定，植入期限不足 30 天的器械也属于本部分定义的"植入式器械"。

十六、机构[18]

机构指非个人的任何一方，主要从事科学研究或向个人提供医疗服务，或向个人用户提供居家或监护照管。例如，此术语包括医院、老年公寓、精神病院、学术设施和器械生产商。

十七、研究用器械[19]

研究用器械指作为研究对象的器械。（按照美国食品药品监督管理部门 1976 年 5 月 28 日前的规定，创新性器械曾被认定为是一种新药或等同于抗生素药物的器械，后来被美国食品药品监督管理部门定义为过渡性器械，对我国不适用。）

十八、研究人员[20]

研究人员指进行实际临床研究的个人，即直接指挥某受试者试验设施管理或分配或使用的个人。如果某项研究由一个小组共同进行，则研究人为该小组的负责人。

十九、非侵入性[21]

在用于诊断器械或程序时，指其设计或用途不具有以下特征：①穿透或刺穿人体的皮肤或黏膜、眼部或尿道；或②穿透外耳道、鼻孔、咽部、从肛门至直肠，或阴道的子宫颈。在本部分规定中，需要静脉穿刺的血液取样属于非侵入性操作，为非调查目的而提取的多余体液或组织样品的使用也属于本部分规定的非侵入性操作。

---

[17] 美国联邦法典（*Code of Federal Regulations*）第 21 标题，第 812 部分——研究用器械豁免，第 812.3（d）段。

[18] 美国联邦法典（*Code of Federal Regulations*）第 21 标题，第 812 部分——研究用器械豁免，第 812.3（e）段。

[19] 美国联邦法典（*Code of Federal Regulations*）第 21 标题，第 812 部分——研究用器械豁免，第 812.3（g）段。

[20] 美国联邦法典（*Code of Federal Regulations*）第 21 标题，第 812 部分——研究用器械豁免，第 812.3（i）段。

[21] 美国联邦法典（*Code of Federal Regulations*）第 21 标题，第 812 部分——研究用器械豁免，第 812.3（k）段。

二十、发起人[22]

发起人指发起研究但并非实际进行研究的一方，也就是说，研究用器械的管理、分配或使用是由其他人直接负责的。但不包括通过其一名或多名员工进行其发起的研究的个人，发起研究的人是发起人，而不是发起人-研究人，员工则是研究人。

二十一、发起人-研究人[23]

发起人-研究人指自行或与他人共同发起和进入调查的个人，也就是说，直接负责研究用器械的管理、分配或使用的个人。此术语仅指任何个人，而不指任何方。根据本部分规定，发起人-研究人承担的义务包括调查人和发起人的义务。

二十二、受试者[24]

受试者指参与调查的个人，或者是使用研究用器械的个人或提供研究用器械使用的样本的个人，或控制调查的个人。受试者可以是健康人，也可以是具有医学症状或疾病的人。

二十三、终止[25]

终止指发起人在调查结束前中断研究，或者收回临床研究报告，或者获得食品药品管理部门批准。

二十四、严重的不良健康后果[26]（serious adverse health consequences）

严重的不良健康后果指任何重大的副作用，包括那些可能有生命危险或者涉及永久或长期伤害的副作用，但是不包括那些没有生命危险并且是临时的、合理可逆的伤害。

---

[22] 美国联邦法典（*Code of Federal Regulations*）第 21 标题，第 812 部分——研究用器械豁免，第 812.3（n）段。

[23] 美国联邦法典（*Code of Federal Regulations*）第 21 标题，第 812 部分——研究用器械豁免，第 812.3（o）段。

[24] 美国联邦法典（*Code of Federal Regulations*）第 21 标题，第 812 部分——研究用器械豁免，第 812.3（p）段。

[25] 美国联邦法典（*Code of Federal Regulations*）第 21 标题，第 812 部分——研究用器械豁免，第 812.3（q）段。

[26] 美国联邦法典（*Code of Federal Regulations*）第 21 标题，第 812 部分——研究用器械豁免，第 814.3（l）段。

二十五、风险

风险是下述两者的组合：伤害发生的概率和伤害的严重程度（基于 ISO 14971 的最新版本）。

二十六、预期用途

预期用途包括且不限于器械适用的人群、病种、部位、深度、作用时间、作用方式、发生作用的途径、预期目标等相关信息。

二十七、制造商[27]

制造商指设计、制造、制作、组装或加工成品器械的人。制造商包括但不限于那些履行合同义务进行杀菌、安装、再标示、再制造、再包装或特定开发的人，以及行使这些职能的外国企业的最初经销商（首次进口商）。

二十八、故障[28]

故障指医疗器械达不到性能规格或无法实现其设计性能。性能规格包括器械标准中声明和/或标识中标注的所有规格。器械的设计性能则指器械标识或上市宣传中宣称的设计功能。

二十九、产品[29]

产品指元件、制造材料（原材料）、制造中的材料（半成品材料）、加工中的器械（半成品器械）、成品器械以及返回的器械。

三十、质量[30]

质量指器械本身所能带有的、能满足适于使用要求的整体特征和特性，包括安全性和性能。

---

[27] 美国联邦法典（*Code of Federal Regulations*）第 21 标题，第 820 部分——质量体系规章，第 820.3（o）段。

[28] 美国联邦法典（*Code of Federal Regulations*）第 21 标题，第 803 部分——医疗器械报告，第 803.3 节　定义。

[29] 美国联邦法典（*Code of Federal Regulations*）第 21 标题，第 820 部分——质量体系规章，第 820.3（r）段。

[30] 美国联邦法典（*Code of Federal Regulations*）第 21 标题，第 820 部分——质量体系规章，第 820.3（s）段。

三十一、设施[31]

设施指处于同一地点且统一管理的同一营业地址，该营业地址用于器械的生产、组装或加工。

三十二、有条件上市

有条件上市指产品在进行必要的实验室实验和第一期安全性临床研究后，可以申请上市销售，并在上市后进行后期临床调查。产品上市后，需要定期或不定期向食品药品监督管理部门报告临床调查研究的结果。待全部临床研究完成后，如产品的安全有效性被证实和被认可，方可被批准申报器械的正式上市。如果不能证实安全有效性或安全有效性不被认可，或者出现重大不良反应，则有条件上市的状态可被食品药品监督管理部门撤销。

三十三、各方[32]

包括任何个人、合伙机构、企业、协会、科学或学术设施、政府主管机构或政府主管机构的下属单位，以及任何其他法律实体。

三十四、监控人或监控（monitor）[33]

在作为名词使用时，意为监控人，指发起人或合同科研机构指定监控研究进度的个人，可以是发起人或发起人雇用的员工，或是合同科研机构雇用的员工。在作为动词使用时，意为监控，则指对研究的监控。

三十五、食品药品监督管理部门

食品药品监督管理部门指国家或地方食品药品监督管理局及其附属机构。

三十六、临床机构审查委员会或审查部门[34]

临床机构审查委员会或审查部门指临床机构正式组建的任何管理委员会、

---

[31]美国联邦法典（*Code of Federal Regulations*）第21标题，第807部分——器械生产商和最初进口商的设施登记和器械备案，第807.3（c）段。

[32]美国联邦法典（*Code of Federal Regulations*）第21标题，第812部分——研究用器械豁免，第812.3（l）段。

[33]美国联邦法典（*Code of Federal Regulations*）第21标题，第812部分——研究用器械豁免，第812.3（j）段。

[34]美国联邦法典（*Code of Federal Regulations*）第21标题，第812部分——研究用器械豁免，第812.3（f）段。

委员会、中心或其他组织（如临床伦理委员会、科教处、科研处），职责就是审查受试者相关的生物医学研究，并根据国家规定组建、运行和运作。

三十七、医疗器械[35]

医疗器械是指单独或组合使用于人体的仪器、设备、器具、材料或者其他物品，包括所需要的软件；其用于人体体表及体内的作用不是通过药理学、免疫学或者代谢的手段获得，但是可能有这些手段参与并起一定的辅助作用；其使用旨在达到下列预期目的：

- 对疾病的预防、诊断、治疗、监护、缓解；
- 对损伤或者残疾的诊断、治疗、监护、缓解、补偿；
- 对解剖或者生理过程的研究、替代、调节；
- 妊娠控制。

备注：欧洲有对辅助设备的定义：辅助设备指任何器件，虽然不属于器械，但专门生产同医疗器械配合使用，帮助医疗器械取得预定的医疗效果，如手术照明用无影灯。

三十八、体外诊断器械[36]

体外诊断器械指任何器械，包括试剂、试验用药品、试验用具、仪器或系统，单独或结合使用，通过从人体取出的样本，在人体之外检查人体生理、疾病或先天性缺陷等情况。

三十九、临床试验器械[37]

临床试验器械指合法执业的医务人员用来在特定医疗场所进行规定的临床试验的任何器械。

四十、灭菌[38]

灭菌是用以使产品无存活微生物的确认过程，是指杀灭或除去全部微生物

---

[35]《医疗器械监督管理条例》第一章　总则，第三条，2000年1月4日中华人民共和国国务院令第276号发布，自2000年4月1日起施行。

[36]美国联邦法典（*Code of Federal Regulations*）第21标题，第812部分——人用体外诊断产品，第809.3（a）段。

[37]美国联邦法典（*Code of Federal Regulations*）第21标题，第812部分——研究用器械豁免，第812.3（h）段。

[38]《医疗器械监管技术基础》第七章　无菌医疗器械生产管理，第一节　概述，三、术语和定义。北京：中国医药科技出版社，2009。

（微生物存活的理论概率应小于或等于 1×10^{-6}）。

灭菌方式的选择：目前，比较通行的灭菌方式包括高温蒸汽灭菌方式、辐射灭菌方式、环氧乙烷灭菌方式和新型灭菌方式如低温等离子灭菌技术。应根据产品特点选择合适的灭菌方式。

四十一、消毒[39]

消毒是指杀灭病原微生物或有害微生物，将其数量减少到无害化程度（微生物存活的理论概率应小于或等于 1×10^{-3}）。

---

[39]《医疗器械监管技术基础》第七章 无菌医疗器械生产管理，第一节 概述，三、术语和定义。北京：中国医药科技出版社，2009。

第五章　建立基于医疗器械分类名录信息系统的注册和备案制度的必要性

目前，我国医疗器械的产品分类代码名录缺少对产品名称的定义和规范性描述，不便于把握器械实质，也没有建立相应的信息管理系统。因此，迫切需要尽快建立一个以产品名称和描述为基础的医疗器械产品分类名录数字化信息库，为科学评价体系的建设提供基础信息支撑。没有这个名录信息系统，我们的工作就像瞎子摸象一样，或者像摸着石头过河一样，没有方向。申请人也无法准确掌握所申报的器械的分类是否与国家公布的器械分类名称一致。

信息系统的主要功能应包括：

- 建立详细的产品命名和定义规范。如器械名称、器械分类代码、器械描述（产品名称、工作方式、设计原理、供应能源、物理特性、预期用途、原材料结构等）。
- 为实质等效性器械和创新性器械建立分类代码和目录。
- 为创新性器械向实质等效性器械转化创建转化方法、定期审查期限以及转化路径。
- 为产品的重新分类建立过渡机制。一旦某产品重新分类，则申报同类产品自动重新分类。由于某类器械国家/行业性能标准的发布实施使产品的安全有效性得到确认和保证，从而为今后的产品分类降低提供了可能性，但生命支持类、生命延续类、植入类高风险器械一般不能降类。这些应该引起政策制定者的重视。
- 对某分类名录定义的器械如果产生可用性的怀疑，可以提出重新审查要求，从而可以对某名录定义的器械进行重新分类或取消批准。

举例：

美国 FDA 的联邦法规和 GHTF（Global Harmonization Task Force）等已经为大量成熟的已上市器械建立了器械名录的分类标识信息，我们完全可以将这些成熟器械的定义和标识引用进我们的信息系统并加以完善，这样可以大大方便任何从事与器械制造、经营或使用有关的机构或个人查询器械的分类和定义等信息。

在此信息库基础上建立创新性器械、重大变化器械、首次进入市场的中高风险器械注册审评制度（见第六章注册制），建立低风险产品、无重大变化器械及其他变化情况的备案制度（见第四章定义和第七章关于备案制适用情况）。

应将地方批准的第一类、第二类器械的信息纳入到国家对各类器械市场准入信息监管的框架中来，并给予必要的审核和监督。

在器械分类信息系统建立的同时，还应该完善和及时对社会公众公布国家/行业标准数据库的更新工作，使相关方能够及时得到应符合的标准的起草、转化、发布、实施、修订和废止状态等信息，便于各方及时准备和减少不必要的重复工作和反复，提高企业申报的效率。同时，还应对内加强已发布标准（现行有效和废止标准等）的公布措施，以便审评机构（审评中心）的审查人员提高审评质量。目前，在标准内容的及时获取、信息检索能力的建设以及与标准中心的沟通方面存在许多不便利的情况，亟待改善。

在需要符合生产质量管理规范的器械种类逐渐增多的同时，建立和完善依照生产质量管理规范进行生产的器械名录也很重要。

完善第三方检测机构的承检目录信息库的建设和及时公布相关信息也是非常重要的工作内容。

创新性器械被允许上市后，监管部门应及时公布产品技术指标和预期用途、上市条件、在一定样本量的试验中已经证明的器械的有效性及指标等重要非保密信息。这样在形成产业化格局后，有利于将注册产品标准转化为国家/行业标准。同时，对创新性器械，一旦批准上市，应及时制定内部审评要点，以便今后制定国家/行业标准时作为技术和安全依据，并为同类器械的申报提供技术评价的支持。

为确保对器械生产、销售、服务和使用的有效跟踪和对不良反应的追溯，应对制造商、境外生产器械在境内的进口代理商和售后服务商建立必要的机构登记制度和相应的信息系统，以便及时追溯到产品质量的责任人。该信息系统应包括含有制造商代码项下的产品注册记录和不良反应记录信息。

以上各类信息系统的建立，有利于实现政府行政行为的公开和透明，降低信息的不对称现象，最大限度地避免给制造商造成无形时间成本的增加，提高社会运行效率。

第六章 注册制度的适用情况及豁免条件

第一节 申请注册需要符合的条件

申请注册需符合以下条件：

1. 该器械是第一次在中国市场进入商业发售；且该器械与已经正式批准上市的器械性质不同，或不具有实质等效性（即创新性器械）（注：第一类创新性器械首次进入中国市场前仅需备案，见第七章备案制）。

2. 该器械被需要登记的"人"[40]第一次引入中国市场进行商业发售（如境外生产器械首次进入中国境内市场），不论该器械是否达到第一段的标准（第一类器械首次进入中国市场前仅需备案，见第七章备案制）。

3. 该器械目前已经被上述"人"引入中国市场进行商业发售，或重新进入商业发售，但计划对该器械的设计、组件、生产方法或设计用途进行重大修改。以下修改构成重大变更或修改，需要注册：

（1）对器械的安全或效用产生重大影响的器械变更或修改，如设计原理、与人体接触的关键部件的材料、化学成分、物理形态、能源或生产工艺的重大变化或修改。

（2）器械预期用途的重大变化或修改。

辐射类电子产品还需满足国家对放射防护和核安全方面的环境评价和规定。其他例外情况见第七章有关备案制适用情况。

还有一些应该注册的情况：

1. 器械的用途不同于上市的通用型器械的合法用途。例如，器械系用于其他医疗目的；或者以前的用途限于专业卫生保健人士，该器械却由非专业人士使用。

2. 与合法上市的通用型器械相比，改进了的器械在操作时使用了不同的基础性科学技术。例如，手术器械在进行组织切割时使用激光束而非锋利的金属

---

[40] "人"可以是非个人的任何机构、集团等法人机构，但应具备相关资质。

刀片；或者，体外诊断器械在检测或者确定传染媒时，使用脱氧核糖核酸（DNA）探测器或者核酸杂交技术，而非培养基或免疫测定技术。

第二节　注册豁免的条件

注册豁免要求满足以下条件：

1. 要求重新对产品进行分类的申请不适用本章第一节要求。

2. 将进入商业发售渠道但大多不以成品方式出售的器械，生产商、进口商或经销商也没有通过标识信息或广告信息在市场上推销以上器械。

3. 个别医生的定制器械（见第九章关于定制器械的定义）。

第七章　备案制度的适用情况

在明确并建立上述应申报注册的医疗器械基本原则的同时，应为那些低风险器械和到期无重大变化的器械建立备案申报制度。除了首次申报的第一类器械可以采取备案制度外，还应简化无变化或者无重大变化（即使有一些非重大变化）器械重新注册的审评程序，进一步提高市场准入效率。如重新注册无变化或无重大变化（即使有变化，但无实质性变化）的器械，应实行注册简化程序（即备案制度）。我们应将审评重点放在临床不良反应的跟踪、搜集和分析上来。注册简化程序（即备案制度）应包括：

1. 注册证四年到期无任何变化的器械重新申报时应备案，但制造商或申请人应考虑是否已经满足最新适用标准的变化并及时引用新的标准或新的变化。

2. 还应该对首次申报的创新性和实质等效性以及重新申报的第一类产品实行备案制，除非发生重大变化并使产品分类升级。

其他备案制情况包括：

1. 型号未变，重新申报（哪怕四年注册未到期限）：设计有变化，但无实质或重大改变，应备案。

2. 增加新型号或新规格，重新申报：如若新型号的变化是非重大变化，则仅需备案。

3. 如生产地址变化，产品型号未变化：仅需要提供地址变化后的新的质量体系文件，并进行备案。通常情况下，该变化对生产质量体系产生影响（需要重新提供质量体系认证报告），但由于一般情况下质量体系文件未发生重大变化，因而不会引起产品发生重大变化。

4. 股东结构的重要变更：这种现象在国际上很普遍，仅需要提供制造商变更的文件，并进行备案，除非该变化对生产质量体系产生实质性影响，进而影响产品重要特征。

5. 其他非重大变化（见第四章定义）的备案情况。

基于以上思考，作者试图建立一种模型，为医疗器械市场准入评价工作的科学化提供一种科学模式和方法（详见第八章）。

第二篇

开展临床研究（调查）的资质、

条件、要求和必要性介绍

第八章 基于器械分类审评模式的临床研究（调查）的一般要求

何时需要开展临床试验，开展何种形式的试验以及临床试验开展到何种程度才能证明器械的安全有效性，是涉及临床的各章重点论述的问题。其中，开展临床试验的必要条件是：即使已开展了实验室实验、模拟实验和临床替代试验并提供了必要的常识、公理、应用历史、经验数据、文献等证据，仍无法充分解除对人体使用时安全有效性的疑虑，且这一疑虑的主要原因来自于器械在设计原理、预期用途、关键材料、供应能源、工作方式、功能结构的创新性所产生的对安全有效性的不确定性、无法预知性或不可控性。反之，通过临床前实验/试验和其它证据，能够证明安全有效性，则无须开展临床试验。

第一节 用于评价的分类

通过第六章和第七章的论述，可以得出清晰的结论：如果出于评价的目的，或者从评价的角度看，能够按照以下分类方法区别对待不同类型的器械并提出上市前的临床要求，将为我们理清思路、更好地把住市场准入关奠定坚实的基础。

根据目前我国的常规分类方法，把医疗器械划分为三大类。在此基础上，作者试图将医疗器械分为创新性医疗器械和实质性等效医疗器械，并对由此产生的这六种类型产品的临床适用性进行了说明（表1）。对于无论是首次还是重新申报进入市场的器械，以下情况都应符合第五章的要求。从第二节说明中可以看出，实质性等效类产品的临床调查数量大幅减少或免除，无论其是否具有高风险。而绝大部分实质性等效类中低风险器械可以不用再进行临床调查。低风险创新性器械无须开展临床研究或调查。这样可以节约大量的社会资源，减少不必要的浪费。

表1 医疗器械分类

创新性第一类	实质性等效第一类
创新性第二类	实质性等效第二类
创新性第三类	实质性等效第三类

第二节 对六类器械临床和注册情况的说明

1. 创新性第一类：经分类界定后，无须临床研究，实行备案制。

2. 实质性等效第一类：无须临床调查，实行备案制。

3. 创新性第二类：实行注册制，无须提出临床方案审批的申请，经分类界定后，实行针对安全有效性简化或合并的即期临床研究。例数不少于 300 例。如果某些技术特性必须通过进行人体试验满足或达到精确测量或精确控制的目的或必须满足精确性要求，就需要大样本量的临床研究。申报器械包括体外诊断试剂或新型血压测量装置，可能需要 1000 例（含）以上的临床研究数据，应足以反映误差率水平，并可能需要与标准值进行比较（见第二十六章第二、三节和第二十七章有关内容）。

4. 实质性等效第二类：首次申报实行注册制，重新申报无变化或无重大变化实行备案制。首次申报一般无须开展临床调查，除非因真实性被怀疑而被审评机构（审评中心）要求开展临床调查。

5. 创新性第三类：实行注册制，需要提出临床试验申请。经分类界定后，预期用于人体的关键器官或组织，这些关键器官或组织具有难以替代性（如用于角膜、心脏、生殖器官等的产品），应执行严格的上市前临床研究。临床研究应为大样本量（试验组 300 例以上）的三期临床，样本量应从小逐步扩大，并且严格控制。其他产品可在完成第一期小样本量临床安全性研究和初步有效性研究后，即可批准有条件上市，然后在有条件上市期间进行第二、第三期临床研究。高风险产品往往还需要观察即期、近期和远期安全有效性。

对于某些技术特性必须通过进行人体试验才能满足或达到精确控制、测量或诊断目的，且需要大样本量统计的器械，如体外诊断试剂、新型血压测量装置、计划生育类产品，需要 1000 例（含）以上的临床研究数据，并经常需要与标准值进行比较。对于用于关键疾病或不适的创新性器械（如用于心血管系统、中枢神经系统），如果器械的误操作、失效或者发生与设计用途不一致的意外，可能会直接或马上造成患者死亡的，也需要大样本量试验，一般会要求样本量超过 1000 例，甚至最高 2000 例（见第二十六章第二节内容）。

如果出现不能满足预期的结果或重大不良反应，需要扩大样本量再进行试验（见第二十六章第二节有关内容）。

6. 实质性等效第三类：首次申报实行注册制，需提出临床调查申请；重新申报无变化或无重大变化实行备案制。

满足适用性产品安全和性能标准要求的器械、与被比较器械的技术指标相比无重大变化的器械无须临床调查；或自愿进行临床调查，一般 5～10 例，即期观察结果，高风险器械观察期最长可达一年以上。

对于技术指标无法比较（也无适用标准可以参考）且声称为实质性等效的器械，需要进行试验组不少于 120 例的临床调查（少量脱落是可以被接受的），以确认实质等效性。

对于特殊类型医疗器械，如体外诊断试剂，可开展即期大样本量临床调查，并与误差率水平相适应。

第三节　解　释

通常情况下，对实质性等效产品的要求包括：申报产品符合已经发布和/或实施的国家/行业针对产品建立的性能标准，这意味着产品在市场上已经比较成熟。此时申报产品在首次申报注册时，仅进行必要的实验室实验、模拟实验或替代试验和/或自愿开展的（无性能标准时需要开展规定数量的）临床调查就能满足上市的条件（见第十章的有关内容）。

通常情况下，对于诊断或检查、诊断类医疗器械，或者血液净化装置、心脏除颤器等直接治疗器械，仅需要观察和评价即期安全有效性。而对许多治疗类器械的安全有效性的确定需要观察即期、近期乃至远期效果，并且需要结合疾病种类、部位、器械特性、使用方法和途径、国家规定的或公认的标准评价方法等综合考虑观察期的充分性。

即使是实质性等效医疗器械产品，由于包括高风险医疗器械（如长期植入类器械）在内的第三类器械在生产工艺不稳定等方面的影响，可能造成重大伤害，所以，特殊情况下，进行适当观察期和观察数量的临床调查是合理的。

对于需要通过临床研究来验证控制率和精确率的创新性器械，可以开展更大样本量的临床研究（可参考第二十六章有关内容）。

在境外临床研究（调查）资料无法证明或不能充分证明产品的安全有效性时，审查人员可以要求申报产品在境内开展临床研究或调查。

模拟实验及临床试验的替代试验：非接触人体的器械在进行效用性评价时采用模体或动物来模拟人体环境的方法替代临床调查可以被认为是充分的。条件是：一般情况下，器械可以模拟人体环境，在人体使用时也不会产生对人体的安全性问题或无显著影响，并不会产生新的或不同的生理学或生物学反应

（见第三十二章的有关内容）。

对于临床的监管，不仅局限于上市前，还要对某些高风险、用于生命支持或长期植入式器械开展上市后或有条件上市后的跟踪（见第二十五章）。这样，就可以实现建立全面的器械临床监管体系的目的。

第九章　临床研究的适用性及其豁免

第一节　高风险创新性器械

高风险创新性器械需要开展严格的临床研究。

申报产品既不符合已经发布和/或实施的针对器械建立的国家和/或行业性能标准，也无同类产品获得正式的境内上市批准，或者申请人为证明申报器械的优越性或重大变化，而声明产品的安全有效性，此时申报器械在进行首次申报注册前，应进行所有实验室实验、非临床试验（动物试验）和临床试验（临床研究），以证明其安全有效性。严格意义上说，创新性高风险医疗器械必须进行充分的临床前实验和临床研究［类似新药评价四期（通常三期）］，并对临床研究的数据进行统计分析和得出结论，且产品上市前必须完成所有三期临床研究，才能够正式批准上市。一期临床研究应先进行针对每一个预期用途的安全性评价（如耐受性研究）和有效性的初步评价。二期和三期试验进行有效性评价，并逐步扩大样本量。但某些非关键器官或组织使用的产品可以采用有条件上市（见第四章定义）的方法，在完成一期安全性试验后，可以有条件上市，并在完成后续所有各期试验后正式上市。

> **举例：**
>
> 　美国曾经对用于人体视力矫正的激光准分子激光治疗设备采取严格的三期临床研究，并采取第一期两个人，每个人仅治疗单只眼，第二期20人，每个人仅治疗单只眼，第三期扩大到200人，仍然只治疗单只眼的方法，并开展了一个长达10年的临床研究后才正式允许产品上市。作者认为，这一经典案例采取这样的临床设计方案，可能的原因应是，如果不能保证器械的安全有效性，则可能造成眼角膜的不可逆损伤，而等待角膜置换所需要的供体的时间可能很长，会造成人体长期失明的状态，给生活带来巨大的不便。

通过上述案例可以发现，高风险医疗器械的临床前预试验报告和临床方案的预审查制度的建立将变得非常重要（详见第十三章）。

第二节　中风险创新性器械

对于中风险创新性器械，可以开展简化的三期临床研究，例如三期合一期的即期临床研究，并且安全有效性可以同时考察，原因是产品的安全性经过充分论证和评判，被确认能够得到有效控制，而开展研究的主要关注点更多的是放在有效性的观察上。临床申报情况应符合第十三章第一节标题二的要求。

第三节　低风险创新性器械

低风险创新性器械经过分类界定的确认后无须临床研究。

第四节　创新性高风险器械的临床研究的观察期

创新性高风险器械开展严格的三期大样本量试验经常是必要的，但也有一定的局限性，需要考虑试验的时间成本，以及某些罕见病种发病数量稀少，造成病例短时间难以搜集的限制，也要考虑疾病严重或紧急程度等因素。（如特殊情况下，目前没有更好的治疗替代方式或手段，需要救急）可以考虑采用有条件分阶段予以批准的程序（如第十四章介绍的高风险治疗器械有条件上市情况），在完成第一期安全性试验（可以是极少量例数的耐受性试验）和初步有效性验证后，考虑有条件批准上市销售的同时进行二期和三期试验。

第五节　观察时间

许多创新性高风险医疗器械的临床研究既要观察每一期临床的即期和近期结果（3~6个月）的评价，对于治疗类器械也要特别注意观察每一期临床试验的远期结果（6~12个月甚至最多长达10年以上，根据器械实际预期用途需要而定）的评价。应注意，不会改变人体生理、病理或生物学特征的第三类器械临床试验一般不需要观察远期安全有效性，如诊断类器械或体外诊断试剂，一般仅提供即期效果证据就能满足试验目的的要求。

> **两个反面教材：**
>
> 　　一个是药物方面的。早年新药四环素的开发是为了满足青霉素过敏体质患者的抗生素替代治疗。由于是首个青霉素的应急性替代药物，所以缺乏远期临床安全有效性的观察。后来发现，虽然即期效果和近期效果都很好，但对青少年的远期效果却不好，造成骨骼发育迟缓和异常。多年后才注意到这个问题，提醒人们需要对药物进行远期安全性和疗效的评估。
>
> 　　另一个是放射治疗设备方面的。例如γ射线放射外科治疗设备或射波刀设备治疗头部功能性疾病，由于治疗时间长而导致散射线累积效应，即期效果可能很好，但如果设备失效或操作不当等，其所造成的严重不良反应有可能需要半年甚至十年以上才能出现。

第六节　创新性医疗器械的认定方法及适用的临床研究的情况

以下情况，应将申报器械认定为创新性医疗器械并需要开展临床研究：

第一种情况：与申报器械相比，对于已知疾病或不适，目前尚没有已记载或批准的可用的类似方法或合法在售器械。

第二种情况：如果被比较器械是尚未正式合法上市的医疗器械，则无论是否符合实质等效性，申报器械仍需要按创新性医疗器械进行临床研究（典型的例子是，被比较器械是处于有条件上市状态但未正式上市的器械）。

第三种情况：申报器械与合法在售的符合同样预期用途的最佳器械的技术性能相比有重大变化或更优，则应将申报器械认定为创新性医疗器械并开展临床研究。创新性申报器械比合法在售器械的临床有效性提高时，可以通过临床研究的优效试验方法，用统计学方法证明优于（通过大样本量统计）被比较器械，并应排除安慰剂效应等干扰因素的影响。前提条件是，临床效果要优于被比较器械，而安全性至少是非劣效或等效的（可参考第二十六章第三节的内容）。

第四种情况：与已正式发布和/或实施的国家/行业的技术性能标准所指向器械类型相比发生重大变化，且不与其他任何器械性能标准或器械实质性等效时，则应将申报器械认定为创新性医疗器械并开展临床研究。与已正式发布和/或实施的器械的技术性能标准相比更优不能认定为创新性器械，原因是技术性能标准一般是满足安全使用的基本技术性能要求。申报器械的某些指标比国家/

行业技术性能标准高是正常的现象。某些指标比标准高不一定能反映为临床有效性方面的提高具有统计学意义。

第七节　豁免临床研究（临床试用）的器械定义范围[41]

豁免临床研究（临床试用）的器械定义范围如下：

1. 与已经发布分类目录并正式上市的器械相比为实质性等效的器械（实质性等效高风险器械视不同情况需要进行规定数量的临床调查，参见第十章）。

2. 食品药品监督管理部门的分类界定机构经过分类界定认定的实质性等效器械。

3. 某种体外诊断器械，前提条件是仅用于实验室研究，不用于诊断目的，并且标识"仅用于研究，不用于诊断，该产品性能特征尚未确定"等字样，且测试应满足以下条件：

（1）测试无创性；

（2）没有采用风险很大的侵入性取样程序；

（3）其设计或用途不会为某一物体制造能量；

（4）未经其他医疗诊断产品或流程的诊断确认（即临床对照试验），不能用于诊断目的。

4. 经过消费者偏好测试、修改测试或以上两种测试的一种器械，或在商业发售的以上多种器械，前提条件是以上测试的目的不是确定器械的安全性或有效性，并且不会使受试者承受风险。

5. 仅用于兽医使用的器械（在我国尚无对兽用器械的定义和规定）。

6. 仅为实验室动物科研目的而生产的器械，并应按以下规定进行标识（我国尚无这方面的定义）。

动物研究的标识规定：仅为实验室动物科研目的而发售的研究用器械应在其标识中提供以下信息："注意，此器械仅供实验室动物实验或其它实验调查使用，不得用于人体受试者。"

7. 满足以下要求的定制器械，除非该器械被用来确定商业发售的安全性或有效性。

定制器械指满足以下条件的器械[42]：

---

[41] 美国联邦法典（*Code of Federal Regulations*）第 21 标题，第 812 部分——研究用器械豁免，第 812.2（c）段。

[42] 美国联邦法典（*Code of Federal Regulations*）第 21 标题，第 812 部分——研究用器械豁免，第 812.3（b）段。

（1）与目前普遍供应的器械有所区别的器械，或与适用性能标准或上市前审批申请不同的器械，以达到某医生或牙医的要求；

（2）一般不向其他医生或牙医提供或供其使用的器械；

（3）一般不以成品形态出售或凭处方开具的器械；

（4）没有通过标识或广告进行商业发售的器械；

（5）由医生或牙医指定的某一位患者使用的器械，并且专门为该患者量身定做，或在职业服务过程中为达到医生或牙医的特定要求而订制的器械。

出于伦理原因，不宜开展临床研究的状况还可参考第十章第四节的有关内容。

第十章　临床调查的适用性及豁免

第一节　小规模试验的情况或模拟实验、替代试验的情况

申报高风险实质性等效器械时，如果满足已发布且适用的（由分类规则和分类号明确界定的）同类产品的全部安全和性能标准，或者已经了解合法在售器械的全部安全和技术特性，并通过与合法在售器械进行技术性能和安全性比较〔例如通过充分的临床前实验/试验（可能包括实验室实验、模拟实验和临床替代试验）进行对比〕，符合基本等效性或非重大变化的条件，就可以证明产品的实质等效性。在此种情况下，发起人（一般为制造商或出资人）可以自主或自愿地选择开展临床调查，或者在允许情况下开展模拟或替代试验。自主开展的临床调查更多的是从工艺质量保证或操控性考虑，或对性能及其改进的验证。临床调查的样本量很少，一般 5～10 例。只有在出现超出常规的不良反应（如与被比较器械或临床文献比较），或临床效果不能达到同类器械要求的情况下（可能原因是样本量较小而出现的偶然性，这种偶然性是无法完全避免的），再考虑加大样本量的调查程序或取消该调查。此种情况下需要提供第十三章第十八节要求的报告。制造商在提交注册申报资料时可以提交相关调查的结论性数据或无须进行此类调查的理由，以供食品药品监督管理部门的审评人员进行评估。在某些情况下，临床调查是可以不必进行的，原因是该设备的使用一般不会产生人体生物学或生理学反应，或不会产生新的生物学或生理学反应，不会产生可预见的风险，此时往往可以采用模拟实验或替代试验的方法进行验证（参考第三十二章）。例如，对于一些国家/行业已发布和实施专用性能标准的器械，如放射诊断或治疗类器械，如果能够开展临床前实验（如实验室实验）和模拟实验（如模体实验）或替代试验（如动物试验）来代替人体试验，则用于人体的试验应尽量避免。

对于中风险（第二类）实质等效性器械，如果已经建立国家/行业发布的产品性能标准（多数中风险器械都应该或已经建立产品性能标准），通常情况下无须开展临床调查。

如果尚未建立针对申报的中风险器械的国家/行业发布的产品性能标准（即使申报器械已经满足一些已发布的通用安全标准要求），在满足第三十二章有关

开展模拟实验或替代试验条件的情况下，应尽可能准许申请人通过开展模拟实验或替代试验并结合文献、产品技术报告和风险分析报告等佐证（支持性证明资料）以证明其等效性。无须开展临床调查的一个重要原因是该类器械发生故障或误操作时产生的风险通常不会很高，不会造成重大伤害。开展各项模拟实验和/或替代试验的目的主要是证明其等效性。

第二节　必须开展临床调查的情况

如果被比较器械合法在售，但技术信息尚未充分公开，或者由于其他原因（如规避专利），新申报器械无法保证与被比较器械在技术特性上完全一致，需要存在一些非重大变化，且国家/行业还没有发布实施可适用的产品安全和性能标准，无法通过临床前实验/试验进行对比，就需要开展临床调查，与被比较器械进行安全性和有效性的非劣效对照或等效对照。

第三节　特定情况下的临床要求

如果尚未建立针对申报的中风险器械的国家/行业发布的产品性能标准，且申请人通过模拟实验和/或替代试验结合文献资料、产品技术报告和风险分析报告，仍无法充分证明申报的中风险器械与已合法上市器械的技术性能指标差异不会影响其实质等效性时，或者审查机构对申报资料的真实性提出怀疑时，需要审评机构（审评中心）通知申请人，为证明个别中等风险产品的某些特定特性能够满足实质等效性要求，或为消除对申请人所声称的安全性或效能的真实性的怀疑，仍可以要求开展临床调查以证明其等效性，作为补充证据。临床例数可参考本章第二节的内容。对误差率有要求的检查或诊断类器械，临床调查的例数要求应能反映误差率水平。

第四节　临床调查的豁免或禁止

出于伦理问题的考虑，有一些器械不能进行临床调查，只能开展临床前实验（如实验室实验）和模拟实验（如模体实验）或替代试验（如动物试验）。这些器械包括连续呼吸机、直流（电击）心脏除颤装置和电极板、呼吸监护仪（用于窒息监护，包括通气强度监视器）等，原因是这些试验可能由于设计不当直接造成本身已处于危重情况的患者死亡，当然也可能是患者自身原因造成的死亡，但已经无法判明真实的死亡原因，从而可能导致临床纠纷。在危及生命或者在需要紧急抢救的情况下，如果存在可使用的合法在售器械或方法，不宜使用试验样品开展临床治疗调查。除非患者生命垂危且在可及范围内没有更好的办法挽救患者的生命，才能使用该试验样品。

还有一类器械，开展临床调查没有实际意义，完全可以通过模拟实验来替代人体试验，用模体仿真的方法完全能够证明器械的安全有效性。例如，新型CT、新型放疗设备的放疗计划系统、限束装置的模拟。

还有一些器械，由于其取材的天然性，例如同种异体骨和玻尿酸（亦称透明质酸）等天然材料，可以考虑免除临床调查的要求，无须临床试验来证明其天然的安全有效性。可以说，对这些器械开展临床研究或调查没有意义，应转而要求对生产企业质量体系的考察和生产工艺符合性（如检查灭菌效果、提纯工艺、杂质含量、人源和动物源性要求等技术要素的符合程度等）的审查。特殊情况下可以开展替代性试验作为证据。

第五节　举　例

32 排 CT 已经上市，某厂家开发出 64 排 CT（计算机断层成像装置），需要做临床调查吗？我们已经知道国家/行业已经发布和实施了关于 CT 的国家/行业安全和性能标准，该类器械的安全性和原理已经获得了认可。64 排 CT 与 32 排 CT 是实质性等效器械。在进行了必要的实验室实验后，制造商可以根据实际需要开展替代性或模拟实验（如模体实验），或在临床协作机构自主开展小样本量临床试验，以验证性能。

第十一章　境外生产器械的临床文件的适当性

目前，国家局审评中心对境外生产器械所提交的临床资料缺乏统一的管理办法，造成对提交的境外临床资料要求尺度不一。大部分境外生产的器械根据境外政府的批准文件或政策是可以临床豁免或减免的，通常审评中心的审查人员也认可这种豁免或减免，这些境外生产的器械在境内也就无须再开展任何临床试验了。但由于没有统一的认可尺度（例如是否适合中国人群的要求），也没有建立对境外生产器械提交的在境外开展的临床试验的有关要求的规范性文件，有可能造成后期临床使用的风险，因此是不合理的。客观上也造成对境内生产器械的不公平待遇。更何况，在德国生产的骨科髋关节假体或在法国生产的硅胶乳房假体这样的高风险产品也的确出现过重大临床不良反应，这提醒我们不能盲目迷信所谓先进国家的产品就一定是安全有效的。所以，应对境外临床资料进行规范。境外生产器械向国家食品药品监督管理部门提交的临床资料应根据器械分类符合相应的原则。

第一节　境外创新性器械的临床研究文件

食品药品管理部门应接受提交的、在中国境外进行的、用以支持创新性医疗器械上市申报进行的研究。条件是：数据有效，并且研究者在进行研究时遵守了"赫尔辛基宣言"或者研究所在地国家的法律和规章，以对受试者保护力度更大的规定为准。如果使用了某个境外国家的标准，申请人应详细说明这些标准与"赫尔辛基宣言"的不同之处，并且解释为何这些标准对受试者保护力度更大[43]。

境外创新性医疗器械所做临床研究在中国获得认可的唯一根据：如有以下情况，只依据国外临床数据并且符合被认可的批准标准的创新性医疗器械的临床研究可以获得批准：

1. 国外数据适用于中国人及中国医疗实践；临床试验例数应满足中国食品

---

[43] 美国联邦法典（*Code of Federal Regulations*）第 21 标题，第 814 部分——医疗器械上市前许可，第 814.15 节在美国国外开展的研究。

药品监督管理部门规定的不同类型器械的基本数量要求，结论应符合统计学方法的要求，直至达到能够充分满足产品有条件上市的前提条件或上市前的条件。

2. 研究由有公认的研究能力的临床研究人员进行。

3. 不需要食品药品监管部门进行实地检查，数据即可以被认定为有效。或者，如果食品药品监管部门认为这种检查是必要的，食品药品监管部门可以通过实地检查或其他适当方式使数据有效。

4. 食品药品监管部门与申请人之间磋商。寻求只依据国外临床数据的批准时，鼓励申请人在"提交前"会议中与中国食品药品监管部门的有关人员会面和交流。

具体而言，在境外已经上市的产品在向我国申报时，食品药品监管部门需要考虑该产品在境外申请注册时临床报告的临床方案（如入组条件、统计最低数量、不良反应、对照组设置等）的合理性和充分性，以及境外产品的临床文献资料，如果考量的参数不全面，则通常不被认可。还要考虑包括人种、地域、性别、年龄、体型、体质等因素的影响。对多数采用物理方法诊断或治疗的器械而言，这种差别可能很小甚至可忽略不计，因此是可以认可的，但需要充分说明。

第二节　境外实质性等效器械的临床文件

在中国境外上市的器械，如果按照第十章第二节要求需要提供已在境外开展的临床调查的报告或文献，用以证明与在境内合法上市的被比较器械在安全和效果上具有实质等效性，则可以接受的临床文件资料应具有以下特征或前提条件：申报器械与在境内已合法上市的器械应具有相同或相近的原理，相同或相近的器械物理特性、结构或组成，相同或相近的工作方式，相同的与人体接触或应用于人体的材料或成分（主要关注介入或植入部分），相同或相近的供应能源，相同或相近的预期用途，相同或相近的患者人群，可对比的临床应用条件，可接受的报告/数据收集等［参见第二十六章第四节标题一第（一）项第 4 条的内容］。

第三节　必要时的境内临床试验要求

对于无法提供合适的境外临床报告或文献的境外实质性等效器械（见第二十六章第四节的内容），就需要在境内开展临床调查。

第十二章　境内临床研究（调查）机构的选择

在选择器械临床试验基地时，应充分考虑到器械的特点以及与药品的显著差别。器械的试验不完全适用于药品临床基地的相关科室。目前的医疗器械临床机构的选择是在药品临床机构的基础上建立的，对器械的临床研究（调查）不完全适用。典型的例子是，为满足多中心试验的要求，许多大型设备需要放在那些已经购买和安装了大型器械并且没有多余房间的临床基地医院进行试验，往往得不到临床机构的有效配合，有条件开展研究的临床机构又不够资格，给企业在临床机构的选择上造成了巨大困难。另外，多中心试验的每个分中心都应保证是基地医院，没有太多必要，也造成了企业的巨大负担。所以，应对临床机构的设置和选用进行合理安排，使开展不同层次的临床试验的发起人能够选择级别和能力相适应的临床机构进行试验。

医疗器械的临床试验单位应按照产品分类情况进行选择和管理，应建立两级以上的临床试验机构体系，开展临床研究或调查。这个设想应包括以下内容：

- 所有创新性器械（指第二类和第三类创新性器械）的临床研究工作都应该由符合临床质量规范（GCP）要求的临床研究基地医院牵头、主持、监督和指导（临床基地医院应是国家食品药品监督管理局认可并列入认可目录的、具有开展临床研究能力的、获得 GCP 认证的医疗机构），并开展多中心研究。参与临床研究的医院数量应达到三家以上（含三家），制订统一的临床方案，并应由教授或研究员主持，由基地医院出具最终临床报告。试验结果应在与器械适用范围相关的专业刊物上发表，或者食品药品监督管理部门指定的刊物上发表。这样可以确保产品的科学性、客观性、公开性和可追溯性，并通过坚实的证据确立被试验器械的最终地位。但是，除主持机构外，多中心的其他协作临床机构（中心）可以是二级甲等以上的非临床基地医院，并接受基地临床机构的指导、监督，执行统一的临床方案。这样可以提高临床研究的效率。对于实行有条件上市且未正式批准上市的创新性高风险器械的有条件上市后的后续临床研究，仍应在上述临床机构内严格执行相关的临床试验方案并定期报告（见第十三章有关内容）。

- 未发布和实施国家/行业器械专用性能标准的实质性等效的高风险器械，

如治疗类器械、生命支持或生命维系器械和长期植入器械的临床调查工作，应由获得 GCP 认证的三级甲等医院牵头、主持、监督，并在其指导下进行（不一定非得是基地医院），参与临床调查的医院数量应达到一家以上（含一家）。这就意味着临床调查可以开展单中心调查［参考第二十一章第一节标题二第（六）项内容］。如果应监管部门的要求，需要开展多中心临床调查，除主持机构外，其他参与临床调查的机构可以是二级甲等以上医院，并由教授或研究员在与器械适用范围相关专业刊物上发表署名文章。应接受基地临床机构的指导，并执行统一的方案。这样可以使高风险然而技术原理和适应证已经成熟的器械增加临床调查医院的选择性和降低临床调查成本。

- 如果接到食品药品监督管理部门的命令，需要对某些实质性等效中风险器械开展临床调查，该调查也需要在获得 GCP 认证的三级甲等医院的主持下进行，只要有与器械适应证相应的科室并由副教授或副研究员以上临床调查人员发表署名文章就可以认可。这些都是在器械分类管理的基础上实现的。

由发起人（通常为制造商）自主发起的符合第十章第一节要求的临床调查（已发布和实施国家/行业器械专用性能标准的实质性等效的高风险器械的自主临床验证性调查），一般可由发起人自主选择协作临床机构开展临床调查工作，其资质应限定在二级甲等以上医院。临床机构数量是一家以上（含一家）医院即可满足验证性调查要求。

第十三章　高风险器械临床研究（调查）
申请和审批的必要性

应为高风险医疗器械（无论是创新性高风险器械还是符合第十章第二节定义的需要开展临床调查的实质性等效高风险器械）建立临床方案和预研究报告的审批制度，第十章第一节定义的实质等效性高风险器械和创新性中风险器械（第二类）无须申请临床方案的批准程序，可以采取备案方式。应建立临床审批程序来替代不能发挥实际有效作用的临床方案的备案制度。不能放任那些连基本实验都没有充分和合理完成的高风险器械轻易地开展临床研究或调查。

建立高风险器械临床方案和临床前预实验的审查制度的目的是为了防止高风险器械在没有完成充分的临床前预实验就直接应用于人体，造成不必要的伤害。同时，对试验方案的先期认可和批准，可以避免不必要的临床试验的返工所造成的大量人力、物力和时间成本的浪费。方案的不完善主要表现在方案所考察的指标不全面、对干扰因素的考虑不充分、入组条件设定不严格、对照设置不恰当或试验例数过少等。根据现行管理办法，临床方案的备案制不能有效

举例：

某创新性高风险医疗器械开展的临床前动物试验仅进行了离体动物试验，并且在尚未开展任何活体试验的情况下，就开始在人体开展试验了。由于活体动物与离体样本存在温度、血流、细胞活性、代谢、感觉等差异，离体试验是不能完全反映活体动物试验的真正效果的，无法观察到活体组织的生物学效应。更何况，由于活体动物与人类仍存在差异，即使活体试验证明安全有效性，仍可能在人体存在风险。也出现过在小鼠试验完成后就直接开展人体试验的情况，使器械在开始人体研究时充满了风险，并造成了后期许多不必要的临床严重不良反应。在选择活体动物时，应尽量选择与人体体积大体接近或相当的活体动物，如狗、猪、猴等。过去还出现过某些创新性高风险器械申请并获批豁免临床试验的情况，可以想象这样的后果会是什么。

执行。在技术评审中，我们发现，经常出现由于临床方案设计不合理造成临床试验无法达到试验目标要求，需要重新设计临床方案并重做试验的现象，使企业浪费了大量的人力、物力和资金。

A 分部—申请内容[44]

第一节　总　则

我们国家开展在法规管理下的市场准入审查工作的历史不够长，管理手段比较粗放并且不够成熟，这是可以理解的。在这段历史过程中，对器械的要求还不能向药品监管那样完善，我们至今都没有解决高风险器械应满足何种充分的前期实验和试验条件才能进行临床试验，或者说需要开展哪些临床前预试验和符合哪些要求才具备了开展人体试验的基础等问题。更多发生的情况是临床方案设计不当，导致临床结果无法充分证实产品的安全有效性。因此，很有必要对高风险器械的临床试验方案和预试验进行审批，以检验临床前预试验的充分性和临床方案的合理性。

为了保护公众健康与安全，并贯彻伦理道德标准，本部分要求旨在鼓励发现和开发有用的人体用器械，并最大限度地保证科学研究人员为这些目的进行科研的自由。本部分定义了器械临床调查（研究）的程序。经批准的器械临床研究（调查）允许被批准用于临床研究（调查）的器械在获得上市批准前，为科研调查目的而合法地发货和实施科学研究、调查。

对于高风险器械的临床研究或调查，在欧洲有包括在 CE 认证中的设计验证的申请和审批程序，在美国有包含在创新性器械注册申请资料中的研究用器械豁免（IDE）的申请和审批程序。

对于创新性高风险器械和符合第十章第二节定义的实质等效性高风险器械而言，应严格审查临床方案的制定和临床研究或调查的实施。在正式开始进行临床调查前，应对实验室（基础）实验、模拟实验和动物试验的适应性、匹配性、充分性和合理性进行考查，确定其是否已经满足开展临床调查的前提条件。同时，对拟进行的临床研究（调查）方案重点审查，以尽可能预防临床风险和完善方案设计，使之具有科学性和合理性。

---

[44] 美国联邦法典（*Code of Federal Regulations*）第 21 标题，第 814 部分——医疗器械上市前许可，第 814.20 节—第 814.150 节。

临床前各项试验可以由申报单位自行设计和实施，无须申报。

一、创新性高风险器械（见第四章定义）和满足第十章第二节（包括第三节）要求的实质性等效高风险器械

创新性高风险器械（见第四章定义）和满足第十章第二节（包括第三节）要求的实质性等效高风险器械，在完成必要的临床前实验/试验后需开展临床研究或调查，在开展临床研究或调查前必须提出申请。

审评机构（审评中心）应对临床前实验和试验的结果以及临床方案一并审查。除提出是否需要补充临床前实验数据外，还需要确认临床调查方案的合理性和试验考查数据和指标的充分性。制造商或发起人在得到临床前预试验结果认可和临床方案确认后才能正式允许器械在人体上进行试验。在完成经批准后开展的临床研究后，再和其他注册申报资料一同提交申报注册。

二、中风险创新性器械和满足第十章第一节的高风险实质等效性器械

中风险创新性器械开展的临床研究和满足第十章第一节的高风险实质等效性器械（如 CT、大型超声设备、核磁共振设备、X 射线机等检查设备，输注用具，体外诊断试剂等）开展的自愿调查无须提交临床研究（调查）申请。

满足第十章第一节的高风险实质等效性器械开展的自愿临床调查不用提出申请就可以开展。原因是，同类器械的安全性和有效性已经得到确认和认可，且已经由国家/行业制定了性能标准，临床调查方案无须审查。临床调查的主要关注点是器械的操控性和工艺或性能的成熟性等问题，是一种验证性调查。中风险创新性器械开展的临床研究也无须申报，原因是器械故障或操作不当一般不会造成重大的临床伤害。主要关注点是有效性的问题。申请人可以在临床研究或调查完成后申请上市时将临床试验资料和注册申请资料一并提交，但在开展临床研究（调查）时仍应满足以下要求：

（一）满足第十章第一节的高风险实质等效性器械（如 CT、大型超声设备、核磁共振设备、X 射线机等）的临床调查，或中风险创新性器械，且该器械和发起人不被禁止

1. 根据第十六章要求为器械粘贴标识；

2. 在提交临床机构的审查委员会或审查部门（例如临床伦理委员会、临床机构中负责临床试验审查和批准的主管部门、科研处、科教处、科技处等）审议，并简要说明该器械为非高风险器械或为遵循已发布的安全和性能标准的高风险器械的理由后，获得该调查的临床机构的审查委员会或审查部门批准，且

该批准持续有效；

3. 保证参与该器械调查的所有调查者都为其保存的器械获得了基于满足临床受试者保护要求的知情同意，并进行相应记录，除非临床机构的审查委员会或审查部门主动放弃该文件；

4. 遵守本章第十一节关于监督研究（调查）的规定；

5. 保持本章第十六节标题二第（四）和第（五）项要求的记录，并根据本第十八节标题二第（一）至（三）项以及第（五）至（十）项的要求提交报告；

6. 保证所有参与调查者都保存本章第十六节标题一第（三）项第 1 条要求的记录，并根据本章第十八节标题一段第（一）、（二）、（五）和（七）项要求提交报告；

7. 遵守第十七章针对促销和其他行为的禁止性措施。

（二）第一类器械（无论是创新性器械还是实质等效性器械）和实质等效性第二类器械无须临床研究（调查）

该类器械更无须申请临床审批，除非有特殊要求，例如由于审评机构（审评中心）怀疑申请资料的真实性而提出进一步的临床审批要求时。

第二节　临床研究（调查）的申请

临床机构的审查委员会或审查部门应依据此法规审查并有权批准、在所有被这些法规涵盖的研究活动中要求进行修改（以确保获得监管机构的批准）或否决所有研究活动。

为高风险创新性医疗器械和第十章第二节定义的高风险实质等效性医疗器械所开展的临床研究或调查，为中高风险创新性器械开展的临床研究和第十章第二节定义的高风险实质等效性医疗器械所开展的临床调查的知情同意豁免申请，还需要国家食品药品监督管理局的审评机构（审评中心）批准。

一、临床研究计划的提交

（一）发起人如希望开展创新性高风险器械的临床研究或第十章第二节定义的实质等效性高风险器械的临床调查，或计划进行的调查需要申请本章第十五章定义的知情同意的豁免，或食品药品监督管理局的审评机构通知发起人某项调查需要提起申请，则发起人应向食品药品监督管理局的审评机构提交相应申请。

（二）未经食品药品监督管理局的审评机构批准，发起人不得开始任何食品药品监督管理局的审评机构规定需进行审批的研究或调查。

（三）发起人应提交经签署的"器械用研究（调查）申请"，同时提供相应的证明材料。

（四）

1. 发起人应为需要第十五章定义的知情同意豁免的任何临床调查提交一份申请。未经食品药品监督管理局的审评机构事先书面批准，发起人不得进行该临床研究或调查。

2. 如果该调查需要获得第十五章定义的知情同意的豁免，则发起人应在封面页上显著位置标明该调查受第十三章、第十五章内容的管辖。

二、临床研究（调查）申请应按照以下顺序提供信息

（一）发起人姓名和地址。

（二）器械预研究（调查）的完整报告，简单扼要地介绍本章第三节标题一至标题五下要求的研究（调查）方案内容，也可以提供完整方案。如果审评机构（审评中心）尚未审查以上文件，食品药品监督管理局的审评机构认定临床机构审查委员会或审查部门的审查不充分或食品药品监督管理局的审评机构要求提供相应文件，则发起人应向食品药品监督管理局的审评机构提交完整的研究（调查）方案和器械预调查的完整报告。

（三）器械生产、加工、包装、存储和安装（如果适用）所用方法、设施和控制措施，以上信息应翔实充分，以使了解生产质量规范的人能够正确地判断器械生产过程中的质量控制情况。

（四）所有研究人（调查人）需要签署的协议样本，以履行本部分要求的研究人（调查人）义务，以及签署以上协议的所有研究人（调查人）的姓名和地址清单。

（五）一份证明，证明参与研究（调查）的所有研究人（调查人）都已经签署协议，且研究人（调查人）名单应包括参与研究（调查）的所有研究人（调查人），且研究人（调查人）清单中仅包含已经签署协议的研究人（调查人）。

（六）已经审查或被提请审查该研究（调查）的所有机构委员会名称（如临床伦理委员会、临床试验主管部门）、地址和主席清单，以及各机构委员会采取

调查相关措施的证明。

（七）本节标题二第（六）项要求未指定部分调查所在的任何机构的名称和地址。

（八）如果器械将要出售，则说明出售价格，并说明该出售不构成器械商业发售的理由。

（九）如果事先需要对器械的安装和使用进行环境评价，则需要环境评估声明（例如是否需要进行放射防护和核安全方面的环境评价），或者无须进行环境评估的环境评价排除声明，或者环境影响声明。

（十）器械的所有标识。

（十一）为获得知情同意而向受试者提供的所有表格和信息材料。

（十二）食品药品监督管理局的审评机构为审查该申请而要求的所有其他相关信息。

三、补充信息

食品药品监督管理局的审评机构可以要求申请方提供调查相关的补充信息，或研究（调查）方案修订相关的补充信息。

四、历史提交信息

根据本章要求此前向临床机构的审查委员会或审查部门、审评机构（审评中心）提交的信息通常情况下不需要再次提交，但有可能需要作为参考信息提供。

第三节　研究（调查）方案

研究方案应按照以下顺序包含以下信息：

一、目的

器械的名称和设计用途，研究目的和期限。

二、草案

一份书面草案，说明将要采用的研究方法，以及该研究具有科学可行性的原因。

三、风险分析报告

说明和分析该研究使受试者可能遭受的所有潜在风险、消除以上风险的措施、研究的理由，以及患者群体的相关说明性信息，包括数量、年龄、性别和状况。企业应建立可接受的风险水平。

四、器械的说明

说明器械的所有重要组件、成分、特性和运行原理，以及研究过程中预计会发生的任何器械变更。

五、监控程序

发起人监控研究程序的书面规定，以及监控人姓名和地址。

六、标识

器械的所有标识。

七、知情同意材料

为获得知情同意而向受试者提供的所有表格和信息材料。

八、临床机构的审查委员会或审查部门（如临床伦理委员会，或者临床机构中负责临床试验审查和批准的主管部门）信息

已经审查或被提请审查该研究（调查）的所有临床机构的审查委员会或审查部门名称、地址和主席清单，以及各临床机构的审查委员会或审查部门采取的研究相关措施的证明。

九、其他机构

本节第八段要求未指定部分研究所在的任何机构的名称和地址。

十、额外记录和报告

说明除本章第E分部规定的记录和报告以外，该研究需要保存的记录和报告清单。

第四节　预研究报告

一、总则

预研究报告需包含相应器械此前进行的所有临床试验（部分试验或境外开展的试验）、临床模拟实验、动物替代试验和实验室实验报告（包括适用各类标准的声明性文件，如可以以注册产品标准的形式表达），以上信息应综合、全面，以证实提议研究的可行性和必要性。

二、具体内容

以上报告还应包含以下内容：

1. 所有出版物的参考文献清单，无论是正面的还是负面的，但需与器械的安全性或有效性评估有关，同时提供所有公开和未公开的不利信息，并根据临床机构的审查委员会或审查部门（如伦理委员会、科教处、科研处等）或食品药品监督管理局的审评机构要求，提供其他有用的公开出版文献。

2. 简要介绍发起人持有的或通过合理方式获得的、与器械安全或有效性评估有关的所有其他未公开信息（负面的或正面的）。

3. 如提供非临床实验室研究（如测试报告或检测报告或模体实验报告）的信息，需说明所有实验室研究均符合实验室管理规范（GLP）的适用规定。如果任何实验室研究不符合以上要求，则需要简要说明不符合的原因。没有或不能遵守该要求并不能成为发起人不提供相关非临床研究信息的正当理由。

B 分部—申请和对申请的处理

第五节　食品药品监督管理局的审评机构对申请的处理程序、
内容和条件

本节介绍了监管机构可以采取的行动，值得政策制定者借鉴。

一、批准或驳回

食品药品监督管理局的审评机构将以书面方式通知发起人食品药品监督管理局的审评机构收到申请的日期。食品药品监督管理局的审评机构可以决定批

准原研究（调查）申请，也可以要求发起人进行修改后再行批准，或驳回该申请。只有在满足以下条件下方可进行研究或调查：

（一）食品药品监督管理局的审评机构收到器械（非被禁器械）研究（调查）申请后的规定期限内，除非得到食品药品监督管理局的审评机构正式通知，发起人不得进行研究（调查）；或

（二）食品药品监督管理局的审评机构以命令方式批准研究或调查。

二、驳回或撤销的原因

食品药品监督管理局的审评机构可以根据以下理由驳回或撤销申请：

（一）发起人未遵守本部分或法案的任何规定、任何其他适用法规或条例的规定，或者临床机构的审查委员会或审查审查部门或食品药品监督管理局的审评机构的任何批准条件。

（二）申请或报告提供了任何重大事实的虚假陈述，或漏掉了本部分规定的重要信息。

（三）发起人没有在食品药品监督管理局的审评机构规定时间内回复补充信息的要求。

（四）有理由相信受试者的预计受益和获得的知识不足以抵消受试者承担的风险，或知情同意不充分，或该研究（调查）不具备技术可行性，或有理由相信将要使用的器械不具备有效性。

（五）由于器械使用方式或以下信息的不充分性，导致开始或继续该研究（调查）不具备合理性：

1. 预研究（调查）报告或研究（调查）方案；
2. 器械生产、加工、包装、存储以及安装的方法、设施和控制程序；
3. 研究（调查）的监督和审查。

三、驳回或撤销通知

如果食品药品监督管理局的审评机构驳回一项申请或打算撤销该申请的批准，食品药品监督管理局的审评机构将书面通知发起人。

（一）驳回命令将充分说明驳回的理由，并通知发起人有权利申请行政

复议。

（二）提议撤销批准的通知需充分说明撤销的理由，并通知发起人有权利申请行政复议。食品药品监督管理局的审评机构将在批准撤销前提供行政复议的机会，除非食品药品监督管理局的审评机构在以上通知中规定，根据豁免批准继续进行试验将对公众健康造成不合理的风险，并要求在任何行政复议召开前撤销该批准。

第六节　补充申请

一、研究（调查）计划的修改

（一）需要提前批准的变更：除本节标题一第（二）项至第（四）项定义以外，发起人必须根据第五节标题一的要求提交补充申请，并在规定条件下申请临床机构的审查部门批准（可以申请加快审查的程序和制定研究批准的标准），方可对研究（调查）方案进行修改。如果发起人将要进行的研究（调查）需要获得第十五章所述的知情同意的豁免，则发起人应根据本章第二节标题一的要求另行提交知情同意豁免的器械用研究申请。

（二）应急使用导致的变更：本节标题一第（一）项有关食品药品监督管理局的审评机构批准补充申请的规定不适用于在紧急情况下为保护受试者生命或身体健康而对调查方案作出的变更。但发起人应在获知该变更后规定工作日内向食品药品监督管理局的审评机构报告［见本章第十八节标题一第（四）项］。

（三）变更后规定日期内通知食品药品监督管理局的审评机构：发起人如认为某项变更符合本节标题一第（三）项第1条和标题一第（三）项第2条的规定标准，则可以在未获得本节标题一第（一）项要求的补充申请批准时进行该变更，但需提供本节标题一第（三）项第3条要求的可靠信息，且发起人应在变更后规定日期内通知食品药品监督管理局的审评机构。

1. 开发性变更：本节标题一第（一）项有关食品药品监督管理局补充申请批准的要求不适用于器械的开发性变更（包括生产变更），前提条件是该变更不构成器械或基本运行原理的重大变更，并且是根据研究（调查）过程中收集的信息作出的。

2. 临床计划的变更：本节标题一第（一）项有关食品药品监督管理局补充申请批准的要求不适用于不影响以下内容的临床协议变更：

（1）由于被批准计划的实施而产生的数据或信息的有效性，或潜在患者风险与临床计划成果的关系；

（2）研究（调查）方案的技术可行性；或

（3）人体受验者在研究（调查）中的权利、安全或平安。

3. 可靠信息的定义：

（1）器械开发性变更（包括生产变更）依据的可靠信息，其中包括本章第五节项下设计控制过程产生的数据、临床前/动物试验数据、业内发表文献或其他可靠的信息，如试用或推广过程中收集的临床信息。

（2）临床计划变更依据的可靠信息指发起人主张某项变更不会严重影响器械设计或计划统计分析所依据的信息，根据该可靠信息，发起人主张该变更不影响受试者的权利、安全或福利。以上信息还包括业内公开发表的文献、临床研究人（调查人）的建议和/或临床试用或推广过程中收集的信息。

4. 研究（调查）用器械改变的通知：可以在未经食品药品监督管理局的审评机构事先批准的情况下进行的改变需满足本节标题一第（三）项第 1 条和标题一第（三）项第 2 条的要求，并且需提供本节标题一第（三）项第 3 条要求的可靠信息，且发起人应在变更后规定工作日内提交研究（调查）用器械改变的通知。器械变更视为在采用该设计或生产变更生产的器械向研究人（调查人）提供时发生。临床计划的变更则视为在以下时点发生：发起人通知临床研究人（调查人）该变更应在计划中实施，或在发起人-研究人（调查人）研究中，当发起人-研究人（调查人）在计划中采用该变更时。以上通知构成"器械用研究（调查）变更通知"。

（1）对于开发性或生产性器械变更，以上通知应简要说明变更所依据的调查过程中收集的相关信息、器械变更的说明或生产流程的说明（与原器械说明或生产过程相应的内容相对应）；如果通过设计控制对变更进行评估，则以上通知还需说明，经过充分的风险分析，没有发现新的风险，且认证和证实性试验表明该设计输出达到设计输入的要求。如果采用其它分析方法，则该通知还需简要说明变更依据的可靠信息。

（2）对于计划变更，该通知应具体说明变更的内容（与原计划相应内容相对应），认为该变更对研究设计或统计分析计划不产生重大影响的理由和分析，概要说明发起人认定该变更不影响受试者权利、安全或平安这一结论所依据的可靠信息。

（四）年度报告中报告的变更：本节标题一第（一）项要求不适用于科研过

程、风险分析、监督程序、标识、知情同意材料以及不影响以下内容的临床机构审查委员会或审查部门信息中的微小变更：

1. 被批准计划实施过程中产生的数据或信息的有效性，或潜在患者风险和批准该计划所依据的利益之间的关系；

2. 研究（调查）方案的科学可行性；或

3. 研究（调查）中人类受试者的权利、安全或福利。

该变更应根据本章第十八节标题二第（五）项在所提交的器械用研究（调查）的年度进度报告中报告。

二、临床机构的审查委员会或审查部门（例如临床伦理委员会或科研处、科教处等）对新临床研究（调查）机构（即增加新的分中心）的批准

发起人应向食品药品监督管理局的审评机构提交一份针对临床研究（调查）的临床机构审查委员会或审查部门的批准证明，或对部分研究（调查）的临床机构审查委员会或审查部门的批准证明。如果调查没有发生变更，则需提供补充申请，提供本章第二节标题二和标题三要求的最新信息，并说明临床机构的审查部门审批时要求提供的调查方案的任何修改。临床机构审查委员会或审查部门的批准证明无须包含在首次提交的补充申请中，且该证明不构成食品药品监督管理局的审评机构是否审批该申请的考虑因素。但是，发起人只有在临床机构的审查委员会或审查部门批准该调查后，且食品药品监督管理局的审评机构收到临床机构的审查委员会或审查部门的批准证明后，且食品药品监督管理局的审评机构已经根据本章第五节标题一的要求批准了该部分研究（调查）相关的补充申请后，方可在任一临床机构内开始该调查。

C 分部—发起人的责任

第七节　发起人的常规责任

发起人应负责选择称职调查人，并向调查人提供调查所需的必要信息，以保证对调查的有效监督，并获得临床机构审查委员会或审查部门（医院伦理委员会或科教处、科研处）的审查和批准，并向食品药品监督管理局的审评机构提交器械用研究（调查）申请，并向审核该文件的临床机构审查委员会或审查部门和食品药品监督管理局的审评机构及时提供调查相关的更多重要信息。发起人的其他责任见 B 分部和 E 分部的要求。

第八节 食品药品监督管理局的审评机构和临床机构
审查委员会或审查部门的批准

只有在临床机构审查委员会或审查部门和食品药品监督管理局的审评机构均批准全部或部分调查相关的申请或补充申请后，发起人方可开始该全部或部分调查。

第九节 选择调查人和监督人的责任

一、选择研究人（调查人）

发起人应选择经验和能力足以胜任器械研究（调查）的研究人（调查人）。

二、器械的控制

发起人只能向参与研究（调查）的称职研究人（调查人）提供研究用器械。

三、签署协议

发起人应要求所有参与研究（调查）的研究人（调查人）签署一份协议，协议中规定：

（一）该研究人（调查人）的简历。

（二）适当情况下，说明该研究人（调查人）的相关经验，包括相关项目的日期、地点、范围和性质。

（三）如果研究人（调查人）参与某项被提前终止的研究（调查）或其他科研活动，则需说明导致该研究（调查）提前终止的原因。

（四）研究人（调查人）的以下承诺：

1. 根据协议、研究（调查）方案、本部分规定和其他适用的食品药品监督管理部门法规，以及临床机构审查委员会或审查部门或者食品药品监督管理部门的批准条件进行研究（调查）；

2. 对涉及人体受试者的所有器械试验进行监督；以及

3. 保证遵守知情同意的规定。

（五）充分准确的财务披露信息，以使发起人能够提交符合发起人财务披露要求的证明或信息。

发起人应使临床研究人（调查人）承诺，如研究（调查）过程中及在研究（调查）完成后 1 年时间内发生任何相关变更，临床研究人（调查人）应及时更新以上信息。此信息不得在研究用器械豁免申请中提交，而应在该器械的任何上市申请中提交。

四、选择监督人

发起人应选择具有相应能力与经验的监督人，根据本部分规定和其他适用的食品药品监督管理局规定对调查研究进行监督。

第十节　通知研究（调查）人的责任

发起人应向所有参与研究（调查）的研究人（调查人）提供器械研究（调查）方案和器械预研究（调查）报告。

第十一节　监督研究（调查）［发起人跟踪研究（调查）的责任］

一、保证遵守相关规定

如发起人发现某研究人（调查人）违反已经签署的协议、研究（调查）方案、本部分规定或其他适用的食品药品监督管理局的审评机构规定、临床机构审查委员会或审查部门或者食品药品监督管理局的审评机构任何批准条件的行为，则发起人应立即督促其遵守以上规定，或停止向该研究人（调查人）提供器械，并终止该研究人（调查人）对该研究（调查）的参与。发起人还应要求研究人（调查人）处理或返还器械，除非此行为（指处理或返还行为）将有损受试者的权利、安全或平安。

二、意外的器械不利后果

（一）发起人应对任何意外的器械不利后果立即进行分析。

（二）发起人如认为某意外的器械不利后果将使受试者面临不合理的风险，则发起人应在作出以上认定后规定的工作日（例如 5 个工作日）内，最迟不迟于发起人首次获知该不利后果后规定的工作日（例如 15 个工作日）内，尽快停止产生该风险的全部或部分研究（调查）。

三、恢复被终止的研究（调查）

如果研究用器械属于高风险器械，发起人未经临床机构审查委员会或审查部门和食品药品监督管理局的审评机构批准，不得恢复被终止的调查。如果研究（调查）用器械不是高风险器械，则发起人可以不经临床机构审查委员会或审查部门批准恢复该被终止的调查。如果研究（调查）是根据本节标题二第（二）项的要求终止的，可以不经食品药品监督管理局的审评机构批准恢复该研究（调查）。

第十二节 第十五章规定的紧急研究（调查）

对于第十五章规定的紧急研究（调查），发起人的责任如下：

（一）发起人应监督第十五章知情同意豁免的所有研究（调查）。发起人收到第十五章第二节标题七第（二）项和第（三）项定义的公开披露临床机构审查委员会或审查部门的信息后，应及时向食品药品管理局相关部门提交以上披露的信息。

（二）发起人还应对该研究（调查）进行监督，以使临床机构审查委员会或审查部门在发现该研究（调查）无法满足第十五章第一节规定的豁免标准时，或由于其他道德原因而决定驳回该调查申请。发起人应以书面形式及时向以下各方提供此信息：食品药品监督管理局的审评机构、被要求参加此研究（调查）或基本相同的其他临床研究（调查）的研究人（调查人）以及被要求审核该调查或基本相同的其他临床研究（调查）的临床机构审查委员会或审查部门。

D 分部—研究人（调查人）的责任

第十三节 研究人（调查人）的常规责任

研究人（调查人）需保证根据已签署协议、研究（调查）方案和适用的食品药品监督管理部门法规进行调查，以保护其护理的受试验人的权利、安全和平安，并控制调查过程中使用的器械。研究人（调查人）还需保证获得基于满足临床受试者保护要求的知情同意。E 分部规定了研究人（调查人）的其他责任。

第十四节　研究人（调查人）的特别责任

一、等待批准

研究人（调查人）可以判断潜在受试者是否愿意参加某项调查，但不得要求任何受试者提供参加该调查的书面知情同意，并且在未获得临床机构审查委员会或审查部门和食品药品监督管理局的审评机构批准前，不得允许任何受试者参加研究（调查）。

二、遵守规定

研究人（调查人）应根据与发起人签署的协议、研究（调查）方案、本部分规定、其他适用的食品药品监督管理部门法规以及临床机构审查委员会或审查部门或者食品药品监督管理局的审评机构的任何批准条件进行调查。

三、监督器械的使用

研究人（调查人）只有在亲自监督的前提下方可允许研究用器械用于受试者。研究人（调查人）不得向非本部分规定的任何方提供研究用器械。

四、财务披露

临床研究人（调查人）应向发起人提供充分且准确的财务信息，以使申请人提交如第二十三章要求的完整、准确的证明或披露报告。如研究（调查）过程中及在调查完成后 1 年时间内发生任何相关变更，研究人（调查人）应及时更新以上信息。

五、器械的处置

在临床研究（调查）完成或终止时，或研究人（调查人）的部分调查完成或终止时，或根据发起人的要求，研究人（调查人）应返还发起人剩余的任何器械，或根据发起人的指示对器械进行处置。

第十五节　临床研究人（调查人）不合格

有关临床研究人（调查人）不合格的界定和处理如下：

（一）如食品药品监督管理局获得的信息表明，研究人（调查人）屡次或故意违反本章本部分、有关临床受试者保护条款或者临床机构审查委员会或审查部门的要求，或屡次或故意向研究（调查）的发起人提交虚假信息，或在任何规定报告中提供虚假信息，则器械和辐射健康中心将向研究人（调查人）发出书面通知，说明以上事实，并允许研究人（调查人）对此作出书面解释，或研究人（调查人）可以要求召开一次非正式会议。如果研究人（调查人）作出以上解释，并被审评机构所认可，则不合格调查程序将被终止。如果研究人（调查人）作出以上解释，但不被审评机构所认可，则研究人（调查人）可以申请行政复议，以讨论研究人（调查人）是否有权利接收研究用器械的问题。

（二）在对全部现有信息进行分析后，包括研究人（调查人）提供的任何解释，如果食品药品监督管理局的审评机构专员认定研究人（调查人）屡次或故意违反本章本部分、有关临床受试者保护条款或者临床机构审查委员会或审查部门的要求，或屡次或故意向调查发起人提交虚假信息，或在任何规定报告中提供虚假信息，则食品药品监督管理局的审评机构专员将通知该研究人（调查人），以及该研究人（调查人）被任命为参与方的任何研究（调查）的发起人，以及对此进行审查的临床机构审查委员会或审查部门，说明该研究人（调查人）没有权利承担器械用研究（调查）。该通知将说明该决定作出的理由。

（三）所有器械用研究（调查）申请和器械注册申请，如果含有被判定为无资格承担器械用研究的研究人（调查人）报告的数据，将接受重新审查，以确定是否该研究人（调查人）已经提供了不可靠的数据，该数据是否对调查的进行或任何上市申请的批准或许可具有重要影响。

（四）如食品药品监督管理局的审评机构专员在删除以上不合格研究人（调查人）提供的不可靠数据后，确定余下的数据不足以保证调查继续进行的合理安全性，则食品药品监督管理局的审评机构专员将通知发起人可以根据有关规定向食品药品监督管理局的审评机构申请听证，以决定是否应恢复器械临床研究（调查）申请的问题。

（五）如食品药品监督管理局的审评机构专员在删除以上不合格研究人（调查人）提供的不可靠数据后，认定不能再继续认可或批准含有虚拟数据的上市申请，则食品药品监督管理局的审评机构专员可以根据法案适用规定撤销该批准或收回对该医疗器械的许可。

（六）如食品药品监督管理局的审评机构专员认定研究人（调查人）已经提供了充分的保证，保证该研究人（调查人）将严格按照本部分要求和基于满足临床受试者保护要求以及临床机构审查委员会或审查部门的要求使用研究用器械，则被食品药品监督管理局的审评机构认定为无资格承担器械用研究（调查）的研究人（调查人）可以重新恢复此资格。

E 分部—记录和报告

第十六节　记　录

一、调查人记录

参与调查人应就其对某调查的参与过程保存以下准确、完整和最新的记录：

（一）与其他调查人、临床机构审查委员会或审查部门、发起人、监督人或食品药品监督管理部门的所有通信，包括规定报告。

（二）与以下事项有关的器械接收、使用或处置记录：

1. 器械的类型和数量、接收日期、批次或代号；

2. 接收、使用或处置器械的所有人员的姓名；

3. 为维修或处置目的返还发起人的器械数量和原因。

（三）各受试人的个案历史记录和器械的使用记录。

个案历史记录包括个案报告表格和支持性数据，如经签署和加注日期的许可表以及医疗记录，包括医生的进度记录、个人的医院图表以及护士记录等。以上记录应包含：

1. 代表知情同意的证明性文件。如果研究人（调查人）未经知情同意使用器械，则需提供执业医生的书面证明，并简要说明未获得知情同意使用器械的原因。每个人的个案历史应提供相应文件，证明在参与调查前即已经获得知情同意。

2. 所有相关观察结果，包括器械不利后果的记录（预计后果或意外后果）、参与调查时和调查过程中各受试验人状态的信息和数据，其中包括以前医疗记录的信息以及所有诊断测试的结果。

3. 各受试验人使用研究用器械的记录，其中包括每次使用以及采用任何其他治疗方法的日期和时间。

（四）计划文件，标注偏离原计划的日期和原因。

（五）食品药品监督管理部门法规要求保存的任何其他记录，或要求指定类型的调查或特定调查保存的记录。

二、发起人记录

发起人应为每次调查保存以下准确、完整和最新的记录：

（一）与其他发起人、监督人、调查人、临床机构审查委员会或审查部门或者食品药品监督管理部门的所有通信，其中包括所有规定报告。

（二）发运和处置记录。

发运记录应标明收货人姓名和地址、器械类型和数量、发运日期、批号或代号。处置记录应说明返回发起人的任何器械的批号或代号，该返还器械将由调查人或其他人修理或处置，同时说明处置的原因和方法。

（三）经签署的调查人协议，其中包括第二十三章要求的本章第九节标题三第（五）项项下要求的财务披露信息。

（四）对于本章第一节标题二要求的器械调查，如果该器械不是高风险器械，则需保留本节标题二第（五）项要求的记录和以下记录，可以存放在一个地点，以供食品药品监督管理部门检查和复制：

1. 器械名称和设计用途，调查的目的；

2. 简要说明该器械不属于高风险器械的原因；

3. 各调查人的姓名和地址；

4. 对该调查进行审查的所有临床机构的审查委员会或审查部门的名称和地址；

5. 说明该器械生产过程达到第二十八章生产质量规范对生产和加工管理的要求（本书未对质量体系和质量管理规范进行详细阐述）；以及

6. 食品药品监督管理部门要求的任何其他信息。

（五）器械不利后果（预计和意外的）和投诉的记录。

（六）食品药品监督管理部门法规要求保存的任何其他记录，或要求指定类型的调查或特定调查保存的记录。

三、临床机构审查委员会或审查部门记录

临床机构审查委员会或审查部门应保存要求的记录。

四、保存期限

研究人（调查人）或发起人在调查期限和以下日期（两个日期之较迟者）后两年时间内保存本部分要求的记录：调查被终止或结束的日期，或者上市前批准申请或产品研发计划完成通知不再需要该记录的日期。

五、记录的保存

研究人（调查人）或发起人可以不承担本节标题四规定期限内保存记录的责任，而将记录转交给愿意承担本部分要求（包括本章第十七节要求）保管职责的任何其他人。但研究人（调查人）或发起人应在转交以上记录后规定工作日（例如 10 个工作日）内向食品药品监督管理局的审评机构发出转交通知。

第十七节　检　查

一、进入和检查

有权利批准检查的发起人或调查人应许可经授权的食品药品监督管理部门官员在合适的时间通过合理的方式，进入并检查器械所在的任何设施（包括器械生产、加工、包装、使用或移植所在的任何设施，或保存器械使用结果记录的设施）。

二、记录检查

发起人、临床机构审查委员会或审查部门、研究人（调查人）或在研究（调查）中代表以上各方的任何其他人，应许可经授权的食品药品监督管理部门官员在合适的时间通过合理的方式检查和复制调查相关的所有记录。

三、涉及受试者身份的记录

研究人（调查人）应许可经授权的食品药品监督管理部门官员检查和复制涉及受试验人身份信息的记录，但食品药品监督管理部门需提前通知研究人（调查人），其有理由怀疑尚未获得充分的知情同意，或规定要求研究人（调查人）向发起人或临床机构审查委员会或审查部门提交的报告尚未提交，或内容不完整、不准确、虚假或存在误导。

第十八节　报　告

一、调查人报告

调查人应准备和提交以下完整、准确和及时的报告：

（一）意外器械不利后果

如调查过程中发生任何意外器械不利事件，调查人应向发起人和临床机构的审查委员会或审查部门尽快提交报告，但在任何情况下都应在调查人首次获知该事件后规定工作日（例如 10 个工作日）内报告。

（二）临床机构审查委员会或审查部门批准的撤销

研究人（调查人）应在规定工作日（例如 5 个工作日）内向发起人报告临床机构审查委员会或审查部门对研究人（调查人）负责的部分研究（调查）批准的撤销。

（三）进展

研究人（调查人）应向发起人、监督人和临床机构审查委员会或审查部门定期提交进度报告，至少应提交年度进度报告。

（四）违反研究（调查）方案

研究人（调查人）应通知发起人和临床机构审查委员会或审查部门其在紧急情况下为保护受试者生命或健康而违反研究（调查）方案的行为。该通知应尽快发出，最迟应于紧急情况发生后规定工作日（例如 5 个工作日）内发出。除非在以上紧急情况下，研究（调查）方案的任何变更或违反均应获得发起人的提前批准，如果以上变更或背离可能影响到调查方案的科学可行性或人体受试者的权利、安全或福利，则还应获得本章第六节标题一要求的许可。

（五）知情同意

如果研究人（调查人）在未获得受试人知情同意的前提下使用器械，则研究人（调查人）应在使用后规定工作日（例如 5 个工作日）内报告发起人和临床机构审查委员会或审查部门。

（六）最终报告

研究人（调查人）应在该研究（调查）或部分研究（调查）结束或终止后规定工作日（例如 3 个月）内，向发起人和临床机构审查委员会或审查部门提交最终报告。

（七）其他

研究人（调查人）可以根据临床机构审查委员会或审查部门或者食品药品监督管理部门的要求，提供与研究（调查）任何方面相关的准确、完整和最新的信息。

二、发起人报告

发起人应准备和提交以下完整、准确和及时的报告：

（一）器械的意外不利后果

发起人应分析第十一节标题二要求的意外器械不利后果，并应在首次获知该不利后果后规定工作日（例如 10 个工作日）内向食品药品监督管理局的审评机构、所有临床机构的审查委员会或审查部门（如临床伦理委员会）和参与的研究人（调查人）报告该分析结果。此后，发起人还需提交食品药品监督管理部门要求的不利后果报告。

（二）临床机构审查委员会或审查部门批准的撤销

发起人应在获知批准被撤销后规定工作日（例如 5 个工作日）内，通知食品药品监督管理部门、所有临床机构的审查委员会或审查部门和参与的研究人（调查人），该研究（调查）或部分研究（调查）的批准已经被临床机构的审查委员会或审查部门撤销。

（三）食品药品监督管理局的审评机构批准的撤销

发起人应在获知批准被撤销后规定工作日（例如 5 个工作日）内，通知所有临床机构的审查委员会或审查部门和参与的研究人（调查人），该研究（调查）或部分研究（调查）的批准已经被食品药品监督管理局的审评机构撤销。

（四）最新研究人（调查人）名单

发起人应每隔 6 个月向食品药品监督管理局的审评机构提交一份参与研究（调查）的所有研究人（调查人）的最新名单，列出研究人（调查人）的姓名和地址。发起人应在食品药品监督管理局的审评机构批准后规定工作日（例如 6 个月）内提交第一份名单。

（五）进度报告

发起人应定期（至少应每年）向所有审查临床伦理委员会提交进度报告。对于高风险器械，发起人还应向食品药品监督管理局的审评机构提交进度报告。申请有条件上市治疗器械的发起人还应向所有审查临床伦理委员会和食品药品监督管理部门提交第十四章第一节要求的半年度进度报告和本节要求的年度报告。

（六）召回和器械处置

发起人应通知食品药品监督管理部门和所有审查临床伦理委员会要求研究人（调查人）返还、修理或处置任何数量器械的任何申请。该通知应在收到以上申请后规定工作日（例如 30 个工作日）内作出，并应说明该申请的理由依据。

（七）最终报告

对于高风险器械，发起人应在调查完成或终止后规定工作日（例如 30 个工作日）内通知食品药品监督管理局的审评机构，并应在调查结束或终止后规定工作日（例如 6 个月）内，向食品药品监督管理局的审评机构、所有审查临床伦理委员会和参与的研究人（调查人）提交最终报告。对于非高风险器械，发起人应在调查结束或终止后规定工作日（例如 6 个月）内，向所有审查临床伦理委员会提交最终报告。

（八）知情同意

发起人应在收到相应使用通知后规定的工作日（如 5 个工作日）内，向食品药品监督管理局的审评机构提交研究人（调查人）根据本节标题二第（五）项要求提交的所有无知情同意使用器械的报告副本。

（九）高风险器械的确定

如果临床伦理委员会认定某器械属于高风险器械，而此前发起人曾建议临床伦理委员会不要将该器械看作高风险器械，则发起人应在首次获知该临床伦理委员会决定后规定工作日（例如 5 个工作）日内，向食品药品监督管理部门提交一份该临床伦理委员会决定的报告。

（十）其他

发起人应根据审查临床伦理委员会或食品药品监督管理部门的要求，提供与研究（调查）任何方面相关的准确、完整和最新的信息。

> **相关链接：在临床研究报告中应报告的内容**
>
> 美国食品药品和化妆品法第 519 节：食品药品监督管理部门被授权要求制造商直接向食品药品监督管理部门报告与医疗器械相关的死亡、严重伤害、功能失灵（误操作）和用户机构（医院、护理室、救护外科设施和门诊诊断与治疗设施）。

第十四章 高风险治疗用研究器械的有条件上市及其适用条件[45]

第一节 范围、适用条件及相关要求

高风险治疗用研究器械的有条件上市是指创新性高风险治疗用器械在完成必要的实验室实验、非临床调查、必要的临床安全性试验和初步的临床效果试验后，在申请器械正式上市前的申请过程中，可以申请批准器械先行有条件上市销售，即可以根据本章要求在临床试验过程中应用该器械治疗患者（诊断类器械不属于本章范畴）。本章定义旨在器械开发过程中尽早将功能强大的新器械用于各种患者的治疗，而不必等到器械全面上市时才可以使用，并可获得器械安全性和有效性的更多数据。第一期临床安全性试验完成后，可以有条件上市，产品在上市后还需要进行后续的临床效果的研究和跟踪观察工作（开展第二期和第三期临床研究）并定期报告，直至完成所有临床研究和产品获得正式上市批准或被拒绝批准。

对于有条件上市的器械的临床研究，应明确要求后续临床研究应观察或重点考查的指标要求、临床长期随访报告所提供的临床不良反应情况以及生产厂家对产品设计和临床整改方案及措施的合理性。如果有条件上市产品不能及时按要求提供临床随访资料及其他审评机构（审评中心）要求的资料，则审查人员有权立即吊销其上市许可，取消其有条件上市资格。

对于批准产品有条件上市，应建立严格的定期和/或不定期的报告制度，并要求发起人及时汇总临床研究的进展。如规定发起人应每年进行一次报告，如果出现重大不良反应事件，应立即暂停试验。在进行分析后，如果可以继续开展后续临床试验，应缩短定期报告期限，如半年一次。被批准有条件上市的器械仍需要在事先设置的临床基地医院里，在产品正式批准上市前，严格按照批准条件和规定进行严格的临床试验和搜集临床病例。不能满足本章第二节的要求，仍有被驳回的可能。一般情况下，在安全基本得到保障的前提下，即已经完成了安全性试验和初步有效性统计的前提下，食品药品监督管理局的审评机构（审评中心）应视病情规定最长不超过十年的治疗有效期观察期限，以便定

---

[45] 美国联邦法典（*Code of Federal Regulations*）第 21 标题，第 812 部分—研究用器械豁免，第 812.36 节。

期跟踪并督促临床发起人及时完成所有临床研究，并需要最终确认器械能否正式上市。

批准创新性高风险医疗器械产品有条件上市，必须满足一定的先决条件。第一个前提条件是，该产品不是预期用于与人体的关键器官或组织〔这些关键器官或组织具有难以替代性（如角膜、心脏或中央循环系统、生殖器官、中枢神经系统等）〕直接接触或治疗的器械，或者全部或大部分被人体吸收的植入类或侵入类器械，或者融入了药物产品的器械，或者融入了动物源产品的器械，或者乳房填充物，且由于器械的单一故障或误用会造成严重的不良健康后果（如功能丧失或死亡），除非没有任何其他的治疗方法可以紧急使用。第二个前提条件是，该器械用于治疗严重的或直接威胁生命的疾病（直接威胁生命的疾病指如果不及时治疗可能导致患者在几个月内死亡或过早死亡的疾病），且在临床试验期间对该疾病或症状不存在类似可用器械或其他治疗方法。第三个前提条件是，该类产品必须进行了充分的临床前预试验，如实验室实验和/或动物试验（最好是选择与人类接近的大型哺乳动物，且该类动物具有与人体接近的身体特征）、必要的临床安全性试验（第一期耐受试验，观察期不少于3个月，例数一般不少于120例，如果对于罕见疾病，例数和时间可以适当放宽要求）以及模拟实验或替代试验（而用于关键器官或组织的高风险器械必须实行严格的三期临床研究，原因是对这些器官的损伤可能导致功能丧失或死亡等严重后果）。第四个前提条件是，该器械正为同一用途、根据被批准的临床申请在受控临床试验中进行研究（调查），且研究（调查）的发起人正在合理尽责地积极申请该研究用器械的有条件上市批准/审批。

第二节　申请的内容

一、解释

器械的"治疗用研究器械的有条件上市"包括将研究器械用于治疗目的。

二、有条件上市治疗应用的申请

（一）有条件上市申请应按照以下顺序包含以下内容：

1. 有条件上市申请发起人的姓名、地址和电话；

2. 器械的设计用途、选择患者的标准和治疗用研究器械的有条件上市的书面计划；

3. 说明器械使用基本原理，在适当情况下，应说明使用该研究用器械前应试用的领域，或说明研究用器械优于现有其他治疗器械的原因；

4. 分析器械效用以及降低风险所采用的临床流程、实验室实验或其他方法；

5. 监督有条件上市的书面流程，监督人的名称和地址；

6. 第十六章第一节和第二节要求的器械使用说明和所有其他标识；

7. 将用于治疗器械的安全性和有效性相关信息，其他有条件上市申请的相关信息也可以作为参考，以证实该器械可以用于治疗；

8. 发起人承诺将履行本部分及临床机构审查委员会或审查部门要求的所有适用责任，并保证所有参与的研究人（调查人）均遵守有关临床受试者保护条款要求的知情同意规定；

9. 参与有条件上市申请的所有研究人（调查人）签署的协议样本，并保证所有研究人（调查人）均在签署该协议后方可加入有条件上市申请的研究（调查）；

10. 如果该器械将被出售，则需说明出售价格，并说明该价格仅包括生产费用和运输费用。

（二）收到有条件上市申请项下治疗用研究器械的执业医生构成该有条件上市申请要求的研究人（调查人），并且需保证履行本部分及基于满足临床受试者保护要求和临床机构审查委员会或审查部门要求的所有研究人（调查人）责任。

三、食品药品监督管理局的审评机构对有条件上市申请采取的措施

（一）有条件上市申请的批准

食品药品监督管理局的审评机构收到有条件上市申请后限定时间后，发起人可以开始治疗应用，除非食品药品监督管理部门在限定时间内以书面方式通知发起人可以或不得进行该治疗应用。食品药品监督管理部门可以批准该治疗应用申请，或作出相应修改后方予批准。

（二）有条件上市申请的驳回或批准撤销

在以下情况下，食品药品监督管理局的审评机构可以驳回有条件上市申请，或撤销有条件上市申请的批准：

1. 没有达到本章第一节第四段要求的标准，或有条件上市申请未包含本章第二节标题二要求的信息。

2. 食品药品监督管理局的审评机构发现第十三章第五节标题二第（一）项至第（五）项的任何情况，支持其驳回或撤销批准。

3. 该器械的设计用途是治疗严重疾病或症状，但没有充分证据表明其以上用途的安全性和有效性。

4. 该器械的设计用途是治疗马上危及生命的疾病或症状，但现有的全部科学证据均无法合理地证实该器械：

（1）在用于目标群体的设计用途时的有效性；或

（2）不会使将要应用该器械的人群遭受不合理的重大额外疾病或伤害风险。

5. 合理证据表明，该治疗应用将阻碍或妨碍同一器械或其他研究用器械受控调查的进行或实施。

6. 该器械已经获得上市批准/许可，或类似器械或治疗方法已经用于治疗或诊断的患者群体和病症与该器械相同。

7. 受控临床试用的发起人没有合理尽责地申请上市批准/许可。

8. 已经撤销该器械受控临床调查的有条件上市申请的批准。

9. 有条件上市申请指定的临床调查人由于技术培训和/或经验不足，没有能力将该研究用器械用于设计治疗用途。

（三）驳回或撤销通知

如果食品药品监督管理局的审评机构驳回或提议撤销有条件上市申请的批准，则食品药品监督管理部门将遵循第十三章第五节标题三要求的程序。

四、治疗应用的前提条件

研究用器械治疗应用的前提条件是，发起人和调查人遵守有条件上市申请流程中的保护要求以及知情同意适用法规（可参考附录第 50 部分有关临床受试者保护条款），以及临床机构审查委员会或审查部门（临床伦理委员会、临床机构中负责临床试验审查和批准的管理部门）的相关规定（可参考附录第 56 部分）。

五、报告要求

一般情况下，有条件上市申请的发起人应每年向所有审查临床伦理委员会和食品药品监督管理局的审评机构提交一次进度报告，直到上市申请被备案为止。以上进度报告应涵盖该有条件上市申请首次批准后的期限，并应涵盖根据该有条件上市申请用该器械治疗的患者数量、参与该有条件上市申请的调查人姓名，并简要说明发起人申请上市申请/许可所采取的措施。在上市申请备案后，进度报告应根据第十三章第十八节标题二第（五）项的要求每年提交一次。有条件上市申请的发起人应负责提交第十三章第十八节要求的所有其他报告。

第十五章 研究用器械的知情同意豁免[46]

目前，在我国存在大量的医患纠纷，造成患者的权益得不到保障，医生的权益也同样处于尴尬的境地。究其原因，有相当成分是在制度设计上存在缺陷或不足。在器械的临床试验过程中，也会发生意外情况，也不能保证万无一失。从为各类药物开展的临床前预试验（如动物试验）到最终临床试验的一致性的统计结果看，即使使用最接近人类的大型灵长类动物开展试验并且证明完全安全，也只能最多解决90%的安全性以及与人体的完全匹配性，也不能保证在人身上使用的绝对安全性。相信器械也存在类似的情况。更何况，即使是最安全的器械也无法解决所有患者的病痛，也存在治愈和无效的比例问题。因此，需要创新制度安排，既能够最大限度地保护患者，最大限度地救死扶伤，也要保护医生合规使用创新性或高风险医疗器械的积极性。例如，在某些情况下，可以无须获得患者的知情同意开展器械的临床试用，现有法规在以下方面尚存空白，因此作者在本章提出来，希望能得到政策制定者的充分重视。

研究用器械的知情同意要求的例外（或豁免）情况，需要申请人向临床机构审查委员会或审查部门和食品药品监督管理局的审评机构提出申请[47]。

第一节 符合临床知情同意豁免条件的两种情况[48]

在开展临床研究（调查）时，临床机构的审查委员会或审查部门应要求研究人向受试者提供知情同意的文件，除非满足以下任何情况之一：

1. 如果临床机构审查委员会或审查部门发现该项研究不存在对受试者构成伤害的风险（例如体外诊断试剂及平台设备），或者采用通过符合已实施标准的

---

[46]美国联邦法典（*Code of Federal Regulations*）第21标题，第814部分——医疗器械上市前许可，第814.20节-第814.150节。

[47]美国联邦法典（*Code of Federal Regulations*）第21标题，第812部分——研究用器械豁免，B分部——申请和行政措施，第812.20节 申请。

[48]美国联邦法典（*Code of Federal Regulations*）第21标题，第56部分——临床机构审查委员会或审查部门，第56.109段——临床机构审查委员会或审查部门对研究的审查。

设计就可以防范和避免非预期或意外伤害的非侵入类检查或诊断器械（侵入包括有形侵入和通过能量传递的无形侵入两种形式），例如无创检查血氧含量、血液黏稠度、血压、血管弹性的器械，也不包括在一般情况下需要在研究范围之外再签署知情同意的任何过程，该委员会可以为一些或所有受试者放弃由受试者或其合法授权代表签署一份知情同意书面表格的要求。

2. 临床机构审查委员会或审查部门可以发现，对于一些或所有受试者，本章第二节要求的用于紧急研究的知情同意例外情况是满足的。

以上第 1 条的书面要求一旦放弃，临床机构审查委员会或审查部门可以要求研究人（调查人）提供给受试者一份有关研究的书面声明。

第二节　研究用器械在紧急情况下的知情同意要求豁免条件以及临床机构审查委员会或审查部门的责任[49]

如果在此节描述的负责临床研究的审查、批准和持续审查的临床伦理委员会（在注册医师作为临床伦理委员会成员在场并且该医师没有参加被审查的临床研究的情况下）发现并将以下内容备案，临床伦理委员会可以批准无须获得所有研究受试者知情同意的研究：

一、人类受试者处于威胁生命的状况下，现有治疗手段无法证明有效或无法令人满意，并且包括可能通过随机安慰剂对照研究获得确凿的科学证据是必要的，以便确定特殊干预的安全性和有效性。

二、获得知情同意不可行，是因为：

（一）受试者由于医学状况不允许的原因不可能给出知情同意；

（二）在受试者的合法授权代表知情同意之前，研究过程中的干预必须实施；并且，

（三）没有合理的办法可以预先确定可能会有资格参加临床研究的个体。

三、参加研究可以提供给受试者直接获益的预期，原因是：

---

[49] 美国联邦法典（*Code of Federal Regulations*）第 21 标题，第 50 部分——人类受试者的保护，第 50.24 段。

（一）受试者正在面临必须干预的威胁生命的情形；

（二）适当的动物试验和其他临床前研究已经开展，并且从那些研究得出的信息和相关证据支持关于干预能够提供给个体受试者直接获益的可能性；并且，

（三）与研究相关的风险，相对于已知的受试者潜在级别的医学状况而言、相对于或许存在的标准治疗手段的风险和获益而言、相对于已知的计划干预或活动的风险和获益而言，是合理的。

四、临床研究不能坚决地切实执行。

五、提出的研究计划定义了基于科学证据的潜在治疗窗的长度，并且研究人已经开始在时间窗内试图接触每一个受试者的合法授权代表，并且在可行情况下，要求与之接触的合法授权代表在那个时间窗内知情同意而不是在非知情同意下进行。研究人将对与合法授权代表接触作出的努力进行汇总，并将在这些信息提供给处于持续审查过程中的审评机构。

六、临床伦理委员会已经审查和批准了知情同意程序和知情同意文件。在可能会用到这些程序和文件的情况下，这些知情同意程序和文件被用于受试者或他们的合法委托代表。临床伦理委员会已经审查和批准了相关程序和使用的信息，这些程序和信息可以给受试者家属利用来提供一个反对受试者参加不违背本章第二节标题七第（五）项所阐述的临床研究的机会。

七、对受试者权力和福利的额外保护将被提供，至少包括：

（一）向将要开展临床研究的机构（并且受试者将被从该机构挑选出）的代表进行咨询（包括适当情况下可由临床伦理委员会开展咨询）的情况说明；

（二）在开展临床研究前，向社会公布开展临床研究的机构（并且受试者将被从该机构挑选出）的临床研究计划及其预期风险和获益；

（三）在完成临床研究后应公布充分的信息以便使社会和研究人了解研究情况，包括被研究人群的人口统计学特征以及研究结果；

（四）建立独立的数据监控委员会以便监督临床研究；并且

（五）如果知情同意的获得是不可行的，并且合法授权代表不能找到，在可

行情况下，研究人已经试图在时间窗内接触受试者家属（该家属并不是合法授权代表）并询问他或她是否反对受试者参加临床研究，那么研究人将接触家属的这种努力进行汇总，并将可得到的信息告知正在持续审查过程中的审评机构。

临床机构的审查委员会或审查部门应有责任确保程序及时地和在可行情况下尽早通知每一位受试者，或者在受试者一直没有能力的情况下通知受试者的合法委托代表，或者在该代表也无法出现的情况下通知一位受试者的家庭成员，有关包括在知情同意当中的研究细节和其他信息。临床机构审查委员会或审查部门还应确保建立一个程序可以通知受试者，或者在受试者一直无能力时通知其合法授权代表，或者在合法授权代表无法找到的情况下通知受试者家属，他或她可以在任何时候使受试者不受惩罚地或免受获益损失地终止受试者参加临床研究。如果合法授权代表或家属被告知了临床研究并且受试者的状况改善了，应尽可能快地通知受试者。如果受试者没有被告知进入了临床研究并且受试者在合法授权代表或家属能够被联系到之前就死亡了，该临床研究的信息还是应该在可行的情况下提供给受试者的合法授权代表或家属。

由本章第二节标题一要求的临床机构审查委员会或审查部门的决定和本章第二节标题五要求的文件应在临床研究完成后，由临床机构审查委员会或审查部门至少保留 3 年，并且用于调查的记录可以被食品药品监督管理部门得到和复印。

在本章要求的知情同意例外要求的备忘录必须依据创新性器械临床研究申请或研究器械豁免的有关规定执行，这些规定可以清楚地确定，这样一个备忘录是可以将那些受试者在无法同意的情况下包括在内的一份备忘录。这些备忘录应单独提交，即使有一个同样的器械临床豁免申请程序和内容已经存在。

如果因为临床研究不满足本章第二节标题一提供的例外标准或者因为相关的伦理关切，临床机构审查委员会或审查部门不能批准临床研究，则临床机构审查委员会或审查部门必须文字记录它的发现并且以文字的形式迅速将这些发现提供给临床研究人和临床研究的发起人。临床研究的发起人必须迅速将这些信息向食品药品监督管理局的审评机构和正在参与（或被要求参与）该项临床研究或另外某项由发起人发起的实质性等效临床调查的临床调查人公开，并且向已经审查过或正在被要求审查那个发起人资助的另外某个实质性等效临床调查的其他临床机构审查委员会或审查部门人员公开。

第三节　申　请

为获得知情同意豁免，需要临床试验的发起人根据本节标题一第（四）项的规定，提交单独的申请。

一、提交

（一）发起人在开展高风险器械临床研究（调查）时，如希望计划进行的研究（调查）申请本章定义的知情同意豁免，则发起人应向食品药品监督管理局的审评机构提交相应申请。

（二）未经食品药品监督管理部门批准，发起人不得开始任何食品药品监督管理局的审评机构规定需进行知情同意豁免审批的研究。

（三）发起人应以挂号信或专人送达方式，向规定地址提交三份经签署的"研究用器械知情同意豁免申请"，同时提供相应的证明材料。此后与该申请或补充申请相关的任何通信均应通过挂号信或专人提交方式送达。

（四）知情同意豁免申请

1. 发起人应该为需要知情同意豁免的任何临床研究提交一份单独的知情同意豁免申请。未经食品药品监督管理局的审评机构事先书面批准，发起人不得进行该临床研究。食品药品监督管理局的审评机构应给出规定期限内签发的书面决定。

2. 如果该研究需要获得知情同意的豁免，则发起人应在封面页上显著位置标明该研究受第十三章和本章规定的管辖。

二、内容

知情同意豁免申请应按照以下顺序包含以下信息：

（一）发起人姓名和地址。

（二）为获得知情同意而向受试者提供的所有表格和信息材料，申请知情同意豁免的理由和种类。

三、补充信息

食品药品监督管理局的审评机构可以要求申请方提供研究相关的补充信息，或与研究方案修订相关的补充信息。发起人应视该要求为食品药品监督管理部门对行政复议申请的驳回。

四、历史提交信息

根据本章要求，此前向临床机构审查委员会或审查部门、食品药品监督管理局医疗器械审评机构（审评中心）提交的信息，通常情况下不需要再次提交，但有可能需要作为参考信息提供。

第十六章 临床研究（调查）用器械的标识[50]

第一节 内　容

研究用器械或其直接包装的标签应提供以下信息：生产商、包装商或经销商的名称和营业地址，产品数量（如果适用），以及"注意——研究用器械，受中国法律管辖，仅限于研究使用"。该标签或其他标识应说明所有相应的禁忌证、风险、副作用、干扰物质或器械、警示信息和注意事项。

第二节 禁　止

研究用器械的标识不得标注任何特定虚假信息或误导信息，并且不得声称该器械在用于研究目的时的安全性或有效性。

第三节 动物研究的标识

仅为实验室动物科研目的而发售的研究用器械应在其标识中提供以下信息："注意——此器械仅供实验室动物实验或其他实验研究使用，不得用于人体受试者。"

---

[50] 美国联邦法典（*Code of Federal Regulations*）第 21 标题，第 812 部分——研究用器械豁免，第 812.5 段　研究用器械的标识。

第十七章 临床研究（调查）用器械的促销和
其他措施的禁止[51]

发起人、研究人或以上各方的任何代表均不得：

1. 推销或试销研究用器械，除非食品药品监督管理部门已经批准该器械用于商业发售（如批准有条件上市时的非临床试验机构的器械使用）。

2. 向受试者或研究人收取不合理的高费用，以弥补生产、研究、开发和处理费用，使研究用器械商业化。

3. 不合理地拖延研究。如果研究数据表明创新性或实质性等效器械的上市前申请过程不具备合理性，或实质性等效器械不符合相应的性能标准或修订标准，则发起人应及时终止研究。

4. 声称研究用器械在用于研究（调查）目的时的安全性或有效性。

---

[51] 美国联邦法典（*Code of Federal Regulations*）第 21 标题，第 812 部分——研究用器械豁免，第 812.7 节 促销和其他措施的禁止。

第十八章　其他豁免[52]

一、申请

发起人可以向食品药品监督管理局的审评机构申请豁免本部分任何要求（如豁免对假冒伪劣的要求、豁免对器械注册的要求、豁免对性能标准的要求、豁免对记录和报告的要求、豁免对受限器械的要求、豁免对生产质量规范的要求等，但不包括对质量体系中设计管理的要求）。豁免申请及其支持性文件可以分别提交，或与申请共同提交食品药品监督管理局的审评机构。

二、食品药品监督管理部门措施

食品药品监督管理局的审评机构可以向申请人发出书面通知，批准对豁免任何要求的适用，前提是食品药品监督管理局的审评机构认定以上豁免法规不与其他法规相冲突，并且不是保护人体受试者的权利、安全或平安所必需的。

三、申请的效力

在食品药品监督管理局的审评机构终止豁免前，以上豁免均技术有效。

---

[52] 美国联邦法典（*Code of Federal Regulations*）第 21 标题，第 812 部分——研究用器械豁免，第 812.10 节豁免。

第三篇

评价程序、方法、内容要求和其它

第十九章　建立基于科学和效率原则的注册审查程序的必要性

总则：根据第八章建立的器械评价体系框架，既然要实行分类审评，就必然要涉及程序的问题。我们经常会因为程序的不明确而造成执行效率的低下，客观也给申请人造成了困惑。因此，对程序进行设计是实现科学评价理念和评价体系的非常重要的环节。

器械应完成所有必要的实验和/或试验，并需要申报器械上市。上市审评程序应分为注册审评程序和备案审评程序。由于需要对创新性器械和实质性等效器械进行分类技术审评，因此应建立与之配套的审评程序，要求相关方为中高风险器械制定注册审评程序，或为中风险实质性等效器械制定审评程序和必要时提出临床调查要求，或为低风险和非重大变化重新申报器械制定简化程序即备案程序（符合备案程序的内容见第七章）。特别是为高风险器械开展临床研究（或调查）申请建立必要的审评程序。

特别应该强调的是，对申请人主动更新、修改和补充的要求应建立相应的程序以适应医疗器械的特点和质量体系标准的要求。

对于创新性治疗用高风险医疗器械而言，可以建立具有约束条件的有条件上市审批程序。有条件上市的批准不是最终市场准入的批准，只是过渡阶段或中间阶段，还需要后续的临床研究的跟踪过程，直至满足所需的全部申报条件并最终获得批准上市或被拒绝批准上市。应建立创新性医疗器械的首次注册申报流程，实质性等效医疗器械的首次注册申报流程，原注册证四年到期无变化或无重大变化重新申报备案的流程，原注册证四年到期发生重大变化重新申报注册的流程，以及原注册证未到期发生非重大变化的备案申报流程或发生重大变化的重新注册流程等。

第二十章　中高风险创新性器械提交注册申请资料的内容和要求

本章为创新性器械应提供哪些申报资料或如何在申报过程中更新、修改或进行批准后的补充提出了详细的可行性建议。

目前，依据现有法规开展的技术审评工作，执行的是较为粗放和僵化的制度，申报资料要求不明确、不细致或不合理，工作缺少灵活性，难以适应审评实际过程需要，使审评效率和质量难以得到切实保障。提出本章第一节的资料要求，是为了明确告知申请人应提交的申报资料的具体内容；提出本章第一节标题五、标题七以及本章第二节至第八节的要求，是为了建立合理的程序，以便更好地促进审评工作顺利和符合实际地开展。这些内容是在借鉴国外相关法规要求并进行了适当修改的基础上提出的要求。

在完成所有注册前准备工作后（如临床前预实验/试验、临床试验或替代试验，质量体系认证或考核等工作），申请人可以向食品药品监督管理部门提出创新性器械市场准入的注册申请或第一类创新性器械的备案申请（见第二十二章）。申请文件应主要包括以下内容和文件：

注册（备案）申请表，目录，摘要，制造商和申请人的资质证明文件（如工商执照），查新、分类声明和认证依据，创新性器械声明，产品技术报告（含风险分析报告），境外上市批件（对境外生产器械而言），质量体系认证证书，注册产品标准，实验室实验报告，动物试验报告，模拟实验报告，高风险创新性器械的临床前预试验和临床方案的批准文件，临床试验机构的资质证明文件，研究人的资质证明文件，临床机构审查委员会或审查部门的批准文件，临床试验合同，临床方案，临床试验报告，财务证明或披露报告，中文使用说明书，真实性承诺。

（如需要：还应提交高风险器械的有条件上市申请，和/或知情同意豁免申请的批准文件，和/或临床豁免申请的批准文件等。）

第一节　内容要求[53]

一、申请人或授权的代表应签署创新性器械注册申请资料

如果申请人（一般为制造商）不在中国大陆（不含港澳台地区）居住，或者在中国大陆没有营业场所，创新性器械注册申请资料则由居住在中国大陆或者在中国大陆有营业场所的代理人会签，并且应确定代理人的名称和地址（一般应由制造商委托的境内销售总代理负责）。

二、除非申请依据本章第四段有正当理由进行省略，否则每一创新性器械注册申请资料应包括以下内容

（一）申请表格及资质证明资料

申请表应包括申请人的名称和地址信息、制造商名称和地址信息、销售总代理（作为代理人）信息、售后服务提供商信息、产品名称（**其中包括商业名称或专利名称，通用名称或常用名称或分类名称**）、产品分类信息（有源器械、无源器械、体外诊断试剂及附属设备）、分类级别和分类代码、预期用途、首次/重新申报信息（对于四年到期应重新申报的创新性器械，可能在到期日时，对创新性器械的分类界定仍未变更，或者有条件上市的器械仍未完成规定的临床观察要求，仍需要按创新性器械重新申报注册），**还应提供相关机构的商业资质证明文件。对于制造商的生产地址信息，应包括最终制造商和重要分供方的名称和地址信息。**

（二）目录（标明目录中提到的每一项内容的卷号和页码）

在所有创新性器械注册申请资料的副本中，申请人应将其认为是商业秘密或者机密商业或商务信息的资料包含在内，并且至少在一份副本中明确标明其认为是商业秘密或者商业或商务信息的机密部分。

（三）摘要

足够详细的、能使读者对申请中的数据和资料获得全面概括了解的摘要应包括下列信息：

1. 用途说明：对使用该器械可以诊断、治疗、预防、治愈或减轻的疾病或

---

[53]美国联邦法典（*Code of Federal Regulations*）第 21 标题，第 812 部分——医疗器械上市前许可，第 814.20 节-第 814.84 节。

不适的一般描述，包括对将使用该器械的患者人群的描述（如人群分布、性别、年龄、婚育、人群数量、体型、体质等）。

2. 对器械的描述：解释该器械如何工作、构成该器械基础的基本科学理念，以及该器械重要的物理和性能特征。如果对读者了解该器械有显著帮助，应包括对制造程序的简单描述，还应包括该器械的专利名称或专利到期状况以及任何专有名称或商标。此外，还应包括根据器械分类名录信息检索系统进行查新的结果文件、分类界定依据或认证。

3. 各种常规做法及程序：现有的用于诊断、治疗、预防、治愈或减轻器械适用的疾病或不适的各种常规做法及程序的描述。

4. 上市历史：如果该器械已在境外（包括港澳台地区）上市，简要介绍其在境外上市的历史，包括该器械已经上市的所有国家的名单，以及该器械因与安全性或有效性有关的原因被从市面上召回的所有国家的名单。该介绍应包括申请人在市场上销售该器械的历史情况，而且，如果知道有其他人销售该器械，则还应包括其他人销售该器械的历史情况。境外生产器械还应该包括该器械在**原产国的上市批准证明文件**的信息（如境外权威监管当局批准证书、境外上市认证证书等）。

5. 研究摘要：依据本节标题二第（七）项第 2 条对在创新性器械注册申请资料中所述的信息或报告的摘要，以及依据本节标题二第（三）项第 6 条对所提交的技术数据结论的摘要。这些摘要应包括对研究目的的描述、对研究的实验设计的描述、对如何收集和分析数据的简单描述，以及对结论是肯定的、否定的或是非决定性的情况进行简要描述。本部分应包括以下内容：

（1）在申请中提交的、独立的、对临床前预试验（如实验室实验或动物试验）研究的摘要；

（2）在申请中提交的、涉及人体试验的临床研究的摘要，包括受试者选择及排除标准、研究人群、研究时间、安全性及有效性数据、不良反应及并发症、患者终止、患者投诉、器械故障及更换、临床研究的统计分析结论、禁忌证及使用该器械的注意事项，以及其他临床研究中的相关信息（器械用研究申请中所进行的研究都应按照此方法确定）。

6. 研究中得出的结论：表明申请中的数据和资料构成第二十五章要求意义上的、有效的科学证据的论证，并且提供合理的保证，保证该器械就其使用目的来讲是安全、有效的。结论性的讨论应说明与该器械有关的当前收益和风险，包括讨论该器械对健康的不良影响，以及申请人在创新性器械注册申请资料获得批准之后计划进行的进一步研究或监督。

（四）产品技术报告

申请人可以以产品技术报告的形式对器械进行全面描述，重点阐述申报器械的创新性、技术特点。应包括以下内容：

1. 器械，包括图示；

2. 如果器械由一个以上物理组成部件或成分组成，则应包括该器械的每一个功能组成部件或成分（比例或含量等）；

3. 器械与用于诊断、治疗、预防、治愈或减轻疾病或不适有关的特性，以及是否存在其他具有同样预期用途的方法或器械的介绍；

4. 器械的工作原理；以及

5. 详细描述在制造、加工、包装、储存、需要时安装器械中使用的方法，以及工具及质量控制标准。这些信息应足够详细，以便于一般性地熟悉现行生产质量规范的人可以从知识上对该器械制造中使用的质量控制进行判断。

6. 风险分析报告：应根据有关风险分析标准和结合产品的具体临床应用特点对器械进行风险分析。该风险分析报告可单独提供。

（五）注册产品标准

申请人可以以注册产品标准的形式，参考和引用在提交时生效或计划的国家/行业发布的器械强制性安全和性能标准，以及参考和引用任何与该器械的安全性或有效性有关的安全和性能推荐标准，表明符合性，并且申请人应该知道或理应知道这些标准的应用。申请人应：

1. 提供足够信息，表明器械如何符合这些性能标准，或者说明与这些标准存在的差异；并且

2. 在注册产品标准的编制说明中合理地解释与国家/行业发布、实施的器械强制或推荐标准之间的差异或者豁免；并且

3. 说明除符合国家/行业发布、实施的器械强制或推荐标准之外的产品安全和性能特性及其检测方法；

4. 说明在没有境内标准的情况下，境外标准的符合情况。

（六）实验室实验和临床试验的数据和结论

关于数据的充分性：以下技术内容部分应包括足够详细的数据和资料，使食品药品监督管理部门能够据此决定批准或拒绝批准该申请：

1. 该器械已经完成的临床前实验室研究结论（如自测报告、由被认可的境内第三方实验室出具的检测报告、评价报告）的部分，包括微生物学、毒理学、免疫学、物理学、化学、生物相容性、磨损（疲劳实验）、货架寿命及其他符合

国家/行业发布、实施的器械强制或推荐标准的适当的实验室实验、动物试验、模拟实验或替代试验。临床前实验室研究信息应包括对进行的每一项这类研究都遵守实验室质量管理规范（GLP）的声明。或者，如果进行的研究未遵守这些规章，应简要声明未遵守的原因。评价报告应提出豁免检测项的理由、对同类器械相应部件或材料的安全使用历史的说明、已有正规文献资料证明相关部件生产和安全使用的说明。如果制造商出具自测报告，需要提供检测相关数据检测能力的证明资料，如电气安全检测项目的设备购买凭证和测量精度范围等指标说明，以及检测设备是否已经获得计量认证等证据。

2. 该器械含有涉及人体试验的临床研究结论的部分（参考第九章内容），包括临床研究合同、临床研究方案、研究机构（人员）数量以及每个研究机构（人员）的受试者数量、受试者选择及排除标准、研究人群、研究期限（长期和短期）、安全性和有效性数据、不良反应及并发症、患者终止、患者投诉、器械故障及更换、来自所有个体受试者报告表的数据表格以及每一个在临床研究期间死亡或没有完成研究的受试者的这种表格的副本、临床研究的统计分析结论、禁忌证及使用该器械的注意事项，以及其他临床研究中的相关信息、临床机构审查委员会或审查部门（如临床伦理委员会、科研处、科教处、科技处）对临床方案的批准文件（可能还包括对紧急情况下的知情同意豁免的批准文件）。（器械用研究申请中所进行的研究都应按照此方法确定。）涉及人体试验的临床研究信息应包括以下内容：

（1）与每一研究有关的、对进行的每一项这类研究都遵守临床机构审查委员会或审查部门的各项要求的声明，或者是声明所进行的研究不属于豁免或放弃临床机构审查委员会或审查部门审查的范围，并且其遵守了有关临床受试者保护条款的知情同意要求。或者如果研究未遵守上述要求，对不遵守的原因作出简要声明。

（2）声明所进行的每一研究都符合第十二章和第十三章介绍的对临床研究（调查）机构、临床研究（调查）人员（应提供临床研究机构 GCP 认证和人员的资质证明文件）以及临床研究的要求。或者如果研究未遵守上述要求，对不遵守的原因作出简要声明。

关于数据的可靠性：支持创新性器械注册申请资料的数据完全来自某项研究，有正当理由说明从多个研究机构（或多个研究人员）得到的数据或其他信息能够显示该器械的安全性和有效性，并且能保证试验结论的真实可靠性；或为申请器械有条件上市所开展的第一期临床研究得到的数据，能够显示该器械的基本安全性和初步有效性。

（七）参考信息

参考信息包括以下内容：

1. 参考书目和文献（可参考第二十六章第四节的有关内容）：列明所有依据本节标题二第（六）项要求未提交的已发布的报告，只要是申请人知道或理应知道的并且与该器械的安全性或有效性有关的报告，无论这些报告是不利的还是支持的。

2. 确定、讨论并且分析申请人知道或理应知道的、来自任何来源的（国外的或国内的）、与评估器械的安全性和有效性有关的其他数据、信息或报告，无论这些报告是不利的还是支持的，包括来自调查中而不是申请中计划的那些信息以及来自商业销售经验的信息。

3. 申请人所有的或理应拥有的上述发布的报告和未发布的信息副本，如果食品药品监督管理局的审评机构要求的话。

（八）样本

如果食品药品监督管理局的审评机构要求，应提交一个或多个器械及其部件的样本。如果提交所要求的器械样品不可行，申请应说明器械所在位置，使食品药品监督管理部门可以检查和测试一个或多个器械。

（九）必要的标签、标识、图示和说明

该器械计划使用的标签、标识、宣传材料和广告内容，以上信息必须对器械、器械的预期用途和用户使用说明作出充分说明。在适当情况下，还需提供相应的照片或工程图。

（十）环境评估报告

在提交医疗器械市场准入申请、医疗器械产品研发的完成通知，完成产品研发后授权开始临床研究，或申请研究用器械豁免的情况下，需要准备环境评估并提供环境评估报告，但是以下情况除外：

1. 日常监督管理活动，包括现场符合性项目、项目通告或现场调查任务的视察和发布；

2. 推荐在法院中启动的强制执行行动；

3. 机构要求启动召回；

4. 任何在被没收后的根据有关规定的不当物品的破坏或处置，或者物品的推销或使用已被禁止，或者如果物品（包括包装材料）销毁或处置的方法符合有关要求，应机构要求进行的后续扣留或召回；

5. 院外合同、其他协议或统计学和流行病学研究的批准，调查和盘点，文献检索，以及报告和手册准备，或不会导致任何物质的生产或分销的任何其他研究，并且因此不会导致将任何物质引进环境中；

6. 院外合同、其他协议和对研究的批准，目的是开发统计方法或其他测试方法学；

7. 程序化的或行政的法规和指导文件的发布、修订或废除，包括递交产品开发、测试和研究（调查）使用的申请和批准的程序；

8. 法规中的更正和技术变化；

9. 临床质量管理规范法规、危害分析和关键控制点法规、标准建立、紧急允许控制法规、实验室质量管理规范的发布，以及这些法规所规定的允许、例外情况、变动或保留的发布或否决；

10. 如果不会增加产品或其替代物的现存使用水平或改变其预期用途，要求为已上市物品加标识的法规的建立或废止；

11. 常规维护和微小构建活动；

12. 在垃圾是依照所有适用法规的要求来处理的情况下，低水平放射性垃圾和由食品药品监督管理局监管的依据合同提供服务的实验室产生的化学垃圾的处理。

如果申请人认为其符合上述例外情况，创新性器械注册申请资料应提供信息以使食品药品监督管理局的审评机构确信其属于不被要求提供环境评估报告的例外范围，并且符合例外的标准。

（十一）第二十三章要求的财务证明或披露报告，或同时提供以上两者。

（十二）其他信息［如质量保证体系的认证证书（考核报告），真实性承诺或声明，中、外文使用说明书等］。

（十三）应提交的正式报告（创新性器械报告）的内容和格式

1. 正式报告的内容

（1）上市前申请包含的报告应包括以下内容：

我，作为（公司名称）的（上市前申请提交人在公司中的职位，最好是公司的政府事务联系人或代理人）保证人，在此证实，我将在任何人提出要求后60天内提供申请中有关安全性和效用性的全部信息，以保证本申请项下器械是创新性器械。我在此同意提供的信息将与申请信息完全一致，其中包括任何不利的安全和效用信息，但不包括规定的任何患者的个人信息、商业机密和保密性商业信息。

（2）上述第1条第（1）点要求的报告应由保证人签字，并在上市前申请中单列一页，明确标注为"创新性器械报告"。

2. 上述第1条中要求的所有信息均应采用书面形式发送给保证人，食品药品监督管理部门将在已经批准的创新性器械的申请记录中登记该保证人姓名。

3. 向信息要求人提供的信息应与申请信息完全相同，其中包括任何负面信息，但不包括有关规定的任何患者的个人信息、商业机密和保密性商业信息。

（十四）产品分类确认声明

1. 申请项下的分类确认申请应包含以下内容：

我，作为（公司名称）的（在公司中的职位）保证人，在此证实，我已经采取合理措施，调查搜集有关（器械分类类型）已报告安全性或效用性性质和原因的所有已知信息或可获得信息。我进一步证实，我已经获知（器械分类类型）可疑问题的特点，在我所知范围内，以下关于（器械分类类型）安全性或效用性问题性质和原因的概述性信息是完整、真实的。

2. 以上第1条所要求的声明应由保证人签字，并明确标注为"分类确认"，同时应附在包含摘要报告的申请的前面。

（十五）真实性声明的内容

1. 真实性声明应包含以下内容：

我，作为（公司名称）的（在公司中的职位）保证人，在此证实，我已经采取合理措施，调查搜集有关（器械分类类型）已报告安全性或效用性性质和原因的所有已知信息或可获得信息。我进一步证实，在我所知范围内，以上提供的全部注册申请的信息是完整、真实的。

2. 上述第1条所要求的声明应由保证人签字，并明确标注为"真实性声明"，同时应附在申请资料的最后。

三、申请人特别提及的食品药品监督管理部门文件中的相关信息，通过引用可以纳入创新性器械注册申请资料（如在高风险器械临床申请过程中被批准的知情同意豁免的**批准文件、临床豁免申请的批准文件、有条件上市申请文件**）。非申请人提交给食品药品监督管理部门的源文件或其他信息，不能被视为创新性器械注册申请资料的一部分，除非有提交该信息或源文件的人的书面授权。

四、**如果申请人认为，依照本节标题二要求应包括在创新性器械注册申请资料中的信息对该器械的创新性器械注册申请资料并不适用，**可以在其提交的创新性器械注册申请资料中省略这种信息。但是如果省略上述信息，申请人应提交声明，说明省略的信息，并且说明省略的正当理由。该声明应作为创新性器械注册申请资料中的一个独立部分被提交，并且应在目录中标明。如果省略理由不被接受，食品药品监督管理部门应通知申请人。

五、**申请人应定期主动更新其待批准的申请。**在更新时，应使用从正在进行的或已经完成的研究以后了解的、对影响器械的安全性或有效性评估有合理可能性的、新的安全性和有效性信息，或者是在标识草案中可能合理影响禁忌证、警示、注意事项及不良反应的声明的信息。更新报告的内容应与方案中的数据报告内容相一致。申请人提交更新报告时，报告中应带有食品药品监督管理部门为该创新性器械注册申请资料确定的编号。这些更新被视为是创新性器械注册申请资料的修改。对创新性器械注册申请资料进行审查的时间不应因提交更新报告而被延长，除非根据本章第二节标题三第（一）项的内容，该更新是根本性的修改或者审评机构（审评中心）已经提出了补充资料的要求。申请人应在下列时间提交这些报告：

1. 提交申请后的规定时间（例如 2 个月）之内；
2. 收到有条件上市批准信件后；以及
3. 食品药品监督管理部门要求的任何时间。

六、**如果在器械之中或之上使用了色素或其他添加剂，**并且以前没有列明这种用途的，申请人可以选择将有关信息作为创新性器械注册申请资料的一部分，提交注册申请。含有色素或其他添加剂的创新性器械注册申请资料，如果不列明器械之中或之上使用了色素或其他添加剂，则不能获得批准。

七、**除本节标题五所规定的内容外，**应可以在申请受理之后的审评过程中允许对申请人名称和地址的改变、股东的变更、生产地址的文字性变更等其他不会影响器械安全有效性的非实质性或非重大变更，并可以将变更通知和证明资料及时送达审评机构（审评中心）。

第二节　修改创新性器械注册申请资料及重新提交创新性
器械注册申请资料

一、申请人可以主动修改未决的创新性器械注册申请资料或补充创新性器械注册申请资料，以修改现有的信息或提供其他信息。

二、食品药品监督管理局的审评机构可以要求申请人修改创新性器械注册申请资料或补充的创新性器械注册申请资料，提供对食品药品监督管理局的审评机构而言是必要的、器械的有关信息，以完成对创新性器械注册申请资料或补充的创新性器械注册申请资料的审查。

三、提交给食品药品监督管理局的审评机构的修正的创新性器械注册申请资料，应包括创新性器械注册申请资料或补充的创新性器械注册申请资料初始提交时被确定的编号，并且如果是申请人主动提交的，应同时说明提交修改的原因。在以下情况下，食品药品监督管理部门可以延长规定的其审查创新性器械注册申请资料或补充的创新性器械注册申请资料的时间：

（一）如果申请人**主动或是应食品药品监督管理部门的要求**提交了对创新性器械注册申请资料的根本性修改（例如，修改包含从以前未报告的研究中获得的重要的新数据、来自以往报告过的研究的重要更新数据、对以前提交数据的详细的新的分析或以前省略的重要规定信息），审查的期限可以延长。

（二）如果申请人拒绝提交食品药品监督管理局的审评机构要求的根本性修改，审查期限可延长自食品药品监督管理部门提出要求之日起，到收到拒绝修改的书面回复之日为止过去的天数。

四、申请人可以主动撤销创新性器械注册申请资料或补充的创新性器械注册申请资料。如果食品药品监督管理局的审评机构要求申请人提交修改的创新性器械注册申请资料，而且在要求之日后规定天数内未收到书面回复，食品药品监督管理局的审评机构可以认定申请人自动撤销了创新性器械注册申请资料或补充的创新性器械注册申请资料。

五、在依据本节标题四被认定撤销之后，或食品药品监督管理局的审评机构拒绝接受申请之后，或已经拒绝批准创新性器械注册申请资料或补充的创新性器械注册申请资料之后，申请人可以重新提交创新性器械注册申请资料或补充的创新性器械注册申请资料。重新提交创新性器械注册申请资料或补充的创新性器械注册申请资料应分别符合本章第一节或本章第三节要求的内容，并且应包括初始提交申请时所确定的创新性器械注册申请资料的编号，以及申请人重新提交创新性器械注册申请资料或补充的创新性器械注册申请资料的原因。

第三节 批准上市后补充创新性器械注册申请资料

一、一般情况下，器械在上市后发生重大改变都需要重新注册

在食品药品监督管理部门批准创新性器械注册申请资料之后，申请人在作出影响其已经食品药品监督管理部门批准的器械的安全性或有效性改变时，应提交补充的创新性器械注册申请资料，由食品药品监督管理部门审批，除非这种改变属于由食品药品监督管理部门依据本节标题五以通告或通信的形式允许的改变类型，或属于依据本节标题二、标题六要求不需要补充的创新性器械注册申请资料的类型。决定是否需要补充的责任主要在创新性器械注册申请资料持有人，如果有改变，申请人应提交补充的创新性器械注册申请资料（走备案程序），内容包括但不限于以下影响器械安全性或有效性的改变的类型：

（一）器械的用途说明。

（二）标识的改变。

（三）使用不同的器械进行制造、加工或包装器械。

（四）灭菌程序的改变。

（五）包装物的改变。

（六）器械在性能或设计规范、电路、部件、成分、工作原理或物理设计上的改变，包括供应能源的改变。

（七）延长器械的到期日依据的数据是在新的或修改后的、未经食品药品监督管理局的审评机构批准的稳定性或无菌试验方案下获得的。如果方案是经过批准的，应按本节标题二向食品药品监督管理局的审评机构报告这些改变。

（八）接触人体的材料性质的改变。

二、非重大改变，可以申请备案

在食品药品监督管理局批准创新性器械注册申请之后，如果作出的改变不会影响器械的安全性和有效性（如标识中编辑上的变化不会影响器械的安全性或有效性），并且在批准后的定期报告中向食品药品监督管理局的审评机构报告（备案）该改变的话，申请人可以不提交补充的创新性器械注册申请资料而对器械进行改变。

三、补充申请资料的说明

本章第一节要求的适用于申请的所有程序和行动，也适用于补充的创新性器械注册申请资料，但本节标题二、标题六和本章第八节要求补充的信息除外。本章第一节标题二第（三）项要求的摘要，只在提交的补充是器械新的使用指示，器械在性能或设计规范、电路、部件、成分、工作原理或物理设计上发生重大变化，或食品药品监督管理局的审评机构另外要求时才需要。申请人提交的补充的创新性器械注册申请资料包含与器械计划进行的改变相关的信息。补充的创新性器械注册申请资料应包括一个独立的部分，说明请求对器械进行的每一改变，并且解释进行这一改变的原因。如果食品药品监督管理局的审评机构要求，申请人应提交另外的副本和另外的信息。食品药品监督管理局的审评机构审查补充的创新性器械注册申请资料的时间和行动与规定的审查创新性器械注册申请资料的时间和行动相同。

四、制造商在批准改变之前先行改变的条件和内容

（一）在食品药品监督管理部门批准创新性器械注册申请资料之后，凡符合本节标题四第（二）项要求的提高器械安全性或器械在使用中的安全的任何改变，只要具备以下条件，申请人就可以在收到食品药品监督管理局书面批准补充的创新性器械注册申请资料的命令之前进行改变：

1. 补充的创新性器械注册申请资料及其邮件上明白地标明"特别补充创新性器械注册申请资料——改变很有效"；

2. 补充的创新性器械注册申请资料全面解释进行改变的根据；

3. 申请人已经收到食品药品监督管理部门收到补充的确认；并且

4. 补充的创新性器械注册申请资料特别确定了这种改变实施生效的日期。

（二）本节标题四第（一）项允许进行下列改变：

1. 在标识上增加或强化禁忌证、警示、注意事项或有关不良反应的信息，而对标识进行的改变。

2. 标识上增加或强化旨在提高器械的安全使用的指示，而对标识进行的改变。

3. 删除标识上有误导性的、错误的或无支持的指示，而对标识进行的改变。

4. 改变质量控制或制造程序，以增加新的规范或试验方法，或给器械的纯度、特性、强度或可靠性提供另外的保证。

5. 其他还有申请人名称和地址的改变、股东的变更、生产地址的文字性变更等其他不会影响器械安全有效性的非实质性或非重大变更等。

五、食品药品监督管理局对改变的确认形式

（一）食品药品监督管理局将确定对申请人已经获得批准的器械的哪些改变是本节标题一要求的创新性器械的改变。如果某种改变涉及某一类器械，食品药品监督管理局将以通告的形式确定这种改变；如果某种改变只适用于申请人的器械，则以注册证变更的形式（重大变化）或通信形式（非重大变化）向申请人确定。食品药品监督管理局应规定以下创新性器械的改变需要向食品药品监督管理局报告：

1. 第八节要求的定期报告；或者

2. 依据本节标题一，应在做出改变之前提交补充的创新性器械注册申请资料；

3. 依据本节标题二、标题四、标题六，在作出改变之后提交备案申请资料。

（二）食品药品监督管理局应以通告的形式或以注册证变更的形式或通信形式，确定上述报告或规定天数内补充的创新性器械注册申请资料中要包含的内容。如果要求在定期报告中向食品药品监督管理局报告，可以在向食品药品监督管理局报告之前就作出该改变。如果要在规定天数内补充的创新性器械注册申请资料中报告，则可以在食品药品监督管理局受理补充的创新性器械注册申请资料之日起规定天数内作出改变，除非食品药品监督管理局要求创新性器械注册申请资料的持有人提供另外的信息，通知创新性器械注册申请资料持有人该补充不可核准或未获批准。规定天数内补充的创新性器械注册申请资料应按信件中或建议意见中要求的指示作出。任何不符合信件或通告要求的规定天数内补充的创新性器械注册申请资料都不被受理，并且不被视为收到规定天数后被批准。

六、制造商对下述无须注册的改变需提交报告和备案

对已经获得批准的器械进行影响器械安全性和有效性的制造程序或制造方法的修改，不需要按本节标题一提交补充的创新性器械注册申请资料，并且可以在规定日期（例如 30 天）内进行报告。报告应详细描述这一改变，简要概括支持这一改变的数据或资料，并且声明已经根据有关质量体系的要求作出该改变。

第四节　拒绝批准创新性器械注册申请资料

从本节到第七节介绍的是监管机构可以采取的行动，值得政策制定者借鉴。

一、如果申请人未能遵守本部分的规定要求，或根据创新性器械注册申请资料中提交的信息或食品药品监督管理局要求的所有其他信息，食品药品监督管理局认为拒绝批准创新性器械注册申请资料的理由适用（例如，在提出的标识中所叙述、推荐或建议的使用条件下，不能显示出器械安全、有效使用的合理保障；使用的方法或设施或者使用的对照，器械的制造、处理、包装或安装不符合有关要求；基于对所有资料事实的公正评价，提出的标识是虚假的或在任何特殊情况下存在误导的；该器械没有显示出与已生效的性能标准在所有方面一致），食品药品监督管理局可以签发命令拒绝批准。另外，食品药品监督管理局的审评机构可因下列原因拒绝批准创新性器械注册申请资料：

（一）创新性器械注册申请资料包含对基本事实的虚假声明。

（二）器械计划使用的标识不符合有关要求。

（三）申请人没有允许经授权的食品药品监督管理局专员在合理的时间、以合理的方式检查与申请有关的设施、控制标准，以及获得、复制和核实所有与申请有关的记录。

（四）创新性器械注册申请资料中描述的，对证明在其标识中所描述、建议或推荐的条件下使用是安全的来说是十分关键的临床前实验室研究，没有按实验室质量管理规范有关规定所要求的实验室质量规范进行，而且没有说明不遵守这些规范的理由。或者，在进行研究中使用的规范和实验室质量规范之间存在不同，不能支持研究的有效性。或者

（五）创新性器械注册申请资料中描述的涉及人体试验的临床研究，需要遵守有关临床机构的审查委员会或审查部门的规定（可以参考附录第56部分的有关内容），或关于知情同意的要求的（可参考附录第50部分的有关临床受试者保护条款的相关内容），没有遵守相关规定，没有充分保护受试者的权利或安全。

二、食品药品监督管理局应签发拒绝批准创新性器械注册申请资料的命令。该命令应通知申请人其创新性器械注册申请资料中的缺陷，包括适用的本节第一段中拒绝批准理由以及本部分的规定。需要时，还应说明使该创新性器械注册申请资料达到可核准形式所需要的方法。该命令应包括一个通知，告知所依据的法规要求。

三、在决定是否批准或拒绝创新性器械注册申请资料时，食品药品监督管理局应使用第二十四章要求的标准，以决定器械的安全性和有效性。作出这类决定时，食品药品监督管理局可以使用不是申请人提交的信息。

四、公告拒绝的形式和索取申请要求

（一）食品药品监督管理局应公告拒绝批准某创新性器械注册申请资料的命令。公告将被放在食品药品监督管理局的互联网主页上，公告应说明有关该器械安全性和有效性的详细的信息摘要，包括该器械对健康不利的信息，这些信息可以从互联网上获得，已经向公众展示，并且公众可以索取副本。此后，食品药品监督管理局应每季度在权威刊物上公布一次该季度的拒绝批准名单。拒绝批准的通告公布后，即可以向公众开放该创新性器械注册申请资料文件中的数据和资料。

（二）如索取当前批准或拒绝的创新性器械注册申请资料的文件副本，以及索取安全性和有效性的摘要副本，应提出书面请求。

五、可以拒绝批准申请的情况

在食品药品监督管理局寄出可核准或不可核准的信函之后，如果申请人有以下行动，食品药品监督管理局应签发命令拒绝批准创新性器械注册申请资料。

（一）按要求提交了修改，但是还存在本节第一段要求的拒绝批准的情况；或

（二）书面通知食品药品监督管理局，不会提交所要求的修改；或

（三）通过提交重新审议申请，进行行政复议。

第五节 撤销对创新性器械注册申请资料的批准

一、食品药品监督管理局如果从其可以获得的信息中认为有以下情况，可以签发命令撤销批准的创新性器械注册申请资料：

（一）在标识中叙述、推荐或建议的使用条件下，该器械是不安全或无效的；当申请已经批准后，基于针对该器械的新信息与已知证据一起评估后，在提出的标识中所叙述、推荐或建议的使用条件下，不能显示出器械安全、有效使用的合理保障；申请包含或有不真实的资料事实伴随；申请人未能建立保持记录的系统，或者反复或故意不保存记录或进行报告，拒绝执行可适用法规或者拒绝复制或验证有关记录，没有进行编辑；在申请已经批准后，基于针对该器械的新信息与已知证据一起评估后，使用的方法或设施或者使用的对照，以及器械的制造、处理、包装或安装不符合有关要求，并且在接到办事人员关于不符合性的通知后，在合理的时间范围内仍没有符合要求；基于针对该器械的新信息与已知证据一起评估后，该器械的标识是虚假的或在任何特殊情况下存在误导，并且在接到办事人员关于不符合性的通知后，在合理的时间范围内仍没有改正；基于针对该器械的新信息与已知证据一起评估后，该器械没有显示出符合已生效的性能标准的所有方面，且该符合性是申请批准的条件，并且缺乏合适的信息来判断与此标准是否偏离。

（二）没有达到创新性器械注册申请资料批准命令或规章中设定的对批准后的要求。

（三）创新性器械注册申请资料中描述的，对证明在其标识中所描述、建议或推荐的条件下使用是安全的来说是十分关键的非临床实验室研究，没有按实验室质量规范进行，而且没有说明不遵守这些规范的理由。或者，在进行研究中使用的规范和良好实验室规范之间存在不同，不能支持研究的有效性。或者

（四）创新性器械注册申请资料中描述的涉及人体试验的临床研究，需要遵守有关机构审查委员会或审查部门（如伦理审查委员会）的规定或者有关临床受试者保护条款中关于知情同意的规定的，没有遵守相关规定，没有充分保护受试者的权利或安全。

二、在行使撤销批准的职权时可以利用的资源

（一）在决定是否撤销某一批准的创新性器械注册申请资料时，食品药品监督管理局可以请适当的食品药品监督管理局的外聘专家会同技术审评机构就科学事项提出建议。

（二）在决定是否撤销某一批准的创新性器械注册申请资料时，食品药品监督管理局可以使用不是申请人所提交的信息。

三、在签发命令撤销某一批准的创新性器械注册申请资料时，食品药品监督管理局应给批准的申请持有人以通知，使其有获得非正式听证或申诉的机会。

四、如果申请人没有要求进行听证或申诉，或在非正式听证举行之后，食品药品监督管理局仍然继续撤销，食品药品监督管理局应签发命令给批准的申请持有人，撤销该批准的申请。该命令应签发，说明撤销批准的每一个理由，并应包括一个通知，告知提供进行行政复议的机会。

五、食品药品监督管理局应公开通告撤销某批准的创新性器械注册申请资料的命令。公告应公布。公告应说明有关该器械安全性和有效性的详细的信息摘要，包括该器械对健康不利的信息，这些信息可以从互联网上获得，已经向公众展示，并且公众可以索取副本。撤销批准的通告公布后，就可以向公众开放该创新性器械注册申请资料文件中的数据和资料。

第六节　临时终止批准的创新性器械注册申请资料

一、范围

（一）本节定义了食品药品监督管理局在行使临时终止批准的创新性器械注册申请资料的权力时应遵守的程序。该权力适用于医疗器械的初始的创新性器械注册申请资料以及对创新性器械注册申请资料的补充。

（二）如果食品药品监督管理局认为，继续经销该器械有可能导致严重的不良健康后果或死亡，则食品药品监督管理局应签发命令，临时终止已批准的创新性器械注册申请资料。

二、专题讨论

（一）如果食品药品监督管理局认为，继续经销该器械可能会导致严重的不良健康后果或死亡有合理的可能性，食品药品监督管理局可以发起并举行专题讨论，以决定是否签发临时终止已批准的创新性器械注册申请资料的命令。

（二）任何决定是否签发命令临时终止已批准的创新性器械注册申请资料的专题讨论，应由食品药品监督管理局按有关规定发起和举行。如果食品药品监督管理局认为有必要立即采取行动，将危险的器械清除出市场，以保护公众的健康，食品药品监督管理局可以根据有关规定，放弃、终止或修改有关程序。

（三）创新性器械注册申请资料持有人，在食品药品监督管理局告知有行政复议机会的通知下发后的规定时限内，不请求召开行政复议的，食品药品监督管理局应认为其放弃行政复议机会。

三、临时终止命令

如果创新性器械注册申请资料持有人没有申请行政复议，或在行政复议后，食品药品监督管理局考虑行政复议的行政记录后，认为继续经销该创新性器械注册申请资料中的器械可能会导致严重的不良健康后果或死亡的，食品药品监督管理局应根据行政复议法规定的权力，签发命令给该创新性器械注册申请资料的持有人，临时终止该已批准的创新性器械注册申请资料。

四、永久性撤销批准的创新性器械注册申请资料

如果食品药品监督管理局签发命令，临时终止了已批准的创新性器械注册申请资料，食品药品监督管理局还应迅速处理，根据行政复议法和本节列出的程序，在规定天数（例如 60 天）内就是否永久性地撤销该创新性器械注册申请资料举行听证。

第七节　批准上市或有条件上市后的要求

器械不能以与批准文件规定的批准条件不一致的方式进行生产、包装、储存、粘贴标签、销售或做广告。

一、食品药品监督管理局可以在批准创新性器械注册申请的命令中附加一

些强制性要求。批准后的强制性要求可以包括以下内容作为批准该创新性器械注册申请的条件：

（一）对该器械的销售、经销或使用的限制。

（二）对器械预期用途的安全性、有效性和可靠性继续进行评估并且定期报告。食品药品监督管理局应在批准注册申请的命令中，说明作出这种要求的原因或目的，并且说明评估患者的数量及需要提交的报告（如在有条件上市的批准文件中提出后续临床研究要求或正式批准上市后的跟踪要求）。

（三）在器械标识中及在限制器械的广告中，突出显示对安全、有效使用该器械非常重要的警示、危险或注意事项，包括给患者的信息，例如向患者提供替代治疗方式以及与使用该器械有关的风险和收益的信息。

（四）器械或其标识中带有识别码。例如对于植入器械，在有必要保护公众健康的情况下，应在给患者的卡片中附带识别码。

（五）如果某些信息对保护公众健康是必要的，则这些信息记录的保留将使申请人能向食品药品监督管理局提交所需要的信息以便跟踪患者。食品药品监督管理局应要求，在本段所要求保留的记录中，对患者身份信息的披露只限于个人医疗福利、器械安全性或有效性的认定，或者向食品药品监督管理局提交的记录、报告或信息的核实情形。

（六）将记录保留到规定的时期，给规定的组织，并且将记录编好索引，使其成为容易识别的文件，从而使食品药品监督管理局能够确定该器械的持续安全性和有效性是否有合理的保证。

（七）按批准命令中规定的时间间隔，向食品药品监督管理局提交定期报告，包含本章第八节标题二规定的信息。

（八）对器械的批量试验。

（九）食品药品监督管理局认为对提供合理的保证或持续合理的保证所必需的、有关器械安全性和有效性的其他要求。

二、申请人应同意食品药品监督管理局获取本部分所要求的任何记录和报告，并且应允许食品药品监督管理局的有关人员复制并核实这些记录和报告，以及在合理的时间、以合理的方式检查所有的制造设施，以核实该器械是在批准的条件下制造、储存、标识以及装运的。

三、未达到任何批准后的要求的，构成撤销已批准的注册申请的理由。

第八节　定期报告

一、持有批准的创新性器械注册申请的人，应符合国家对不良反应报告的要求、本节其他适用于该器械的其他要求或批准该器械的命令的规定要求。

二、除非食品药品监督管理局另有规定，定期报告应：

（一）说明本章第三节标题一要求的改变，以及按本章第三节标题二需要向食品药品监督管理局报告的改变。

（二）包含摘要，以及一份以前没有作为创新性器械注册申请的一部分提交的、以下信息的参考书目：

1. 来自临床研究或非临床实验室研究的、与器械或相关器械有关的、申请人知道或理应知道的、未发布出版的数据报告。

2. 科学文献中有关该器械的、申请人知道或理应知道的报告。如果食品药品监督管理局在审查该参考书目之后，认为食品药品监督管理局需要该出版的或未发布的报告的副本，食品药品监督管理局应通知申请人提交该报告的副本。

第二十一章　中高风险实质等效性器械提交注册申请资料的内容要求[54]

本章为实质等效性器械应提交的资料要求提出了可操作性建议。

第一节　所有实质等效性器械注册申请均需的信息

一、申请人或授权的代表应签署实质等效性器械注册申请资料：如果申请人（一般为制造商）不在中国大陆（不含港澳台地区）居住，或者在中国大陆没有营业场所，实质等效性器械注册申请资料则由居住在中国大陆或者在中国大陆有营业场所的代理人（一般为销售总代理）会签，并且应确定代理人的名称和地址（如提供商业资质证明文件）、联系方式、联系人和报告拟定的日期。

二、除非申请依据标题四有正当理由进行省略，否则每一实质等效性器械注册申请资料应包括以下内容：

（一）申请表格及资质证明资料

申请表应包括申请人的名称和地址信息、制造商名称和地址信息、代理人信息、售后服务提供商信息、产品名称（其中包括商业名称或专利名称，通用名称或常用名称或分类名称）、产品分类信息（如有源器械、无源器械或体外诊断试剂及附属设备）、分类级别和分类代码、预期用途、首次/重新申报信息（还应提供相关机构的商业资质证明文件）。对于制造商的生产地址信息，应包括最终制造商和重要分供方的名称和地址信息。

报告提交方声称与之具有等同性的合法销售器械的名称。报告提交方如声称其所生产的一种新的申报器械与目前合法销售的某种器械相比较具有实质等效性，则该器械（被比较器械）应为已经被划分为第三类、第二类或第一类器械的实质性等效器械，或已经被食品药品监督管理局通过分类界定程序认定为实质性等效的器械。

---

[54] 美国联邦法典（*Code of Federal Regulations*）第 21 标题，第 807 部分——器械生产商和最初进口商的设施登记和器械备案，E 分部-上市前告知程序，第 807.81 节-第 807.100 节。

（二）目录

标明目录中提到的每一项内容的卷号和页码。实质等效性器械注册申请资料应包括独立的、非临床实验室研究部分，以及可能涉及人体试验的临床调查部分。在所有实质性等效器械注册申请资料的副本中，申请人应将其认为是商业秘密或者机密商业或商务信息的资料包含在内，并且至少在一份副本中明确标明其认为是商业秘密或者机密商业或商务信息的部分。

（三）摘要报告

摘要报告应提供充分、具体的信息，以使审阅者了解实质等效性论断的依据。食品药品监督管理局在签发实质等效性批准书之前，可以接受摘要报告和补充报告。所有实质性等效摘要报告均需包含以下信息：

1. 用途说明：对使用该器械可以诊断、治疗、预防、治愈或减轻的疾病或不适的一般描述，包括对将使用该器械的患者人群的描述。

2. 对器械的描述：解释该器械如何工作、构成该器械基础的基本科学理念，以及该器械重要的物理和性能特征。如果能对读者了解该器械有显著帮助，应包括对制造程序的简单描述。还应包括该器械的专利名称以及任何专有名称或商标。根据国家食品药品监督管理局的器械分类目录和分类界定通知所要求的该器械所属的类别，以及相应组别（如果能够提供）的声明，提供器械分类名录信息检索系统的分类检索结果、分类界定依据或认证文件。如果制造商或代理人确定该器械尚未根据有关规定分类，则应说明相应结论以及其认定该器械没有分类的依据。

3. 大致描述与被比较器械的做法及程序相似和/或不同的情形：说明用于诊断、治疗、预防、治愈或减轻器械适用的疾病或不适的被比较器械的做法及程序。说明该实质等效性器械注册申请项下器械的设计用途，简要说明该器械能够诊断、治疗、预防、处理或缓解的疾病或症状，适当情况下应说明该器械针对的目标用户群。如果以上说明与本节标题二第（一）项要求的合法销售器械相应文件内容不同，则实质等效性摘要还应具体说明这些差异是否会对器械的设计治疗、诊断、修补或外科功能产生重大影响，以及在按照标识规定使用时以上差异不会影响器械安全性和效用性的原因。如果该器械与本节标题二第（一）项要求的被比较器械具有相同的技术特点（即设计原理、关键材料、物理特性、化学成分、制造工艺和供应能源），则需简要说明被比较器械与新器械的技术特点。如果该器械与被比较器械的技术特点有所不同，则简要说明新器械与本节标题二第（一）项要求的被比较器械之间的技术不同点。

4. 上市历史：如果该器械已在境外（包括港澳台地区）和中国大陆上市，简要介绍其在国外和中国大陆上市的历史，包括该器械已经上市的所有国家的名单，以及该器械因与安全性或有效性有关的原因被从市面上召回的所有国家的名单。该介绍应包括申请人在市场上销售该器械的历史情况，而且，如果知道有其他人销售该器械，则还应包括其他人销售该器械的历史情况。境外生产器械还应该包括该器械在原产国的上市批准证明文件的信息。

5. 研究摘要：依据本节标题二第（七）项第 2 条对在实质等效性器械注册申请资料中所述的信息或报告的摘要，以及依据本节标题二第（三）项第 6 条对所提交的技术数据结论的摘要。这些摘要应包括对研究目的的描述、对研究的实验设计的描述、对如何收集和分析数据的简单描述，以及对结论是肯定的、否定的或是非决定性的情况进行简要描述。本部分应包括以下内容：

（1）在申请中提交的、非临床实验室实验的摘要；

（2）必要时，在申请中提交的、涉及人体试验的临床调查的摘要，包括受试者选择及排除标准、调查人群、调查时间、安全性及有效性数据、不良反应及并发症、患者终止、患者投诉、器械故障及更换、临床调查的统计分析结论、禁忌证及使用该器械的注意事项，以及其他临床调查中的相关信息（器械用研究申请中所进行的调查都应按照此方法确定）。

6. 调查中得出的结论：与被比较器械的实质等效性结果。

7. 该摘要报告在以上申请中应单独列出，起始页和结束页不与上市批准申请的任何其他内容混杂，并应明确标注为"实质等效性摘要报告"。

8. 食品药品监督管理局的审评机构合理要求的任何其他信息。

（四）产品技术报告

申请人可以以技术报告的形式对器械进行全面描述，具体说明该器械与目前在售的其他可比较产品类似和/或不同，同时提供相应的说明性数据。此信息还可以包括类似产品名称、材料、设计意图、预计耗费能源或器械输出能源（如按输出功率计算），并说明器械的运行原理。说明该实质等效性器械注册申请项下器械的设计用途，简要说明该器械能够诊断、治疗、预防、处理或缓解的疾病或症状，适当情况下应说明该器械针对的目标用户群。如果以上说明与本节标题二第（一）项要求的合法销售器械相应文件内容不同，则实质等效性摘要还应具体说明这些差异是否会对器械设计的治疗、诊断、修补或外科功能产生重大影响，以及在按照标识规定使用时以上差异不会影响器械安全性和效用性的原因。报告应包括以下内容：

1. 器械，包括图示；

2. 如果器械由一个以上物理组成部件或成分组成，该器械的每一个功能组成部件或成分；

3. 器械与用于诊断、治疗、预防、治愈或减轻疾病或不适有关的特性；

4. 器械的工作原理；

5. 详细描述在制造、加工、包装、储存、需要时安装器械中使用的方法，以及工具及质量控制标准。这些信息应足够详细，以便于一般性地熟悉现行生产质量规范的人可以从知识上对该器械制造中使用的质量控制进行判断；

6. 风险分析报告。

（五）注册产品标准

申请人可以以注册产品标准的形式，参考和引用在提交时生效或计划的国家/行业发布的器械强制性安全和性能标准，以及参考和引用任何与该器械安全性或有效性有关的安全和性能推荐标准，表明符合性，并且申请人应该知道或理应知道这些标准的应用。申请人应：

1. 提供足够信息，表明器械如何符合这些性能标准，或者说明与这些标准有差异；并且

2. 在注册产品标准的编制说明中合理地解释与国家/行业发布、实施的器械强制或推荐标准之间的差异或者豁免；并且

3. 说明除符合国家/行业发布、实施的器械强制或推荐标准之外的产品特性及其检测方法。

4. 当已经发布了针对申报器械的国家/行业安全和性能标准或已有同类器械上市时，临床调查可以根据第十章的要求实行减免。

（六）实验室实验和临床试验的数据和结论

以下技术内容部分应包括足够详细的数据和资料。

关于充分性：临床前实验（如第三方实验室出具的检验报告）和必要时临床调查（参见第十章有关内容）的结论证实，该器械的安全性、效用性和性能至少相当于本节标题二第（一）项要求的合法在售器械，使食品药品监督管理部门能够据此决定批准或拒绝批准该申请。

1. 该器械含有临床前实验室实验结论（如由被认可的第三方实验室出具的检测报告、评价报告或制造商出具的风险分析报告）的部分，包括微生物学、毒理学、免疫学、物理学、化学、生物相容性、磨损（疲劳实验）、货架寿命及其他符合国家/行业发布、实施的器械强制或推荐标准的适当的实验室实验或者

动物试验、模拟实验或替代试验。临床前实验室实验信息应包括对进行的每一项这类研究都遵守实验室质量管理规范（GLP）的声明。或者，如果进行的研究未遵守这些规章，应简要声明未遵守的原因。

2. 该器械含有必要时涉及人体试验的临床调查结论的部分（参考第十章内容），包括第十章第二节定义的高风险实质等效性器械和第十章第三节定义的中风险实质等效性器械的临床前预试验和临床方案的批准文件、临床调查合同、临床调查方案、调查人员数量以及每个调查人员的受试者数量、受试者选择及排除标准、调查人群、调查期限、安全性和有效性数据、不良反应及并发症、患者终止、患者投诉、器械故障及更换、来自所有个体受试者报告表的数据表格以及每一个在临床调查期间死亡的或是没有完成研究的受试者的这种表的副本、临床调查的统计分析结论、禁忌证及使用该器械的注意事项，以及其他临床调查中的相关信息。此外，还应包括临床机构审查委员会或审查部门对临床方案的批准文件（可能还包括对知情同意豁免申请的批准文件）。（器械用调查申请中所进行的调查都应按照此方法确定。）涉及人体试验的临床研究信息应包括以下内容：

（1）与每一调查有关的、对进行的每一项这类研究都遵守临床机构审查委员会或审查部门各项要求的声明，或者是声明所进行的调查不属于豁免或放弃审查的范围，并且其遵守了有关临床受试者保护条款的知情同意规定。或者，如果调查未遵守上述规定，对不遵守的原因作出简要声明。

（2）声明所进行的每一调查都符合第十二章和第十三章有关临床调查机构和临床调查人员的要求（提供临床研究机构 GCP 证明和人员的资质证明文件）。或者，如果调查未遵守上述规定，对不遵守的原因作出简要声明。

关于临床调查的可靠性：支持实质等效性器械注册申请资料的数据完全来自某项调查，有正当理由说明只从一个调查机构或人员得到的数据或其他信息就足以显示该器械的安全性和有效性，并且能保证试验结论的可复制性。（在第十二章中定义了临床调查一般可由一家临床机构开展即可满足要求。）

（七）参考书目和文献

1. 参考书目和文献（可参考第二十六章第四节的有关内容）应列明所有依据本节标题二第（六）项要求未提交的已发布的报告，只要是申请人知道或理应知道的并且与该器械安全性或有效性有关的，无论这些报告是不利的或是支持的。

2. 确定、讨论并且分析申请人知道或理应知道的、来自任何来源的（国外的或国内的）、与评估器械的安全性和有效性有关的其他数据、信息或报告，无论这些报告是不利的或是支持的，包括来自研究中而不是申请中计划的那些信息，以及来自商业销售经验的信息。

3. 如果食品药品监督管理局的审评机构要求的话，提交申请人所有的或理应拥有的上述发布的报告和未发布的信息副本。

（八）样本

如果食品药品监督管理局的审评机构要求的话，提交一个或多个器械及其部件样本。如果提交要求的器械样品不可行，申请应说明器械所在位置，使食品药品监督管理部门可以检查和测试一个或多个器械。

（九）该器械计划使用的标签、标识、宣传材料和广告内容

以上信息必须对器械、器械的预期用途和用户使用说明作出充分说明。在适当情况下，还需提供相应的照片或工程图。

（十）在提交医疗器械市场准入申请的批准、医疗器械产品研发的完成通知，完成产品研发后授权开始临床调查，或申请调查用器械豁免的情况下，需要准备环境评估并提供环境评估报告，但是以下情况除外：

1. 日常监督管理活动，包括现场符合性项目、项目通告或现场调查任务的视察和发布；

2. 推荐在法院中启动的强制执行行动；

3. 机构要求启动召回；

4. 任何在被没收后根据有关规定进行不当物品的破坏或处置，或者物品的推销或使用已被禁止，或者如果物品（包括包装材料）销毁或处置的方法符合有关要求，应机构要求进行的后续扣留或召回；

5. 院外合同、其他协议或统计学和流行病学研究的批准，调查和盘点，文献检索，报告和手册准备，或不会导致任何物质生产或分销的任何其他研究，并且因此不会导致将任何物质引进环境中；

6. 院外合同、其他协议和对研究的批准，目的是开发统计方法或其他测试方法学；

7. 程序化的或行政的法规和指导文件的发布、修订或废除，包括递交产品开发、测试和研究（调查）使用的申请和批准的程序；

8. 法规中的更正和技术变化；

9. 临床质量管理规范法规、危害分析和关键控制点法规、标准建立、紧急允许控制法规、实验室质量管理规范的发布，以及法规所规定的允许、例外情

况、变动或保留的发布或否决；

10．如果不会增加产品或其替代物的现存使用水平或改变其预期用途，要求为已上市物品加标识的法规的建立或废止；

11．常规维护和微小构建活动；

12．在垃圾是依照所有适用法规的要求来处理的情况下，低水平放射性垃圾和由食品药品监督管理局监管的依据合同提供服务的实验室产生的化学垃圾的处理。

如果申请人认为其符合上述例外情况，实质性等效器械注册申请资料应提供信息以使食品药品监督管理局的审评机构确信其属于不被要求提供环境评估报告的例外范围，并且符合例外的标准。

（十一）在开展第十章第二节要求的临床调查时，应提供第二十三章要求的财务证明或披露声明，或同时提供以上两者（对于第十章第一节所定义的临床调查，一般无须提供财务证明或披露声明）。

（十二）其他信息

其他信息如质量保证体系的认证证书或考核报告、真实性承诺、使用说明书等。

三、申请人特别提及的食品药品监督管理局文件中的相关信息，通过引用可以纳入创新性实质性等效器械注册申请资料（如在临床申请过程中被批准的知情同意豁免批准文件、临床豁免申请文件）。非申请人提交给食品药品监督管理部门的源文件或其他信息，不能被视为创新性实质性等效器械注册申请资料的一部分，除非有提交该信息或源文件的人的书面授权。

四、如果申请人认为，依照本节标题二要求应包括在实质性等效器械注册申请资料中的信息，对该器械的实质性等效器械注册申请资料并不适用，可以在其提交的创新性实质性等效器械注册申请资料中省略这种信息。但是如果省略上述信息，申请人应提交声明，说明省略的信息，并且说明省略的正当理由。该声明应作为实质性等效器械注册申请资料中的一个独立部分被提交，并且应在目录中标明。如果省略理由不被接受，食品药品监督管理局的审评机构应通知申请人。

五、如果规定应注册的申请人计划商业发售经过对其安全性或效用性产生影响的重大变更或修改的器械，或该器械在发售时将采用新的或不同的适应证，则上市前告知申请中必须包含相应的支持性数据，以表明生产商已经充分考虑了该变更或修改或者新用途对器械安全性和效用性可能发生的后果和影响。

六、本章第一节要求的实质等效性摘要说明，或本章第二节要求的实质等效性报告。

七、如果实质等效性器械注册申请声称其申请器械与国家颁布的器械分类目录中的第三类器械具有实质等效性，需简要说明与器械相关的安全性和效用性问题，并摘要说明分类依据。实质等效性器械注册申请提交人还应说明第三类器械和其他类似合法销售器械相关的信息都经过合理的调查收集程序（如必要的临床调查，并提供临床调查报告）。食品药品监督管理局的审评机构可以要求申请人在第三类器械摘要或引用信息中说明不利的安全性和效用性数据。

八、审评专员要求的任何补充性器械相关信息，能够使专员确定该器械是否与商业发售的其他器械具有实质等效性。补充信息索取函将通知制造商或代理商，原来专员收到的实质等效性器械注册申请信息不足以使专员做出结论，制造商或代理商需在器械计划上市日期前规定天数内（如 60 天）提供要求数据或另行提交一份实质等效性器械注册申请，补充说明专员要求的信息，或根据第二十章要求提交上市审批申请。如果在收到信息索取函后规定天数内没有提供补充信息，则专员可以考虑撤销该上市前告知。

第二节　应提交的正式实质等效性报告

一、应提交的正式实质等效性报告的内容

（一）上市前申请包含的报告应包括以下内容：

我，作为（公司名称）的（上市前申请提交人在公司中的职位，最好是公司的政府事务联系人或代理人）保证人，在此证实，我将在任何人提出要求后规定天数（例如 60 天）内提供申请中有关安全性和效用性的全部信息，以保证本申请项下器械与被比较器械的实质等效性。我在此同意提供的信息将与申请信息完全一致，其中包括任何不利的安全和效用信息，但不包括规定的任何患者的个人信息、商业机密和保密性商业信息。

（二）本节第一段第（一）项要求的报告应由保证人签字，并在上市前申请中单列一页，明确标注为"实质等效性报告"。

二、本节第一段要求的所有信息均应采用书面形式发送给保证人，食品药品监督管理局将在已经批准具有实质等效性的申请记录中登记该保证人姓名。

三、向信息要求人提供的信息应与申请信息完全相同，其中包括任何负面信息，但不包括有关规定的任何患者的个人信息、商业机密和保密性商业信息。

第三节　应提交的产品分类声明

一、申请项下的分类确认申请应包含以下内容：

我，作为（公司名称）的（在公司中的职位）保证人，在此证实，我已经采取合理措施，调查搜集有关（器械分类类型）已报告安全性或效用性性质和原因的所有已知信息或可获得信息。我进一步证实，我已经获知（器械分类类型）可疑问题的特点，在我所知范围内，以下关于（器械分类类型）安全性或效用性问题性质和原因的概述性信息是完整、真实的。

二、本节第一段要求的声明应由保证人签字，并明确标注为"分类确认"，同时应附在包含摘要报告的申请的前面。

第四节　应提交的真实性声明

一、应提交的真实性声明应包括以下内容：

我，作为（公司名称）的（在公司中的职位）保证人，在此证实，我已经采取合理措施，调查搜集有关（器械分类类型）已报告安全性或效用性性质和原因的所有已知信息或可获得信息。我进一步证实，在我所知范围内，以上提供的全部注册申请的信息是完整、真实的。

二、本节第一段要求的声明应由保证人签字，并明确标注为"真实性声明"，同时应附在申请资料的最后。

第五节　主动更新、修改、补充、拒绝、撤销批准的内容

可参考第二十章的有关内容。

第二十二章 低风险和非重大变化重新申报器械的
备案申报内容要求

应对低风险器械和非重大变化重新申报器械实行简化程序（例如备案申报）和内容要求。提供的申报资料内容应如下：

- 备案申请表。
- 分类界定或分类查询文件。
- 全面描述性技术文件（含风险分析报告）。
- 注册产品标准（说明引用标准是否发生变化）。
- 被认可的境内第三方实验室出具的器械实验报告。
- 质量体系证明或认证文件。
- 申请人资质证明文件。
- 对重新申报无变化或无重大变化的说明性文件。
- 境外产品的器械分类证明或批准上市证明文件。
- 真实性声明：对申报资料的真实性的承诺。
- 质量跟踪报告：对于到期重新申报备案的器械，应由制造商或合法代理商或进口商主动报告所有发生的不良反应事件和处理结果，以及国家不良反应中心和国际不良反应事件的检索信息。在临床试验过程中和批准上市后出现的不良事件的报告应参考第十三章E分部的有关内容并及时报告。

申请人在无任何变化到期重新申报时，经常犯的低级错误是申报的产品适应证内容和原始批准内容不一致，有时候说明书中的内容也不一致，说明制造商在器械上市后的宣传不能和被批准的内容保持一致。原因是制造商往往为了商业利益，不惜夸大宣传。这至少是在质量体系的层面出现了问题，不能保持相关记录和文件的一致性，没有认真对待国家法律法规的要求，属于假冒伪劣行为。

第二十三章 开展器械临床研究（调查）时对财务信息披露的要求[55]

第一节 目 的

一、食品药品监督管理局的审评机构依据法规，审评用于医疗器械上市申请和再分类申请的临床研究（调查）。

二、食品药品监督管理局的审评机构（审评中心）对这些由临床研究产生的数据进行审查，以便决定是否在法规条件下批准该申请。如果在各项事务中，研究设计、操作、报告和分析中以便减少偏差的步骤没有被采取，食品药品监督管理部门可以认为，临床研究不恰当或者数据不恰当。临床研究中的一个潜在偏差原因是临床研究人因支付安排方式（如专利税）对研究结果导致的资金（或金融）方面的兴趣，或因为研究人对产品的特许或专卖的兴趣（如专利），或因为研究人对所从事的研究发起人的股权兴趣。本节和应符合的法规要求上市申请人（一般为临床发起人）所提交的资料（部分依赖于临床数据）披露这些参与研究项目的发起人和临床研究人之间的财务安排，以及临床研究人在研究过程中对产品的兴趣或者对发起人的兴趣。食品药品监督管理局的审评机构将要在数据的可靠性审评当中使用这些信息，并与研究目的和设计信息联系起来，同时还要利用从调查现场获得的信息。

第二节 概念和/或定义

本部分的目的是为了提出以下对临床研究（调查）的财务安排产生重要影响的概念和/或定义。

一、受临床研究结果影响的补偿：是指有利结果的补偿可能高于不利结果

---

[55] 美国联邦法典（*Code of Federal Regulations*）第 21 标题，第 54 部分——在进行器械临床研究（调查）时的财务信息披露的要求。

的补偿。诸如有利结果的补偿明显更高，或者该研究的发起人以股息的形式对调查者给予补偿，或者以与产品销售相联系的形式给予调查者补偿，诸如专利税利息。

二、该研究（调查）的发起人的明显股权：是指所有者权益、股票选择权，或其价值难以通过参考公共价格确定的其他金融权益（一般情况下，在非公开发行的公司中的股权），或者在临床研究期间和完成研究一年的时间超过一定数额的公开上市公司的股权。

三、在测试产品中的所有者权益：是指产权或在产品中的其他金融权益，包括但不限于专利、商标、版权或牌照授权协议。

四、临床研究人（调查人）：是指仅仅是身份确定或标明的研究人（调查人）或直接参与治疗或对研究受试者进行评估的助理研究人（调查人）。

五、适用的临床研究（调查）：是指受本部分管理的、在上市申请或重新分类申请中的、运用于人体的药品或器械的任何研究（调查），申请人或食品药品监督管理局依据其确立产品有效（包括表明研究与一个有效产品的等效性），或者一个单独的研究人（调查人）对表明安全性作出了突出贡献的任何研究（调查）。一般来说，这将不包括第一期的耐受性（安全性）研究、多中心开展的大样本开放安全研究、治疗方案和平行跟踪方案。一个申请者可以向食品药品监督管理部门咨询哪个临床研究构成了适用的临床研究，用以满足财务公开要求的目的。

六、其他类重要付款：是指由适用的研究的发起人支付给调查人或临床机构的超过一定数额价值的付款以便支持调查活动，或者调查者在临床研究期间和完成研究一年内的时间开展临床研究或其他临床研究的额外费用（例如，一笔资助正在进行的研究的经费、以设备形式进行的补偿，或者进行中的咨询聘金或酬劳）。

七、申请人（一般指制造商或进口商）：是指向食品药品监督管理部门提交上市申请用于批准一个器械或生物制品的一方。申请人要为提交恰当的认证书和本部分要求的披露声明负责。

八、适用的临床研究（调查）的发起人（一般指制造商）：是指在研究被开展时支持该特殊研究（调查）的一方。

第三节 适用范围

本部分的要求适用于为人类用器械提交上市申请并且提交适用的临床研究的申请人。申请人要为提交恰当的证明文件和披露声明负责。申请人或者与一个或多个临床研究人（调查人）签署协议以便开展研究，或者提交未与申请人签署协议的其他人开展的研究。

第四节 证明文件和披露的要求

申请人必须提交一份开展适用的临床研究（调查）以便确定申请人的产品是否满足食品药品监督管理局的市场准入要求的研究人（调查人）的清单，确认每一个适用研究发起人的那些全职或兼职临床研究人（调查人）。申请人必须完全和准确地公开或确认与作为发起人的全职雇员和兼职雇员的临床研究人（调查人）的财务权益有关信息。受调查用器械豁免法规管理的临床研究人（调查人）必须提供给研究（调查）的发起人充分准确的需要信息，以便允许后续披露或证明文件。申请人被要求向参加适用的研究（调查）的每一位临床研究人（调查人）提交一份没有本章第二节描述的财务安排的证明文件，或者向机构披露那些安排的性质。当申请人采取行动努力获得在此节要求的信息但是难以做到时，申请人应证实无论申请人怎样努力试图获得信息，申请人都难以获得信息，并且应将原因包括在内。

一、凡对申报器械提交申请的、部分或全部依靠临床研究的申请人，应为每一位参加适用临床研究的临床研究人（调查人）提交本节标题一第（一）项描述的证明文件或者本节标题一第（三）项描述的披露声明。

（一）证明文件：适用于本节的申请人应为所有临床研究人（调查人）（如本章第二节标题四定义）〔该研究人（调查人）需要认证资格〕提交一份完整的表格，声明没有本节标题一第（二）项描述的财务权益和安排。表格应签署日期，并由首席财务官或者其他公司负责官员或代表签字。

（二）如果该份证明文件适用的临床数据比申请书中适用的临床数据少，申请人应在认证书中涵盖一份认证书适用的各项研究清单。

（三）公开声明：对于由本章第二节定义的临床研究人（调查人），申请人没有提交本节标题一第（一）项描述的证明文件的，申请人应提交完整的表格，完全和准确地披露以下内容：

1. 任何在适用临床研究（调查）的发起人和临床研究人（调查人）之间对适用临床研究（调查）的财务安排，在这种财务安排中，对临床研究人（调查人）用于开展研究的补偿价值可能会被研究结果影响；

2. 任何由适用研究（调查）的发起人支付的其他各类重要付款，诸如一笔资助正在开展的研究的经费、以设备形式进行的补偿或者进行中的咨询聘金或酬劳；

3. 任何由参与研究的临床研究人（调查人）主持的测试产品中的所有权权益；

4. 任何由参与研究的临床研究人（调查人）主持的研究（调查）中发起人拥有的任何重要的股份权益；以及

5. 为减少由公开安排、权益或支付所导致的产生偏差的潜在可能性而采取的任何步骤。

二、临床调查者应提供给适用研究（调查）的发起人足够准确的财务信息，以便发起人可以提交完整和准确的本节第一段要求的认证书或披露声明。如果在临床研究期间和完成研究一年内的过程中发生相关变化，研究人（调查人）应马上更新此信息。

三、拒绝归档申请：食品药品监督管理局的审评机构可以拒绝归档任何本节标题一描述的不包括本节所要求包含信息的上市申请，或者由申请人出具的证明文件（申请人虽努力争取但无法获得信息，并已声明原因）。

第五节 财务权益的机构审评

公开声明和评估：食品药品监督管理局的审评机构将审评在本章第四节标题一第（二）项要求的对一份申请中每一个适用临床研究公开的信息，以便确定公开的财务权益对研究可靠性的影响。食品药品监督管理局可以同时考虑公开的财务权益的规模和性质（包括如果产品被批准，权益价值的潜在增加），以及为减少潜在偏差而采取的步骤。

（一）研究设计的效果：在评估调查者的财务权益对造成研究偏差的可能性时，食品药品监督管理局会将设计和研究的目的考虑进去。运用多中心研究人（调查人）（他们大多数没有可公开的权益）、双盲法、目标终点法或有某些不是调查者开展的终点测量法的研究设计，可以恰当地防止由可公开的财务权益产生的偏差。

（二）确保数据可靠性的机构行动：如果食品药品监督管理局确定任何临床调查者的财务权益产生了严重的有关数据真实性的问题，食品药品监督管理局将会采取任何必要的行动以便确保数据的可靠性，包括：

1. 对有疑问的临床研究（调查）数据启动机构审计；

2. 要求申请人提交进一步的数据分析，例如评估临床研究人（调查人）的数据对综合研究结果的影响；

3. 要求申请人开展附加的独立研究以证实疑问研究的结果；并且

4. 拒绝将开展的临床研究（调查）提供的数据作为可以形成机构行动的基础。

第二十四章　安全性和有效性的认定原则[56]

器械分类界定部门在审查有关器械安全性和有效性的证据时，以及审查人员在对器械的安全性和有效性作出认定时，可以依据本章的内容开展工作。

第一节　安全性和有效性的认定应考虑的因素

在对医疗器械进行分类、为第二类或第三类器械制定性能标准、为第二类和第三类器械进行上市前许可等工作时，涉及确定医疗器械的安全性和有效性的，审查人员和器械分类界定部门应与其他情形一起，一并考虑下列因素：

1. 预期使用该器械的人群；

2. 器械的使用条件，包括在器械标识或广告上所指示、推荐或者建议的使用条件，以及其他能够预期的使用条件；

3. 使用该器械对健康的可能益处，与使用该器械可能引起的任何伤病，两相对比；以及

4. 器械的可靠性。

第二节　安全性和有效性认定的科学性依据

虽然器械制造商会向食品药品监督管理局及相关部门提交任何形式的证据，试图证实其器械的安全性和有效性，但监管部门在认定器械的安全性和有效性是否有合理的保障时，只能依据充分的科学性根据。在考虑到器械的性质以及本节的要求后，对于提交给审查人员的证据，以及审查人员获取的其他证据，审查人员应对其是不是有充分的科学性根据作出认定，以确定特定器械的安全性和有效性，以及这些证据在总体上是否足以证明器械在其使用条件下，对安全性和有效性有合理的保障。

充分的科学性根据是指从以下途径得到的证据：完全对照的临床研究（调

---

[56] 美国联邦法典（*Code of Federal Regulations*）第 21 标题，第 860 部分——医疗器械分类程序，第 860.7 节　对安全性和有效性的认定。

146

查）、部分对照的研究、无拼凑的对照研究和客观的临床试验、由有资格的专家实施的精心编写的病案史，以及与已上市器械对比的显著人体体验的报告。通过这些证据，有资格的专家可以公正、负责地作出结论，即：器械在其使用条件下，安全性和有效性能得到合理的保障。符合要求的证据因以下条件有所不同：器械的特性、其使用条件、充分的警示及其他限制的存在、器械使用的体验程度等。孤立的个案报告、随意的人体体验、因缺乏足够细节而不能作出科学评判的报告以及无确实根据的意见，不能被认为构成充分的科学性根据，不能用来证明器械的安全性和有效性。但审查人员可以使用此类资料，用以质疑某器械的安全性和有效性。

第三节　安全性认定

符合以下条件的器械可以被认为其安全性有合理保障：有充分的科学性根据，在其用途和使用条件下，如标明充分的使用指示和不安全使用警告，使用器械对健康的可能益处远超过任何其可能带来的风险，不能比已合法上市器械的风险更高。用以确定器械安全性的充分科学根据须能充分证明，按照器械的用途和使用条件使用，该器械没有不合理的致伤、致病风险。（某些境内近些年开发的某种肿瘤治疗设备的试验结论就与此原则相悖，属于不合理应用范畴。）

在确定器械安全性是否有合理性保障时，还有适当的、其他可能要求的证据种类，包括：使用实验室动物进行的研究、涉及人体的研究以及含有体外研究的非临床研究（即模拟实验或模体实验等）。

第四节　有效性认定

符合以下情形的器械，可以认定其有效性有合理保障：基于充分的科学性根据，标有充分的使用指示和不安全使用警告时，在器械所列用途和使用条件下，在目标人群的绝大部分比例人群中，使用该器械有显著的临床效果，且不能显著低于已合法上市器械的效果。

用于认定器械有效性的充分的科学性根据，必须主要由本章第六节所定义的、符合质量管理规范（GCP）的研究（调查）所构成。除非审查人员批准可以依据其他充分的科学性根据，即审查人员认定，即使缺乏有质量管理规范（GCP）的研究（调查），仍有足够的证据可以确定器械的有效性。审查人员做出该认定的条件是，本章第六节所要求的、有质量管理规范（GCP）的研究（调查）不能相应地适用于该器械（例如开展第十章第一节所定义的调查）。

第五节 原 则

以下原则经过多年才得以形成，并由科学界承认，对于有临床质量管理规范（GCP）的研究（调查）十分关键。这些原则是审查人员作出以下认定的基础：基于有临床质量管理规范（GCP）的研究（调查），器械的有效性是否有合理保障。依据本节要求，评估其他充分的科学性根据的重要性时，这些原则也是有用的。

一、研究计划或者方案，以及有临床质量管理规范（GCP）的研究（调查）的结果报告，应当包括下列内容：

（一）对研究目的的清晰陈述。

（二）选择受试者的方法：

1. 确保受试者适合研究目的，对治疗和诊断提供诊断标准，适当时要提供确证性实验室实验，以及对于防止某种疾病或症状的器械，提供感受性证据，并对所要预防的症状进行治疗；

2. 如果将受试者分派给多个试验小组，应尽量将任何可能的偏差减少到最小；

3. 确保在试验小组与其他相关变量的任何对照组之间有可比性，例如性别对照、疾病加重或发作期的对照、使用除试验器械之外的其他疗法的对照等。

（三）对观测方法和应用结果记录的解释，包括测出的变量，测定的数量，研究对象的反应评估，以及针对观测对象和观测者的、减小任何可能偏差的措施。

（四）将治疗或诊断结果作对比测试，以允许作数量评估。确切的测试类型或实质必须确定，同时，对减小观测者和数据分析者任何可能偏差所使用的方法必须做出说明。如果使用了适当的"无法判断"的标准和方法，应当记录存档。一般情况下，有四种对比方法是被认可的：

1. 无治疗对比：当存在客观方法衡量器械有效性、安慰效应可以忽略时，对进行治疗的患者与不进行治疗的患者进行客观的结果对比。

2. 安慰剂对照：当使用器械可能有安慰剂效应时，对使用器械的情况和在设定的、与该研究尽可能类似的使用条件下使用无效器械的情况进行结果对比。

3. 积极治疗对照：在有效的治疗方法可以用来比较时使用，例如治疗条件是使用安慰剂或者停止治疗是不适当的，或者与患者利益相违背的。

4. 历史对照：在特定情况下，对于具有可预见的高死亡率的疾病，或者征兆、病征为可预见的加重或者持续，或者在对发病率可以预计用以预防疾病的情况下，使用器械的结果可以在数量上与以前的、有充分历史记录的疾病或症状作对比，或者与未接受治疗的患者或人群，或者与接受既有有效治疗方法（治疗、诊断、预防）的患者或人群作比较（还可参考第二十六章第三节内容）。

（五）有关分析方法和试验数据评估的摘要，包括所使用的任何适当的统计方法。

二、为了保证研究结果的可靠性，有良好对照的研究（调查）应当使用标准化的试验设备，包括标准化的设备构成、设计或者性能。

第六节 安全性和有效性认定的其他相关问题

一、每个制造商和进口商都有责任保证其器械存在充分、有效的科学依据，并将该证据提供给食品药品监督管理部门，以合理保障器械在其预期用途和使用条件下使用是安全有效的。如果制造商或者进口商未能向食品药品监督管理部门提供充分、有效的科学依据，用以表明器械的安全性和有效性具有合理保障，则依据一般监管的规定，或者根据一般监管和性能标准的规定，可以将该器械归为第三类器械而进行严格管理和控制。

二、审查人员可以要求制造商、进口商或者经销商提交报告，或者提供其他资料，以在器械分类方面表明器械的安全性和有效性是否具有合理保障，或者依据本节要求，提供器械是否有假冒或伪劣的行为的资料。

三、本节对提交报告或其他资料的要求，应符合有关记录和报告的要求。相应地，该要求应当说明其原因或目的；应当尽可能地对所要求的报告或资料作出清晰的描述；对于符合实质等效性要求和生产质量规范或质量体系要求、免除该安全有效认定要求的已分类器械，不可以对制造商、进口商或者经销商强加该要求；应当为满足该要求设定明确时间；并应当规定提交报告和资料时应当使用的途径和方法。

四、要求的资料已经在此前提交给审评机构（审评中心）的，无须再次提交，但可一并参考引用。

第二十五章　医疗器械的跟踪要求[57]

第一节　范　围

一些高风险器械上市后应进行跟踪。器械的跟踪应包括有条件上市后的跟踪和正式上市后的跟踪两部分，也包括生产过程、临床试验和临床正式应用的全过程的跟踪。应改变目前分散和脱节的监管模式，由静态监管向动态过程监管过渡，由境内监管为主向境内外监管全覆盖的方向扩展，并应由多部门协作和专家参与。技术部门应该发挥重要的作用，这样有利于监管到位，提高监管能力和水平。

一、如果器械符合以下三种标准之一，并且食品药品监督管理部门在批准申报器械上市时向制造商签发了命令，食品药品监督管理局（包括食品药品监督管理局各机关部门和直属机构）可以要求制造商采用跟踪第三类器械（可能还有部分第二类器械，如一次性使用导尿管）的方法：

（一）器械的故障或跟踪失败很可能导致不利的健康后果；

（二）或器械将植入人体 1 年以上；

（三）或是在器械使用机构之外使用的生命维系（延续）或生命支持的器械。

应注意，符合以上任何一项标准的器械，只有在收到食品药品监督管理部门命令时，才能被称为"被跟踪的器械"。

二、提出这些要求旨在保证被跟踪的器械在从器械制造设施到器械指向的人（也就是患者）的过程中能被跟踪。对器械的有效跟踪，包括从制造设施经过经销环节（包括经销商、零售商、租赁公司及其他商业企业，器械使用机构

---

[57] 美国联邦法典（*Code of Federal Regulations*）第 21 标题，第十二章　医疗器械的跟踪要求。

以及有照执业者），最终到达患者的过程的跟踪，对器械上市前审查的补充是必要的，例如通告患者或召回器械。虽然这些要求不排除在制造商跟踪器械时会涉及制造商以外的机构，但遵守这些要求的法律责任由跟踪器械命令的主体即制造商来负责，并且这种责任不能通过合同或其他协议进行改变、修正或废除。

三、制造商应为确保跟踪系统正常运转担负主要责任。不符合有关法规要求的被跟踪设备的制造商和经销商或造成跟踪系统不能正常运转的任何人，属于假冒或伪劣行为，或妨碍了法规的实施。

四、需遵守本部分要求的人，如决定不再从事该行业，应在通知政府部门、法院或供应商的同时，通知食品药品监督管理局，并且向食品药品监督管理部门提供完整的跟踪记录和信息。但是，如果其停止经销被跟踪的器械，但仍从事其他经营，即应继续有责任遵守本部分要求，除非其他人以书面形式肯定地保证遵守本部分要求，承担继续跟踪以前经销的器械的责任。另外，如果遵守本部分要求的人完全破产，但其他人取得了制造或经销被跟踪的器械的权利，则其他人被视为负有原来由前人承担的继续其跟踪的责任。

第二节　豁免及差异的许可申请

一、制造商、进口商或经销商，可以申请对本部分的一个或多个要求的豁免或差异的许可。

二、豁免或差异的许可申请应按规定的形式提交，并应符合以下内容要求。审评机构（审评中心）应回复本节定义的请求。申请应包括以下内容：

（一）器械的名称及器械类型，表明器械用途的代表性标识；

（二）没有必要遵守本部分的跟踪要求的理由；

（三）对现有替代性措施的完整描述，或申请人已经采取措施，保证有效的跟踪体系已经到位；以及

（四）其他有关豁免或差异的许可理由的信息。

第三节　定　义

下列定义和术语适用于本部分内容：

一、进口商，指依据法规注册的进口器械的初始经销商。"进口商"不包括促进销售的人，如经纪人、批发商或货栈。

二、制造商，指任何制造、制备、传播、混合、组装或处理器械，或首次进口境外生产器械、为申报器械编写注册产品技术标准或为设施进行登记的人，包括进口商、重新包装者和/或重新贴标者（还可参见第四章的定义）。

三、器械故障，指器械未按其用途运行或工作，包括背离器械的性能规范或其用途（还可参见第四章的定义）。

四、严重的不良健康后果，指器械的重大不良事件，包括与器械有关的、有生命危险或涉及永久性或长期伤害或疾病的事件（还可参见第四章的定义）。

五、要植入人体1年以上的器械，指通过外科手术放入人体，或人体自然形成的孔道1年以上的器械，在器械使用期内，持续地帮助、恢复或代替人体某一器官或人体结构。本术语不包括临时用于人体或要移植1年或不到1年的器械。

六、在器械使用者机构之外使用的生命维系或生命支持的器械，指在医院、护理院、流动外科设施或诊断、门诊治疗设施以外使用的，对恢复或对维系人的生命是重要的，或对人体功能而言是关键的或产生关键作用的器械。医生的办公室不是器械使用机构，在此处使用的器械，如符合规定的标准，也应受到跟踪。

七、经销商，指将器械从原产地经销给交货人，或销售至最终用户的最终经销商或复用器械经销商，但其不进行重新包装，或以其他方式改变器械的容器、外包装或标识或者器械的包装。

八、最终经销商，指将被跟踪的器械销售给在器械的使用寿命内使用该器械的患者的人。本术语包括但不限于注册执业者、零售药房、医院及其他器械使用机构。

九、经销，指经销被跟踪的器械，包括慈善性发行（义卖）被跟踪的器械。本术语不包括经销按有关规定豁免的研究用器械，或经销用于教学、执法、研究或分析用的器械。

十、复用器械经销商，指器械的用户机构、租赁公司或其他实体，销售在器械使用寿命内预计会被多个患者使用的生命维持或生命支持器械。

注：由于患者的康复或死亡等原因不再使用的被跟踪器械，在使用寿命期内，该器械仍可由经销商回收处理后被转卖给下一位患者使用。因此，这类器械存在多次使用的可能性。目前，在我国尚未建立对复用器械的具体管理办法。为保障可重复使用的被跟踪器械的安全性，需要建立管理规范并制定相关器械名录。应对可以复用的被跟踪器械品种逐一进行管理，才能保证器械多次使用或再次使用时的安全性。长期植入类器械不在此可复用器械的范围内，且一次性使用器械也不能被一个患者多次使用，否则无法保证器械的安全使用。

十一、注册执业者，指得到国家法律许可的实际使用或命令使用被跟踪器械的内科医生、牙科医生或其他卫生保健执业人员。

第四节　进口器械

本部分中，被跟踪器械的进口商应被视为制造商，并应遵守本部分适用于制造商的要求。进口商必须在中国保存本部分要求的所有信息。

B 分部—跟踪要求

第五节　需要跟踪的器械种类

一、属于本章第一节标题一定义标准内的第二类或第三类器械的制造商，如收到食品药品监督管理局签发的跟踪命令，必须按本部分要求跟踪该器械。

二、在回复提交的上市前注册申请或备案申请时，食品药品监督管理局应通过签发命令通知主办者。

三、在医院、疗养院、流动外科小组、门诊部之外使用，并且如果发生故障会导致不利于健康的严重后果的器械，不管是生命支持器械、生命维系器械还是永久植入器械，或其他食品药品监督管理局指定要求跟踪的器械的制造商，按照本部分的要求对器械进行跟踪。

四、制造商负有给符合跟踪标准的器械加标识和实施跟踪的责任。以下是一些符合跟踪标准要求的器械目录，但不限于以下种类：

（一）永久植入类器械：
- 直径小于 6 毫米的动脉嫁接假体；
- 直径大于等于 6 毫米的动脉嫁接假体；
- 消化道支架；
- 动脉支架；
- 全下颌关节假体；
- 关节窝假体；
- 关节盘假体（关节间植入）；
- 心室旁路（辅助）设备；
- 可植入起搏器；
- 心血管永久起搏器电极；
- 瓣膜成形术环；
- 人工心脏瓣膜；
- 可植入的自动复律器/去纤颤器；
- 器官假体；
- 植入式脑干刺激器；
- 植入式小脑刺激物；
- 植入式膈膜/膈神经刺激器；
- 植入式灌输管；
- 脊柱融合器；
- 膝关节软骨三、四期缺损修补材料；
- 补片；

- 封堵器；

- 血管栓塞剂；

- 动物源植入器械或侵入器械；

- 含药器械；

- 全部或部分可吸收植入器械。

以上所列被跟踪器械种类不能反映最新器械的发展速度，仍有许多需要被跟踪的永久性植入器械不在列出的名单范围内，需要不断充实。

（二）器械使用机构之外使用的生命支撑或生命维持器械：

- 呼吸率监护仪（窒息监护仪）（包括通气强度监护仪）；

- 连续呼吸机；

- 直流（电击）除颤器和电极。

（三）对那些改善满意度和幸福指数的体内植入物（如假体和填充物：硅胶乳房填充物、阴茎假体等）也应加强跟踪和过程监管。这类器械包括：

- 阴茎膨胀植入体；

- 硅树脂乳房假体；

- 硅胶乳房假体；

- 硅胶睾丸假体；

- 硅胶类填充物；

- 回流阀；

- 灌流管。

第六节　器械跟踪体系及内容要求——对制造商的要求

一、被跟踪器械的制造商应对经销的这类器械采取跟踪措施，从而使制造商可以针对所经销的被跟踪器械，以书面形式提供给食品药品监督管理局下列信息：

（一）除另有要求外，在食品药品监督管理局要求后，在向患者销售被跟踪的器械之前，器械经销商、复用器械经销商或持有经销器械的最终经销商的名称、地址、电话号码，以及该器械所在位置。

（二）对于在医院、疗养院、流动外科小组、门诊部之外使用的，在器械使用寿命内仅用于一个患者的生命支持或生命维系器械，在其销售给患者或植入患者体内后若干工作日（例如 10 个工作日）内，应提供以下信息：

1. 器械的批次号、批量号、型号或系列号，或其他必要的可供有效跟踪器械的标识；

2. 制造商装运器械的日期；

3. 接受该器械的患者的姓名、地址、电话号码及社会保障号码（如果有的话），除非按有关规定患者没有透露；

4. 给患者提供器械的日期；

5. 开处方的医生的姓名、邮政地址、电话号码；

6. 随访医生（如随访医生与开处方的医生不同）的姓名、邮政地址、电话号码；

7. 可以适用的情况下，器械从患者身上取出的时间及完成取出的医生的姓名、邮政地址、电话号码，患者死亡时间，或器械被返回给制造商、永久性的退出使用或进行其他永久性处置的时间。

（三）对于在医院、疗养院、流动外科小组、门诊部之外使用的器械，使用寿命内用于多个患者的生命支持或生命维系器械，除另有要求外，在器械销售给复用器械经销商后规定工作日（例如 10 个工作日）内，应提供以下信息：

1. 器械的批次号、批量号、型号或系列号，或其他必要的可供有效跟踪器械的标识；

2. 制造商装运器械的日期；

3. 复用器械经销商的名称、邮政地址、电话号码；

4. 使用该器械的患者的姓名、地址、电话号码及社会保障号码（如果有的话），除非按有关规定患者没有透露；

5. 器械所在位置；

6. 给患者提供器械的日期；

7. 开处方的医生的姓名、邮政地址、电话号码；以及

8. 可以适用的情况下，器械被返回给制造商、永久性的退出使用或进行其他永久性处置的时间。

二、被跟踪器械的制造商应按其标准工作程序，保留本节标题一第（一）项、标题一第（二）项和标题一第（三）项第 1 条至第 3 条规定的，对每一个经销的被跟踪器械的信息记录，只要该器械在使用中或经销以备使用。

三、被跟踪器械的制造商应建立书面标准工作程序，用于收集、保存、审核本节标题一和标题二规定的数据。食品药品监督管理部门提出要求时，制造商应向食品药品监督管理部门提供这一标准工作程序。制造商应将以下内容包括在标准工作程序之内：

（一）数据收集和记录程序，应包括记录本部分需要的数据遗失或不能收集到的情况及其原因的程序。

（二）记录跟踪体系或跟踪体系下数据收集及保存的所有改变或变化的方法，进行改变或变化的原因，及作出改变及变化的日期。改变和变化包括对数据的改变（包括跟踪的终止）以及数据格式、记录体系和文件保存程序体系的改变。

（三）质量保证项目，包括对被跟踪器械的审核程序，在最初经销的 3 年中每 6 个月以上进行一次审核，3 年以后每年进行一次审核。审核程序应提供对所收集数据的相关采样分析，保证数据的准确性及对跟踪体系功能的运行测试。

四、制造商知道经销商、最终经销商或复用器械经销商还没有收集、保存或提供本部分规定的记录或信息时，应通知经销商、最终经销商或复用器械经销商所在的省级食品药品监督管理局，这些人没有遵守本部分规定。制造商在通知食品药品监督管理局之前，应已经采取了合理的措施使经销商、最终经销商或复用器械经销商遵守规定。

五、制造商可以根据本章第二节定义，申请豁免或特别许可，变通适用本部分的一个或多个规定。

C 分部—其他要求和责任

第七节　器械制造商以外的人的跟踪义务——对经销商的要求

一、被跟踪器械的经销商、最终经销商或复用器械经销商，在购买时或以其他方式从该器械获利后，应立即提供下列信息给跟踪该器械的制造商：

（一）经销商、最终经销商或复用器械经销商的名称和地址；

（二）器械的批次号、批量号、型号或系列号，或制造商使用的其他必要的可供有效跟踪器械的标识；

（三）接受器械的日期；

（四）从何人处接受器械；

（五）如适用，器械取出的时间，患者死亡时间，器械被返回给制造商、永久性地退出使用或进行其他永久性处置的时间。

二、最终经销商在销售或经销被跟踪器械给患者使用时，应立即提供下列信息给跟踪该器械的制造商：

（一）最终经销商的名称和地址；

（二）器械的批次号、批量号、型号或系列号，或制造商使用的其他必要的可供有效跟踪器械的标识；

（三）使用该器械的患者的姓名、地址、电话号码及社会保障号码（如果有的话），除非按第九节标题一要求患者没有透露；

（四）给患者提供器械或患者使用的日期；

（五）开处方的医生的姓名、邮政地址、电话号码；

（六）随访医生（如与开处方的医生不同）的姓名、邮政地址、电话号码；以及

（七）在可以适用的情况下，器械取出的时间及完成取出的医生的姓名、邮政地址、电话号码，患者死亡时间，或器械被返回给制造商、永久性的退出使用或进行其他永久性处置的时间。

三、复用器械经销商应保存和提供的信息

（一）复用器械经销商在每次经销该器械给患者使用时，应保存下列信息的书面记录：

1. 器械的批次号、批量号、型号或系列号，或制造商使用的其他必要的可供有效跟踪器械的标识；

2. 使用该器械的患者的姓名、地址、电话号码及社会保障号码（如果有的

话）；

　　3. 器械所在位置，除非按第九节规定患者没有透露；

　　4. 提供器械给患者使用的日期；

　　5. 开处方的医生的姓名、邮政地址、电话号码；

　　6. 随访医生（如与开处方的医生不同）的姓名、邮政地址、电话号码；以及

　　7. 如适用，器械永久性的退出使用或进行其他永久性处置的时间。

　　（二）除另有要求外，按本节标题三第（一）项要求要保存记录的复用器械经销商，应在制造商提出提供本节标题三第（一）项规定的信息要求后若干工作日（例如 5 个工作日）内，或食品药品监督管理局提出上述要求后若干工作日（例如 10 个工作日）内，向制造商或食品药品监督管理局提供这些信息。

　　四、经销商、最终经销商或复用器械经销商，在收到制造商的指定代表的书面请求后，应向被跟踪器械的制造商提供本章 C 分部规定的记录供其审核。

　　五、经销商、最终经销商或复用器械经销商根据本章第二节规定，申请豁免或特别许可，变通适用本部分的一个或多个规定。

D 分部—记录和检查

第八节　记录的可及性

　　一、制造商、经销商、复用器械经销商或最终经销商，在持有食品药品监督管理部门正式证件的代表到场并依据有关法规在对设施或人的现场检查开始阶段分发现场考察表格之后，应将本部分规定的应收集和保存的每一项记录和信息，以及与这些记录中的事件和人物有关的所有记录和信息，提供给食品药品监督管理部门的工作人员。

　　二、本节标题一提到的记录和信息，应提供给食品药品监督管理局的人员进行审查、复制，或为执行相关法规和本部分规定进行其他用途。按本部分要求保留的记录，应由中国境内的制造商或经销商保留在一个集中地点。

第九节　记录的保密

一、接受按本章 D 分部要求定义的被跟踪器械的任何一位患者，可以拒绝透露或拒绝允许透露其姓名、地址、电话号码、身份证件及社会保障号码，或其他便于跟踪的身份信息。

二、按本部分要求向食品药品监督管理局提交的记录和其他信息，应受到免向公众公开的保护。这些记录中所含的患者身份或研究主体的信息，除那些部分中另有规定外，不应向公众披露。

三、按本部分要求，或在患者的健康或安全需要这些信息时，患者的名称或其他标识性信息可以向制造商或其他人披露。这些通知应按记录或信息不会再被披露（除非患者的健康需要）的协议进行。这些通知不构成向公众披露的信息，并且一般不会导致使公众获得同样的信息。

第十节　记录的保存

按本分部要求需要保存记录的人，在制造或经销的被跟踪器械的使用寿命期内，应保存相关记录。器械的使用寿命期是器械正在正常使用或为使用而经销的时间。例如，如果保存记录的人知道器械不再被使用、已经被取出、被退回制造商或患者已经死亡，该记录即可以被停止。

第二十六章　对临床统计学有关的各类应用的认识

第一节　总　则

临床统计学不能被搞得神乎其神，把规律变成随意的行为，但应引起足够重视。应明确一些常规控制和通行做法。

对于申报器械的考查，治疗类器械效果的评价应包括治愈率、有效率、显效率、无效率，还可考查局控率、生存期、复发率和复治率等指标。以观察时间考查可分为近期、中期和远期考查。另外，还需要考查不良反应率及其严重程度等指标。对诊断类器械应考查准确率、灵敏度、特异度等指标。对创新性器械开展的临床研究，如果没有一个大样本量的临床试验基数作为保障，是无法得到各种效果所占比率的较可靠的统计数据，使其作为结果支撑的。在临床统计学中还需要考查伦理学方面的因素、目标人群、选用和排除的标准、抽样范围、疗法和疗法定义、调查研究的变量、辅助性疗法、观察期限、有关临床的假设、成功或失败的标准、根据抽样数计算的统计学分析以及统计学方法。对照应采用单一基准或基点。

第二节　对临床试验例数的要求

开展临床研究或临床调查的试验例数的设计是根据器械的风险分类和适应证等特性决定的，不能简单通过计算得出。并且需要根据产品适用的单个病种、部位、器官、器械使用方法或途径等总体设计，每个子方案或子试验/对照组也应给予考虑。除非有充分的证据可以证明，器械的作用机制具有临床适用范围的通用性或普遍适用性。此时，可以将不同适应证进行组合试验，并按照单一适应证考虑和计算。

设想一下，如果经过计算得出一个创新性器械的临床试验例数仅仅需要80例或100例就能够证明器械的安全有效性，这样的结果能有多少可信度呢？答案肯定是无法令人信服。反之，盲目扩大临床例数也是不应该的，会造成企业的额外负担或形成一道无形的上市壁垒。

对于已经有同类器械上市的按实质性等效申报的器械，还有必要进行临床试验甚至大样本量临床研究用以再次证明安全有效性吗？显然也没有必要。原因是，同类器械的安全有效性及其原理方法已经得到了确认。此时，如果仍要求大样本量的临床试验，就会给企业造成毫无必要的巨大负担。但有时，一定数量的临床调查很可能是需要的（可视第十章的情况而定）。根据第八章的设计区分各种情况，提出明确的临床例数要求，是十分有意义的。这样的要求是根据大量的临床经验和共同认知得出的，并且已经证明是行之有效的，而并不是仅凭计算得出。对例数进行必要的要求也便于临床发起人和试验机构切实有效地执行。否则，经常造成其无所适从和随意行为。目前的审评流程设计经常会出现临床试验方案不合理，需要进行返工，或者试验例数无法充分说明问题，需要补充临床试验例数的现象，造成时间和费用的浪费。

对满足第十章第一节要求的器械进行小样本量的试验或模拟实验、替代试验，目的是对器械操控性和实用性进行确认和验证，无须满足多中心或盲法等的要求，也无须满足大样本量临床试验的要求。

对于满足第十章第二节和第三节要求、为证明实质等效性而进行的器械试验，一般采用非劣效试验或等效试验的方法，试验组的临床例数一般不应小于120例，允许的脱落或失访一般应在5%左右，最大不能超过10%，否则统计值无法保证真实（如采用对照方法，对照组应采用同样的例数）。其无须满足多中心要求，但应保证由一位研究人员开展的调查结论可以复制。如果开展多中心试验，可以加快试验进程。对于用来治疗关键疾病或不适的实质等效性器械（如治疗心血管系统疾病的器械、治疗中枢神经系统疾病的器械），调查例数可以要求适当增加，以尽量避免在器械被正式批准上市后出现大范围伤害。

创新性器械的临床试验一般采用优效试验或等效试验（或非劣效试验）的方法（在有可对照器械或方法的情况下，详见本章第三节），或者自身对照随机双盲的方法（在同样的预期用途没有的其他方法可对照的情况下）。等效试验（或非劣效试验）的例数一般应不少于300例，优效试验的例数应不少于1000例。允许的脱落或失访一般应在5%左右，最大不超过10%。对例数的要求是较合理和客观的，从我国对创新性中药临床试验的评价例数要求和境外开展的一般性高风险医疗器械临床试验评价经验中可以找到相关的依据。

对于在临床应用中需要保证准确率或控制率的创新性器械（例如体外诊断试剂或避孕环），由于对准确率或控制率的要求一般较高，为证实准确率或控制率的稳定程度或重复率（包括灵敏度或特异度），一般要求临床试验的数量不少于1000例。对于某些准确率要求极高的创新性诊断试剂，如果出现误诊或控制失误，都有可能造成延误病情和重大心理及社会影响（如艾滋病、癌症、乙肝、血型体外诊断试剂），这时，就要求超大样本量的试验数据做支撑，需要与目前临床实际要求达到的准确率水平或级别相适应。样本量过小，则无法反映或体现真实的误差率。例如，一个需要误差率达到万分之三的体外诊断试剂，如果仅做几百例临床试验，即使测量准确率是百分之百，也无法验证其准确率的真实性；只有做 3300 例以上的例数，才可以测量出 1 例误诊，这样的例数要求也才具有可验证性，与试验例数要求具有相当的数量级。

另外，对于用于治疗关键疾病或不适的创新性器械（如治疗心血管系统疾病的器械、治疗中枢神经系统疾病的器械），如果器械的误操作、失效或者发生与设计用途不一致的意外，可能会直接或立刻导致患者死亡的，也需要开展大样本量试验，总数一般会超过 1000 例甚至高达 2000 多例。之所以出现高例数要求或方案设计，一般是由于在研究方案中设置了多个子方案，通过探索性研究和对各种子方案进行比较，以便能够确定最佳方案，并寻找出最佳治疗方法。每个子方案的例数仍应满足不少于 300 例的要求。

在试验例数确定和得到保证的情况下，再来保证 P 值小于 0.05，再对入组条件、灵敏度，特异度、假阳性、假阴性和偏离等指标进行设定和计算才是有意义的。

第三节　对照的方法

由于医疗器械临床研究方案设计的复杂性，发起人和研究人员经常困惑于在开展临床研究时是否需要引入对照组。以下内容的介绍，不可能涵盖所有研究方案的对照类型，仅做一些经验性和探讨性论述，但提出这些方法，可以让相关人员了解对照设置的总体方向。

一、在通常情况下，对比内容可以是成熟的被世界卫生组织（WHO）和/或专业委员会等专业学术团体认可、最新颁布或制定的临床评价数据或指导意见，或者公认的标准数据（即所谓金标准），或已经批准上市的产品的最新公布数据，或者是文献资料数据等。随着技术的不断突破，人们对医学技术的开发和认识在不断深化。无论是诊断还是治疗技术，都在不断发展和进步。过去，那些标准的诊断或治疗方法往往是在有创条件下获得的，而今，对许多疾病的诊断或治疗通过无创或微创方法就可以开展。这种作用方式的改变本身也是一种创新，使患者在接受检查或治疗时减少了痛苦和风险。

某些技术所取得的检查或治疗效果尽管在短时间内仍无法达到或突破传统

方法的程度或水平，但仍能满足基层或社区医疗机构用于筛查或急救等目的的要求，并且为达到检查或治疗的目的，所采用的方法更加便利。在开展临床研究时，如果新技术是用于诊断或治疗目的，则所采取的对照仍应是上述金标准；如果是用于筛查目的，或普通检查目的，或急救目的，或使用条件或作用方式发生了变化（如从有创检查变成了无创检查，或者有创治疗变成了介入治疗），实际上是预期用途已经发生了变化，可以与其他用于相同目的或条件的已上市器械或方法在准确性、有效性、便利性、安全性等方面进行比较；或者尚无其他无创方法，新的无创方法可以采取无对照或自身前后对照的方式。在以上情况下，采取对照的前提条件是，对照的标准应相同，应与被比较器械预期用途的定位相一致。医疗器械的不同预期用途可以满足不同层次的临床需要。但对于那些用于筛查或急救目的的器械，应该设定能够满足临床基本要求的指标，例如80％以上的准确率的要求或达到基本治疗目的等，以便达到临床可用性的要求。

二、对照的形式可以是直接与被比较器械做对照（可以是同类器械对照，也可以是不同类器械但都用于同样的预期用途的器械对照），也可以与被比较器械已公布的成熟的大样本量临床试验文献资料对比。自身对照的情况往往是市场上没有同类可比较器械或方法。为避免偏差，对照试验经常采用的方法是随机双盲的方法。随机双盲的目的是防止因各种干扰情况出现所造成的失真（如时间、心理预期、行为的改变、外界环境等对试验结果的影响）〔结合第二十四章第五节标题一第（四）项的内容〕。

三、创新性器械如采用临床试验进行对照比较，根据器械的创新点，一般采用优效比较法或自身前后对照法，或采用非劣效或等效对照方法。被比较对象可以是已合法在售的被比较器械，或已被临床采用的其他方法，或已发布的临床文献资料。

（一）如采用优效对照法，被比较器械应是目前合法在售的最佳方法或器械，即需要证明新的方法比目前最好的方法或器械还要好〔或者安全性相同，效果更佳（例如治愈率或有效率更高、更加节省治疗时间，或操作更加灵便，或使患者恢复更快，或诊断更准确等）；或者安全和效果都更好〕。

（二）如果在尚没有针对该类疾病或症状的可记载的诊断或治疗器械或方法的条件下开展临床研究，可采用自身对照的方法。自身对照经常会采用"安慰剂"作为对照组，以防止各种干扰因素影响最终研究结果的真实性。但**对于危及生命或者需要紧急抢救的情况，出于伦理的考虑，一般不得使用安慰剂作为对照组**。此时，在自身对照不将"安慰剂"作为对照组时，宜进行相对长时间的观察（一般至少 3 个月，甚至多数达到 6 个月以上），以减少心理作用导致的安慰效应的影响。

（三）如果申报器械与被比较器械具有相同的预期用途或适应证，但与合法在售器械相比，采用了新的原理，或新的方法，或新的材料，或新的供应能源种类等，可以采用等效试验或非劣效试验的方法。可能的原因是新器械更经济、更安全（如无创性）或具有其他优点。在与临床文献进行对比时，也可将"安慰剂"作为对照组。

以上试验都应满足本章第二节对创新性器械的试验例数的要求。原因是，只有通过大样本量的试验才能确保试验样品的安全性和有效性都能够得到充分的证实。其中优效试验的例数往往会超过 1000 例，不是为证明试验样品的安全性和有效性，或者对于证明试验样品的安全性和有效性已经没有更多的意义，而是为了证明通过临床试验得到的统计值的真实性或可信度。这对器械在上市后的宣传和获得竞争优势是十分重要的。一般情况下，为控制临床试验成本，临床试验的发起人经常会采用等效或非劣效试验的方法来尽量减少试验的例数。

（四）对于符合第十章第二节要求的实质性等效器械，在没有国家/行业标准（性能标准）可以参照、且无法得知合法在售器械的全部安全和性能指标并证明基本等效性的情况下，申报器械所采用的方法与合法在售且满足相同预期用途的最低水平的器械相比，应至少是非劣效或等效的。对照方法可以是与已上市的被比较器械比较，或与已发布的被比较器械文献资料比较。自身对照通常是不被认可的。

在满足申报器械与被比较器械具有相同预期用途的基础上，合法在售的被比较器械或方法可能有很多种，有金标准，也有许多常规器械或方法，都能满足基本安全有效性的要求。被比较器械可以是其中任何一种，哪怕是最低水平的那种器械。例如，在放射治疗计划软件中采用的算法，典型的有蒙特卡洛算法，还有其他多种算法，但都满足安全有效性的基本要求且已经合法在售，申报器械采用任何一种算法或与任何一种合法在售的算法进行比较都是被接受的。

试验的方案设计和实施一般无须探索性研究，而仅需要依据或采用已成熟的或已确立的临床操作规范和方法，与已合法上市器械对照，开展验证性试验。

（五）对于符合第十章第二节要求的实质性等效器械，在制造商认为必要的情况下，可以进行小样本量的临床调查，而不必开展任何对照试验。如果在特殊情况下（如申报资料的真实性被怀疑）被要求开展对照试验，则申请器械所采用的对照可以是自身前后对照，也可以是与同类已上市器械的临床文献资料的对照，也可以直接与合法在售器械进行对照。与目前合法在售并满足相同预期用途的器械的最低水平相比，结果至少是非劣效或等效的。

（六）在考虑进行对照试验时，要充分考虑伦理学方面的影响和可行性。例如，对于危及生命的情况或在紧急情况下开展的治疗，如果治疗可能会造成丧失或延误最佳治疗时机从而耽误病情，一般会慎重采用或避免采用"安慰剂"作为对照组，也不会在试验组中采用试验器械进行治疗，除非在已经没有可用的合法在售器械或方法时，才能使用这些方法开展治疗。

（七）与不同类型或预期用途的方法或器械进行对照，需要考虑入组条件、适应证种类、人群、例数等的可比性。其中，对照组的样本量应等于或高于规定的例数要求（如创新性器械 300 例，符合第十章第二节要求的高风险实质性等效器械 120 例），并与试验组例数相同或比试验组更多。如果对照组的样本量更大，则统计数据与真实数值更接近。其他参数如果存在差异，应是能够被接受的合理差异。例如，某些情况下年龄差异是合理的和可以被接受的。

第四节　文献对照时对被引用或被对照的文献资料的要求[58]

在生物学评价、临床风险评价和临床研究（调查）中都可能会引用文献资料，并将文献中所涵盖的器械或其他方法作为对照部分。也可能为证明器械的实质等效性和无须开展临床研究或调查而引用临床文献资料，以证明器械与已经合法上市的器械在原理、预期用途、适应证、核心原材料、供应能源等方面具有一致性或等效性。

需要注意申报器械的预期用途和申报器械的特性方面，与已出版数据的相关性和适用性。必须由相应领域有资格并且合适的人来完成对文献的评估。

---

[58] 欧洲委员会 2003 年 3 月 27 日发布的《医疗器械导则》（*Guidelines on Medical Devices*，MEDDEV. 2. 7. 1），临床数据的评估——给生产商和认证机构的指南（Evaluation of Clinical Data—a Guide for Manufacturers and Notified Bodies）。

一、要求

当制造商将相关科学文献作为提交的临床评估文件或临床试验报告的对照文件时，必须符合以下要求：

（一）方法

1. 必须书面起草一份关于相关研究的定义、选择、整理和评估的方案，最好是基于对文献的系统化评估的实践。

2. 文献评估或对照的目的必须被清楚地定义。考虑到已有的有关器械的知识，对与文献评估目的相关的研究也需要明确列出。

3. 数据应该来源于可识别的、现在可找到的科学出版物。为了避免出版偏见，未经出版的数据也应考虑在内。

文献评估或对照需要阐明：

- 数据的来源，数据库的检索程度或其他信息来源；
- 相关出版文献选择的合理性；
- 确信无论是有利还是不利的文献都已经被引用的理由；
- 将一些特定的引述排除在外的标准，以及对这种排除的判断。

注意，对于系统性文献，评估的可能数据源有：

- 医学和辅助医学数据库；
- 来自相关标准委员会的技术文件；
- 外语文献；
- "灰色文献"，即非主流文献（论文、内部报告、不同级别的评述性期刊、互联网和行业文件）；
- 主渠道列出的参考文献；
- 其他有关专家的未发布的著作（可以通过私人通信获得）；
- 已发布的试验的原始数据（可以通过私人通信获得）。

4. 数据的相关性

文献评估必须清楚地界定与申报器械特性相关的文献范围。

如果出版的研究结果并不与申报器械直接相关，必须采取以下方法，即制造商必须证明文献中研究的器械与申报器械在以下方面具有等效性，包括：

（1）临床方面：

- 相同的临床条件或目的；
- 用于身体的同一部位；

- 用于相似的临床人群（年龄、生理功能、解剖学特性等）；
- 依照预期临床效果有相似的临床表现。

（2）技术方面：

- 用于相近的使用条件；
- 相近的技术指标和技术参数，例如拉伸强度、黏度、表面应力等；
- 相近的调度方法；
- 相近的操作规则。

（3）生物学方面：

- 用相同的材料，与同样的人体组织和体液相接触。

如果以上三个方面存在不同，必须声明这种不同对器械安全和性能方面的影响是重大的还是微不足道的。

5. 临床数据的评估

文献评述必须清楚地阐明所引用文献的以下内容：

- 作者的背景和专业性与特定医疗器械或是医疗方法方面的相关性；
- 作者的结论是否被现有的数据证实；
- 文献是否反映当前的医学实践，并被当前技术广泛承认；
- 引述是否来自被认可的科学出版物，是否被同等期刊报道。

发表的文献是按照科学原则设计的研究成果，例如具有可证明的、合适的终点、结论和排除标准，以及患者的有效数目，在合适的时间期限内进行，提供了所有负面事件和死亡、退出、排除、撤销以及受试者失访的证据和分析，并且给予该评估一个合适的统计学计划。

理想的状况是：文献是否与申报器械本身相关或者是否与一个实质等效性器械相关的证据，应来自于在可行情况下进行对照的临床试验、设计合理的分组/分案例对照的研究、全面的病案史或者经验丰富的专家提供的有序的报告。如果评估中包含了未发布的数据，文献评述需要对每份附加报告的重要性进行权衡。

证据不应该包括：

- 孤立的个案报告；
- 随机的经验；
- 缺乏科学评估的足够详细的报告（包括缺乏与预期研究相关的统计学方面的设计）；
- 未经证实的观点。

（二）文献的核心评价

文献评述应该包括对文献的核心评价。该核心评价应该：

- 由相关领域有资格、被广泛认同和能够显示客观性的专家来撰写。

- 包含一份对医疗器械的简单描述，包括它的预期功能、预期目的和使用适应证。

- 包含对所有获得的数据的分析，包括正面和反面的。

- 确立文献与被评估器械的特定参数或特性相关的程度，适当考虑被评估器械与文献所论述的器械的相似程度。

- 说明器械用途的各个方面（包括风险分析的临床部分所确定的性能）与制造商声明的一样，是被满足的，并且器械作为医疗器械达到了其预期目的。

- 分析确定危害、相关风险和对处于研究中的患者、医务人员以及其他患者采取的适当的安全措施，例如通过制造商的风险分析（参见 ISO 14155 - 2）。

- 包含一份与器械设计、材料和程序相关的风险分析，将任何不利事件、售后监督研究的结果、整改以及召回考虑进去（参见 ISO 14155 - 2）。

- 包含对衡量不同论文重要性的方法的描述，以及对所采用的评估方法、研究类型和持续时间以及对研究中人群异质性所采用的统计方法的描述。为了避免过高评价某些资料的价值，需要特别注意同一作者对同样人群的研究结果被重复发布的情况。

- 包含一份对同类器械或类似器械的市场经验分析，包括售后研究的结果、售后监督以及短期和长期的不利事件。

- 包含一份在评估中交叉引用的出版物清单。

- 如果临床数据是针对实质等效性器械的，应包含一份声明，说明器械相关特性的等效性都已经被证明。

- 包含一份结论，包括相对于可能带来的伤害和病症风险而言，对器械的使用给人体健康带来的预期益处的评估。如过可行，结论必须与同领域的其他研究相比较。这些研究应覆盖其他同类型的医疗器械、治疗方法、手术，或被医学实践普遍承认的健康疗法。结论必须清楚地阐明文献评估的目标已经实现，以及确定有关器械性能和安全方面的必要证据存在的任何偏差。

　　注意：①结论必须与器械的使用范围、适应证、禁忌证以及制造商预期的使用说明相关；②核心评价必须由作者签署姓名和日期。

二、对文献评述进行分析得出的结论

作为文献评述的结果，审评机构（审评中心）需要回答以下问题并得出结论：

- 制造商的结论是有效的；
- 与临床前数据一起得到的数据足以证明器械在正常使用条件下，在安全和性能方面能够符合必要要求；
- 确认在符合有关必要要求方面存在偏差，以及需要特别设计的临床调查研究才能证明在等效性方面存在偏差；
- 在器械标签（标识）上的声明已经被临床数据或临床前数据证明。

制造商对临床文献评述的报告应该被写成能够让审评机构回答上述问题的格式。

三、数据的恰当性

针对目前网络化的现实，通过网络、电子信息平台或数据库开展的信息检索具有信息量大、信息成分复杂的特点，为规范信息检索，保证数据检索的恰当性，介绍以下内容[59]：

（一）通过文献检索获得的数据

文献检索能够用来确定已公布的临床数据。这些临床数据不为制造商所有，但可能能够帮助制造商建立可接受的器械性能和安全性。通过文献检索而获得的数据可能与器械或等效器械直接相关（例如第三方进行的有关器械的临床调查的报告、不良事件报告）。

对于某些器械，文献检索获得的临床数据可能占临床证据的很大一部分（假如不是全部）。这样，当进行文献检索时，应该尽可能地进行综合性的检索。

对于这些公布的数据，应对其在有关器械性能和安全性方面的贡献和重要性进行评估。那些因不充分的研究设计或者不足的分析而导致的不能证明器械性能的论文，仍可能包含着对评估器械安全性有用的数据。

（二）文献检索的关键要素

检索策略应该建立在认真构建的评述问题之上。应制订一个方案来识别、

---

[59] 欧洲委员会 2009 年 12 月发布的《医疗器械导则》（*Guidelines on Medical Devices*，MEDDEV. 2.7.1 Rev. 3），临床数据的评估——给生产商和认证机构的指南（Evaluation of Clinical Data—a Guide for Manufacturers and Notified Bodies）。

挑选和比较相关的文献，以便确定这些问题。这个步骤应该由资料获取方面的专业人员制定和执行，同时也要适当注意制造商制定的临床评估范围。

数据获取专家的介入将最大限度地帮助获取信息。

文献检索方案应该包括：

● 将被使用的数据来源以及选择这些数据的理由；

● 任何科学文献数据库的检索程度（数据库检索策略）；

● 应用已公布文献的选择标准以及选择的理由；

● 解决多个公布文献之间数据复制的问题。

当进行文献检索时，应编写一个报告来体现检索结果。同时，应该附上一个方案副本以及任何偏差。

重要的是，文献检索应该被编辑成文档以使方法能够被严格评价，结果能够被核实。如有必要，检索可以重复。

（三）哪些通过文件检索获得的数据/文件应该被包含在临床评估中

临床评估应包括以下文件：

● 文献检索方案；

● 文献检索报告；

● 被认为与被关注器械相关并且适用于评估的已发布文章和其他参考文献。

文献检索方案、文献检索报告和相关文献的副本应该包含在临床证据里，也应该包含在医疗器械的技术文档里。至于临床评估，重要的是临床评估者能够评估哪些文章反映了器械的预期应用/用途等。

实际的文章和文献的副本是必需的，以便允许评估者评估所用的方法学（数据偏差的可能来源）、结果报告以及从调查或报告中得到的结论的有效性。摘要可能缺乏足够的细节，因而不能据此对这些文献进行彻底和独立的评估。

第五节　保证临床统计发挥作用和可信的一些重要方法

多中心、入组条件、随机和盲法的设定和严格执行是临床统计学发挥作用的基础和保证临床试验真实性、消除偏倚的重要方法。但不一定全部适用，需要根据具体情况选择。应选取最不利条件开展试验，并应与器械未来的实际临床使用环境相近。关于统计计算和参数设定，一般需要由临床统计学专家或具有临床统计学专业背景的人员进行。

第六节　对临床研究人在开展临床研究时的一些提示

对创新性医疗器械和高风险实质等效性医疗器械开展的临床研究（调查）也需要规范的操作和科学的方法，从而才能得到真实的结论。以下是部分提示，供开展临床研究（调查）的研究人（调查人）参考。

一、开展临床群体研究设计实施的方法[60]

医学是以人、尤其是患者为主要研究对象的科学。对临床医学研究而言，后者尤为重要。显然，针对单个或几个病例的报道对于描述疾病特点是有益的，但单凭病例报道尚不足以反映某种疾病所有患者的全貌。有鉴于此，临床医学研究越来越多地采用群体研究的方式，在一次研究中观察几十、几百甚至上千名患者，探索疾病发生、发展及其转归的规律。然而我国目前的临床群体研究在方法学方面还存在相当多的问题，表现为研究效率较低、费时费力，甚至数据的准确性也不能得到良好的保障。

临床群体研究方法学存在的问题是限制我国临床研究水平提高的瓶颈之一，需要解决。

（一）临床群体研究模式的转变

1. 传统的临床群体研究模式

早期临床医学研究采用个案研究方法，通过个案观察疾病发生、发展及转归的规律，探讨各种治疗方法的疗效和安全性。个案研究很难探讨不同患者之间的差异，要找到类似的病例验证个案研究中总结的经验较为困难，研究工作缺少合适的对照进行比较。为了克服个案研究的局限性，人们将一组患有相同疾病的患者作为研究对象，用群体研究方法观察疾病发生、发展及转归在这一组患者中的规律，探讨新的治疗方法的疗效和安全性。群体研究可以发现疾病发生、发展及转归过程中具有共性特点的规律，具有可重现性。其科学性得到学术界的认可，成为目前临床研究的主要方式之一。

限于研究资源，早期临床群体研究多数通过查阅既往患者的病历来总结临床经验，我们称之为临床群体研究的传统模式。这种研究模式目前还在广泛应用，其优点是可以利用现有的临床病历资源，在较短的时间内获得多年积累的

[60] 赵一鸣，吕旌乔，曾琳. 对临床群体研究设计实施的几点认识和体会. 中华医学杂志，2005，85（5）：291-294.

临床资料，研究周期短、成本低，只要少数人参与即可完成，研究方法容易被接受和掌握。但是，这种研究模式是一种被动的研究方法，研究者在很大程度上受限于病历记载资料的不完整性，容易出现大量缺失数据，甚至不得不放弃部分病例。同时，病历记载者的专业水平、个人素质和记录习惯等方面的差别对资料质量影响较大。另一方面，通过查阅病历方式很难找到具有可比性的同期对照，降低了研究的科学性。更为重要的是，通过查阅病历获得样本无法控制病例选择过程中的主观偏性，样本的代表性较差，对数据统计和结果分析会造成较大的干扰，影响结果的真实性。由于查病历总结经验的临床研究存在设计和实施中的这些缺陷，其科学性经常受到质疑，研究的质量和水平处于较低层次。

2. 现代临床群体研究模式

随着社会的发展进步和医学研究水平的提高，临床医学研究者有可能调动更多的资源，开展更科学、更合理的临床群体研究。传统的临床群体研究模式是资料记录（病历书写）在前、研究设计在后，研究者的意图和目标往往由于缺乏足够的资料而夭折。针对这一问题，合理的改进方案是先确定研究目标，然后进行研究设计，再依据设计方案主动地收集资料。我们将这种方法称为临床群体研究的现代模式。先做研究设计，可以在设计阶段对整个研究设计方案进行全面考虑，同时注意今后研究实施中可能遇到的各种问题，将研究工作中可能出现的缺陷消灭在设计阶段，从而达到提高研究质量的目的。目前在国内大医院实施的新药临床试验、大样本多中心临床研究采用这一模式，研究的科学性、质量和水平较高，得到国内外学术界的认可。

与传统模式相比，现代模式的临床群体研究具有显而易见的优点，但执行困难也更大，对研究者要求更高。如果说传统研究模式下研究者只是简单地"收获"研究资料（临床病历），在现代模式下，研究者必须完成从"播种"（设计）、"培育"（执行）到"收获"（取得数据和分析结果）的全部过程，工作量和工作难度大大增加。但是，只要把握住现代模式临床群体研究的基本特点，掌握一定的原则和方法，安排各类人员参与研究并合理分配人力资源，临床医生完全有可能用较小的投入，在较快的速度下高质量地完成临床研究任务。

（二）信息流——现代临床群体研究的本质特征

按照现代模式开展临床群体研究的医生，其工作方式是主动出击，根据研究设计寻找合适的研究对象，采用标准化的方法收集研究对象的信息，在相同的框架下对结果进行分析和综合，而不是被动地等待病历资料自然积累。

　　图1显示现代临床群体研究的基本过程。研究者首先根据预定方案选定研究对象，有目的地询问、查体，或者采集生物标本进行实验检查，获取感兴趣的信息，记录于纸质载体——病例报告表；继而进一步将书面记录的信息转移进入计算机，形成电子数据库，以便于利用计算机技术对信息进行有效的分析和综合。一旦研究对象的原始信息进入数据库，就可以应用相应软件进行综合处理和统计分析，研究者再对统计结果进行综合分析和评价，结合专业完成研究报告或论文。通过这一过程，多个研究对象的零散信息得到了综合，经过研究者的分析，最终转化成对疾病本质的认识或更高层次的理论。

　　由此可见，现代临床群体研究是一个信息流动、综合、转化的过程。显然，信息的真实性是项目实施过程中研究者最关心的问题。在研究执行阶段，所有的规程、操作都应着眼于保证信息流顺畅地流动和准确不变。在实施过程中，信息的传递在临床群体研究中要经过很多环节。每个环节都有可能出现临床群体研究中信息传递的环节和过程问题，造成信息的丢失或失真。一个好的临床群体研究应能衔接好每一个环节，把信息损失的风险控制在最低水平。

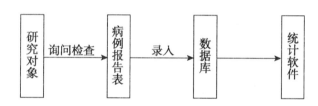

图1　临床群体研究中信息传递的环节和过程

　　通过制定标准流程，对医学群体研究中复杂的多环节操作进行分割、规范化和再组合，可以达到这一目的。对于此类工作，医学以外的行业，特别是工业领域，已经有了成熟的经验可以借鉴。

（三）工业化流水线生产模式应用于临床群体研究的优越性

　　早期临床研究是在少数人参与下完成的：一位医生独立地收集和分析临床资料，一位教授指导几名研究生进行临床研究，每一名参研者都通晓研究工作中从头至尾的全部操作，并完成一个或多个病例的资料收集。这种个体/作坊式的研究模式组织形式简单、易于操作，适合于小规模临床研究，常用于个案研究和查病历总结临床经验的传统研究模式。但是，随着研究的深入，临床研究项目中的观察和干预工作越来越复杂，观察的病例越来越多，要求每名研究者掌握所有操作技能、完成所有工作日趋困难，甚至不可能做到。个体/小生产方式组织起来的临床群体研究已经不能满足日渐复杂的临床研究的要求。

在大样本多中心临床群体研究中，研究者应组织研究团队，每人负责特定阶段、某一范围的工作，通过接力的方式传递各种信息。这种方式与工业生产流水线管理模式类似，无形有质的临床信息如同生产线上的产品一样在参研人员中流动，每一次高质量的信息传递都能使信息得到进一步增值，最终获得信息完整、准确的数据库。流水线生产的特点是，一个产品的生产任务由许多人组织起来共同完成，每个人只承担其中很小一部分工作，因而每个人的工作被简化，难度降低，可操作性改善。流水线生产的优点是高效率，在使用相同生产工具和劳动力的情况下，能够生产出更多更好的产品。同时，流水线生产无需全能技工，只需特定环节的工艺专家，大大降低了劳动力培训成本，因而在工业生产中得到广泛应用，成为创造物质文明、推动人类社会进步的重要手段。应用工业化流水线的管理方式组织现代临床研究，最主要的优势在于人力资源利用效率最大化。临床研究不同于简单的机械操作，培训合格医护人员的经济成本和时间成本高昂，不同专业的医生不具可替换性，属于宝贵资源。在临床群体研究中，对项目内容进行分解，每部分工作都交由最适合的人完成，发挥参与者的专长，可以达到提高工作效率、改善数据质量的目标。对一些技术含量较低的工作，如样品传递、表格和化验单粘贴等工作可分解出来，交由护工等完成，从而节约主要研究者的时间和精力。

（四）现代临床群体研究项目实施的原则和要点

现代临床群体研究在适应新的研究环境、满足各种不同研究目标的前提下变得越来越复杂，要求研究者预先做好研究设计，考虑项目实施过程中可能出现的各种问题，并采取措施避免这些问题的发生或在问题发生后及时处理，保证研究工作能够按研究者预先的设想顺利实施。在项目实施过程中需要抓住以下几个重要环节，从而提高研究工作的整体水平，保证项目的顺利实施。

1. 病例报告表和数据库

信息的收集、整理、储存和分析是现代临床群体研究的共同特征。在这一过程中，信息必须依托一定的载体才能被有效地传递和认知。病例报告表（case report form，CRF）和数据库是临床群体研究中储存、传递研究信息的载体，其中记录了研究过程中患者的信息资料，是研究后期资料分析和论文撰写的数据源，也是核对临床研究信息真实性的基础资料。因此，CRF和数据库是临床群体研究的关键环节。

CRF采用表格的形式保证了研究信息的统一、完整，其设计紧扣研究目标，覆盖为达到研究目标所需的全部信息。同时，信息收集的范围还要包括各种可能的混杂因素，以备分析时考查和排除混杂干扰对结果的影响。CRF 填写的程序应尽量做到与临床工作流程一致，避免两者冲突引起的混乱。需要指出的是，CRF 的设计并没有最佳的固定格式，其设计原则在于紧扣研究目标，保证信息完整，易于填写。设计过程中应听取各方面参研人员的意见，初稿确定后最好做预试验，通过实践检验 CRF 的可用性。数据库是临床群体研究中非常重要的环节，统计分析的数据直接来源于数据库。数据库质量高低的标志就在于数据库的信息是否忠实于 CRF。为保证数据库中的信息与 CRF 一致，数据库建立应遵循以下原则：

（1）采用双录入、双核对的方法录入资料；

（2）选择具备一致性检查功能的数据库软件；

（3）数据录入和修订过程中要建立明确、清楚的文字记录档案；

（4）必要时抽取部分资料，进行数据库与 CRF 的人工比对，核对数据的一致性。

2. 文件化管理

采用流水线方式组织起来的现代临床群体研究对项目组织管理提出了新的要求。在传统模式的临床研究中，某一特定研究对象的观察和信息记录一般由同一名研究者完成；而在现代模式之下，一名研究对象的信息可能要经过两个、三个甚至更多的研究者才能被完整地记录下来。在资料收集过程中如何保证研究对象的信息记录、交接过程不发生散乱、丢失，保证研究者有能力对研究的质量和进度进行动态监控？答案是文件化管理。

文件化管理是企业管理、尤其是工业化生产管理中常见的方法。在近年来流行的 ISO 9000 系列等质量管理认证体系中，文件化管理扮演了重要的角色。文件化包含了两层含义：

（1）用文件的方式规定一件事应该怎么做，即制定标准工作流程（standard operating procedure，SOP）；

（2）用文件的方式记录一件事做了没有、做了什么、产生了什么结果，即工作记录。

现代临床研究组织实施的参与者众多，事务繁杂、千头万绪。一位患者的信息要经过多位研究者才能被完整地采集。患者信息在研究者之间交接，如果没有确切的记录，有可能出现混乱。使用专门设计的表格，记录研究者是否完成了对病例的观察或处理，则可有效地避免混乱。有了完善的工作记录，临床群体研究中发生的一切都有案可查，从而保证研究的质量。临床医疗中个性化特点比较突出，医生诊治同一患者的方法可能有很大差别。但是，群体研究要求所有研究对象都得到同样的观察、诊治和处理，因而必须用 SOP 对具体操作做出细致的规定，将不同研究者的临床操作规范到同一水平，不求最好、但求齐同。对于现代临床研究中的操作，如研究对象入选、知情同意书签字、治疗的操作规程、CRF 填写等，都应该有明确的规定，并通过 SOP 加以规范。在临床群体研究设计和实施中建立 SOP 看似繁复，实则简单。在 SOP 制订过程中，研究者往往已经对可能遇到的各种情况进行了仔细考虑，并做出了详细规定，从而保证不同研究者对相同情况采用相同操作，最大限度地保证资料的同质性。

3. 培训

许多人参与共同完成任务是现代临床群体研究的特点，参研人员多，任务复杂，而任一环节出现问题都有可能影响研究质量，因此需要对所有参研人员进行培训。培训的目标是让参研人员明确自己在研究中的角色、任务和职责，掌握研究项目规定的标准操作方法。人员培训计划和实施方案是研究设计阶段需要完成的工作。针对项目分工的不同，培训的内容亦应有所区别。培训完成后进行模拟操作，检验不同研究者对具体操作的掌握程度是否一致，差异较大时应再次培训或改进培训方法，以期参研者对方法掌握的程度符合研究任务的要求。目前国内临床群体研究中人员培训的问题较多，如培训对象错位（培训对象是项目负责人，而参加收集资料的基层工作人员没有培训），培训时间短，培训的理论多、操作少，培训质量没有得到评价。这是影响临床研究质量的重要环节，需要加强。

二、改善临床研究者依从性的对策和方法[61]

有许多临床研究者不能严格按设计方案执行，导致数据质量下降。因此提出几点建议，用于改善研究者的依从性。

（一）数据质量与影响数据质量的环节

数据质量是临床研究的生命。所谓数据质量，是指用于分析总结的数据能否真实地反映患者身上发生的情况，分析的数据是否按一定要求在相同条件下收集，不同患者的数据之间是否具有同质性，最终获得的数据是否具备合并统计分析的基础。

临床研究每个环节的质量与研究设计、观察条件、研究对象配合的程度等因素有关，也与研究者依从性有关。任何一个因素出了问题，都影响整个研究

---

[61]赵一鸣. 改善临床研究者依从性的对策和方法. 中华医学杂志，2005，85（23）：1588－1590.

工作的质量。

（二）研究者依从性差的表现

研究者依从性不好往往涉及的是"小问题"，但这些问题破坏了研究方案的设计思想和设计原则，造成数据质量下降，其危害是全局性的。

1. 任意修改方案，不按方案实施

规范的研究方案往往用文件的形式对许多操作和实施细节作出详细的描述和规定。但在某些项目执行过程中，研究者经常随意对方案的某些操作细节进行修改，这些修改看似很小，但却大大影响了研究的质量，危害很大。例如，许多研究设计方案要求研究者在研究对象入选 24h 或 48h 内完成基线资料收集，并填写病例报告表（CRF）。但在实际操作中，有些研究者仍沿用传统的临床工作方法，将资料记录在病历中，待整个观察结束后再从病历中摘取所需信息填入 CRF。研究者对原方案的改动看似有一定道理：在病例观察结束后集中填表效率高一些，符合医生的工作习惯。但是，常规临床病历书写并不按临床研究的要求做，医生通常根据患者的情况有选择性地记录重要的症状、体征，有可能遗漏阴性症状、体征的记录。事后从病历中摘取数据时，经常会发现临床记录不完整，造成资料不完整，甚至编造虚假数据。

2. 没有理解、掌握研究设计方案对临床操作提出的具体要求和实施细节

临床研究者多为有经验的医生，在接受任务时，往往认为自己有能力完成临床研究任务，没有认真地阅读方案，考虑实施时可能遇到的各种细节问题。研究生参加临床研究往往能比较认真地阅读方案，但临床经验不多，在操作层面需要有人指导把关，如果培训不到位，可能在操作中出问题。例如，采用信封法隐藏随机分组方案，要求研究者按顺序取随机信封，依次打开信封确定患者的分组。但有些研究者随意抽取信封，不按顺序取信封，认为这种随意抽取信封的方法是"随机"。实际上，研究者并不了解该方案的设计原则，随意抽取信封破坏了事先设计的随机分组序列，不利于核查随机分组的真实性，应避免这种不规范操作。

3. 随意修改数据

临床填写的 CRF 中可能出现不符合逻辑、与其他临床资料矛盾的数据，有些研究者根据自己的临床经验或看法，直接对这些数据进行修改。CRF 记录的数据是原始资料，无论其是否合理，其原始资料的性质是永远不变的。有错误的原始资料可以修改，但应遵循一定的原则和操作流程，不能随意修改数据。在完整的方案中，通常考虑错误数据的检测、识别、验证、核对和修改等一系

列问题，并制定相应的流程和文件，规范并记录这一过程。因此，研究者应依据方案处理原始记录中可能存在的错误，不能随意改动原始记录中的数据。

（三）研究者不依从的原因

1. 技术层面的原因

项目实施前人员培训不到位，主要表现为培训对象是合作单位的项目负责人，而参加实际操作的人员（如医生、护士等）没有接受必要的培训，在工作中遇到问题时不知道应该如何做，只能采用各种方法"变通"设计方案。

2. 研究模式层面的原因

临床研究大致可以分为两类：一类是探索性研究，研究采用"摸着石头过河"的方法，研究设计的子方案各不相同，并随着研究的进展而不断调整或增加，不可能用一套研究方案规范所有的探索性研究；另一类是验证性研究，是在已经存在成熟的临床规范的情况下所采用的模仿性试验方案。验证性研究的探索性很小，但要求研究工作有很强的验证能力，即要求研究工作的设计、实施非常规范，经得起严格的推敲和检验，人们常用"质量高"、"科学性强"等形容这类研究。两种研究的方法存在区别，不能用一种方法替代另一种方法。否则，无法达到研究的目的。

3. 文化层面的原因

长期以来"辨证施治、个体化诊疗"是临床医学必须遵循的原则之一，成为医学传统文化的一部分。患者之间各不相同，如果仅仅运用疾病发生、发展和转归过程中的共性规律诊断治疗，效果往往不好；而既考虑疾病的共性规律，又注意每一位患者特殊情况的个体化诊疗，经实践证明是非常有效的方法。因此，"辨证施治、个体化诊疗"始终是医学发展的基石，不能抛弃。

验证性临床研究采用群体研究的方法，研究过程更像工厂生产，按统一设计按部就班地完成一系列工作，整个研究的实施过程没有弹性。这种研究方式从文化层面看与"辨证施治、个体化诊疗"完全不同，互相抵触。研究中医生不按方案实施，有时是医生长期临床实践中形成的潜意识造成的，其本质是两种不同文化的冲突。因此，在解决研究者依从性问题时，要考虑文化问题。如果在文化层面上与医生达成共识，许多具体的操作细节问题就比较容易解决，甚至参与项目的医生在设计阶段会提出改进建议，使项目实施的操作性改善，数据的质量得到提高。

单位级别比较低、年资比较低的医生作为研究者，依从性通常好一些，但这些研究者个人素质相对较低，研究能力差一些，如果培训跟不上，实际操作时可能出现不依从的问题。对于这样的研究者，文化层面的问题相对少一些，主要抓技术培训。对于高水平的有经验的临床专家，他们在临床研究中的依从性往往处于两个极端，非常好或非常差。非常好的专家本身具备非常优秀的个人素质和专业素质，了解验证性临床研究的特点和要求，知道在这类研究中保证研究质量最好的办法是按研究方案进行操作，不会随意改动方案。非常差的专家虽然有非常优秀的个人素质和专业经验，但不了解验证性临床研究的特点和要求，按自己以往的经验做临床研究，用各种"简便"的办法"对付"或"变通"研究方案中的一些实施难点，最终结果是研究质量下降，甚至导致研究失败。后者出现的问题主要是由于文化层面的工作没做好，沟通不够，没有达成共识。因此，优秀的临床专家作为研究者仍需要培训，重点是解决文化层面的问题。

（四）改善临床研究者依从性的对策

1. 直接针对具体问题解决依从性问题

这种对策很直接，可以长期积累，在遇到各种问题的基础上，将解决问题的经验总结整理成系统化的理论，然后制定相应的标准化模板，用于指导今后临床研究的设计和实施。这种方法可以有效地减少技术层面出现的问题，改善临床研究者的依从性。

2. 自上而下地解决依从性问题

即先从文化入手，解决研究者的认识问题；然后从研究模式入手，让研究者站在研究模式转变的高度重新审视临床研究，从思想上认可新的研究模式，并认可新的研究模式提出的各种原则和要求；最后从技术层面入手，通过具体案例，认识新的研究设计方案在哪些问题上有新的设计和要求，并参与讨论和改进方案。

（五）解决研究者依从性问题的具体方法

1. 教育和培训

新的临床研究模式对于多数临床医生而言是新生事物，有一个学习、了解、熟悉、认可、掌握、精通的过程。教育和培训的第一个任务是解决医生对临床研究的认识问题，通过文化层面和研究模式层面的介绍讨论，使参加临床研究的医生明确他们将参与的临床研究的性质、任务和最佳的实施原则，通过建立共同的价值观改善医生执行临床研究方案的依从性。教育和培训的第二个任务是在技术层面做具体的培训工作，其方式和内容多种多样，核心是通过讨论研究方案和实际操作，训练医生掌握正确的操作方法，正确处置实际工作中遇到的各种问题。

2. 改进设计，提高研究方案的可操作性

好的研究设计应该能够充分利用临床研究所在单位的现有条件，如人员配置、工作流程、临床操作常规等。在设计 SOP 和 CRF 等文件时要考虑这些条件，以达到改善研究者依从性、提高研究质量和效率的目的。

3. 树立正面典型，提供借鉴的样板

通过树立正面典型和具体的案例，展示什么是正确的做法，什么是好的临床研究应该具备的特征，降低研究者学习、模仿、入门、借鉴的难度，提高依从性。

4. 解决项目实施中的具体问题

医生参与临床资料收集面临的突出问题是，医生的工作非常忙，如果安排不合理，临床工作与临床研究有可能在时间上发生冲突，使医生没有足够的时间按要求完成研究工作。因此，在项目实施计划中，应明确研究者的工作量，并要求在时间上给予保证。

5. 选择合适的人做合适的事情

挑选合适的合作伙伴，即从用人的角度解决研究者依从性问题。选择合作伙伴首先应考虑的问题是，合作伙伴是否与研究者有相同的文化和价值观。如果一致，今后的研究如果遇到问题，沟通、协调、化解矛盾都比较容易；如果不一致，则合作可能会出麻烦，包括依从性不好。因此，在选择合作伙伴时需要花费很多时间互相沟通，确认彼此间存在共同的价值观，达成共识和默契。当合作单位出现人员变动时，也要注意与调换后的人员沟通。所谓"开发领导"，在这个层面上看是非常有必要的。当然，一个单位里的人不可能都与研究者有共同的价值观。对于价值观不同、能力弱的人，可以通过培训和安排任务让其完成一般性的工作。对于价值观不同、能力强的人，则要特别小心，重要的工作最好不要安排这样的人员负责，容易出问题。总之，从文化层面考虑问题可以与人力资源优化配置结合起来，通过合理的组织安排，让每一个参加研究工作的人都有机会发挥和展示其特长，按研究设计方案收集符合要求的数据。

第二十七章　对体外诊断试剂的认识

对于创新性体外诊断试剂（包括与试剂配套使用的体外诊断设备），除了试剂的主要性能指标（如准确度、特异度、灵敏度）应符合可参考的标准以及临床可用性要求之外，仍应参照第八章、第十三章和第二十六章的要求开展必要的临床试验。在设定了临床例数后，只有经过临床试验证明不能满足临床性能方面对有效性的要求，才能再进一步扩大临床样本量，以便进一步观察指标的符合性。但应注意的一点是，无论多大样本量，都无法保证绝对的准确性，只能是越来越接近真实值。临床实际工作中也会对可能造成重大风险的诊断方法采用重复验证手段，以便防止误诊出现。所以，有时要求过高的样本量也是没有必要的。追求过大的样本量会增加企业的负担，需要综合考虑。对于创新性和高风险体外诊断试剂（如血型检验试剂、乙型肝炎诊断试剂、艾滋病诊断试剂等）而言，样本量的设置应与误差率水平相适应，或者说，应足以反映出误差率水平。其他指标，如批间差等，是保证生产质量稳定性的指标。储运温度是保证试剂发挥正常作用的条件。

必须与设备配套使用的体外诊断试剂的准确率等指标，可能会受到配套使用的诊断设备的特性影响（如设备的温度变化范围、灵敏度等指标），需要对体外诊断试剂的运行环境加以限定。

对于已经发布、实施了国家/行业标准的体外诊断试剂而言，为证明实质等效性体外诊断试剂的安全有效性，应主要通过对生产工艺与原料的控制和用以证明满足国家/行业标准要求的实验室检验，以及在实际应用过程中采用定标和质量控制等来保障，无须开展临床试验。

第二十八章　对医疗器械申报资料的一些具体要求的认识

安全有效性评价的基本原则：对安全有效性的认定是相对而非绝对的，是基于疾病或不适的状况和目前能够达到的诊断和治疗能力而定的基本要求，而不是最佳方案。评审方向应主要围绕与产品的预期用途相关的安全有效性和使用过程中功能性风险或伤害的防止和控制，以及与现有技术和方法进行比较得出结论。

作者认为，审查人员应严格遵守法律法规，并依据既有的科学结论，科学常识，公理，已经得到实践验证的、行之有效的、并被科学文献资料所公布和证明的科学现象，已经发布的国际标准、国家标准（以下简称国标）、行业标准（以下简称行标）、法律、法规、规章，由国家或地方食品药品监督管理局的医疗器械技术审评机构（审评中心）正式对外公布的、对于具体种类产品应提交资料的要求，对申请在中国上市的医疗器械的申报资料中各项客观证据和声明等内容进行实质性技术审查。审查方式根据需要可以包括形式审查、专家会审、生产现场和临床现场考察等形式。

审查人员在相同条件下，应考虑公平原则，不得故意造成产品的不公平竞争环境。

在书面资料和证据无法确定申报产品在安全有效性方面的符合性时，可以考虑进行生产现场和临床现场的考察。生产现场和临床现场的考察应以与被审查单位人员面对面交流的方式和对生产现场的体系文件和记录审查的方式进行，并保留讯问记录。

以下是对各类申报资料进行审查的具体要求。

一、认证类资料和声明性文件的审查

以往，我们对境外上市的产品缺乏有效的监管手段，并对发达国家批准的文件过分信任，我们总是习惯于将境外政府批准申报产品上市的证书作为在中国市场上市的当然依据。如果建立了一套科学的评价体系和方法，就不会再出现这样的问题了。

境外上市批件应仅仅作为该产品在境外合法上市的证明，但不是在境内合法上市并满足基本安全有效性的必要条件。而在审查过程中应更加注重对申报器械在境外已经完成的实验室实验、临床试验和质量体系认证等实质性证据的审查。如果境外产品没有获得境外政府批准上市的文件，那么，我们就更应该在申报产品上市前加强对境外生产场地质量保证体系的合法性的考察，并应加强对境外生产过程的定期和不定期抽查工作，特别是对高风险医疗器械生产场地的现场抽查工作，应该加快设立这样的机制和程序。虽然我们国家也建立了对第三类器械中植入类器械的现场考察制度，但哪怕是这一点也执行得不够好。有些产品到现在也没有执行现场考察工作。

境外政府批准上市的证书、境外实验室实验报告以及质量体系认证证书等文件如果是复印件或网络下载的文件，需要获得当地公证机构的公证。

制造商的自主声明性文件（包括各类声明、注册产品标准、操作手册或使用说明书等）应由制造商或其委托的法定代理人的法人代表或执行经理签字和/或加盖公章。注册代理人或申请人仅可在注册申请表上签字盖章。

二、器械名称、标识和分类（参考 YY/T 0468—2003《命名用于管理资料交流的医疗器械命名系统规范》)

产品的名称应该包括商业名称或专有名称（在适用情况下），通用名称或常用名称以及分类名称（如果已被分类）；其中以 TM 申报的商品名不受中国商标法保护，而在中国商标管理部门注册的带 ® 的商品名受到中国商标法的保护（境外制造商申请的包括中国在内的国际商标注册也在中国境内受中国商标法保护）。在中国专利管理局注册的专利名称和专利技术受中国专利法保护。除产品的规范名称或通用名称之外，制造商所使用的商品名称不应含有晦涩、有误导性或超出批准使用范围的内容。

制造商应根据第二十章和第二十一章的有关要求，提供关于申报产品分类依据的声明，还需要提供分类依据。审查人应审查其分类依据的合理性并作出最终判断。分类依据中的主要内容应包括：申报产品的制造商应保证所有申报产品都属于某种类型产品，且依据是已颁布的产品分类目录，或与已批准上市的同类产品（从产品的用途和功能上表示出的产品的重要特征或特性应一致），或已经经过产品分类审查部门批准或者认证。

器械的标识审查除应参考第十六章内容之外，在器械的生产和销售使用过程中还应考虑以下内容：

（一）医疗器械标识中出现的误导性陈述

如果器械的标识信息中含有其他不真实或误导性内容，则将导致该器械被认定为假冒产品。

1. 器械包装的标识应在显著位置说明生产商、包装商或经销商名称和营业地址。

2. 对于公司来说，其产品标识必须加注真实的企业名称，前面或后面再加注公司特定部门的名称，方可视为已经满足以上关于生产商、包装商或经销商名称和营业地址的规定。

3. 如果该器械不是由标识指定名称的一方生产的，则标签上的名称必须加注一个短语，说明该方与器械的关系，如"由_____生产"、"由_____经销"或其他披露此类信息的表达方式。

4. 营业地址的标识文字应说明所在省（州）、城市和街区地址以及邮政编码；但是如果当前的城市目录或电话目录能够查到街区地址，也可以不写街区地址。只有本节要求生效日期后生产或变更的消费类产品的标识才要求在营业地址中加上邮政编码。对于非消费类包装，邮政编码应加注在标签上或标识上（包括发票）。

5. 如器械的生产商、包装商或经销商的营业地址与其主要营业地址不在同一地点，则标识应说明主要营业地址，而不是该器械生产或包装或销售实际所在地点，除非该项声明具有误导性。

（二）标识信息的显著性

标签上出现的术语、内容或其他信息，由于以下原因而不具备显著性和明显性：

1. 该术语、内容或信息没有出现在一般购买条件下的习惯性标签部位或位置；

2. 由于未要求的任何术语、内容、设计或器械出现在标识上，导致法定的标识空间过小，不足以保证要求的术语、内容或信息的显著性；

3. 以上法定术语、内容或信息字体过小或印刷风格不当、背景对比不充分、设计或图案模糊，或与其他书写、印刷或图片内容混杂在一起；

4. 在标识中出现外语表达的任何内容；

5. 需在标签或标识中出现的所有术语、声明和其他信息均应以中文表示。但特殊情况时，对于仅在少数民族地区或区域范围内出售的产品，如果地方的通用语言不是汉语，则可以用地方通用语言取代汉语。

常用内含物质净数量的表示方式（标准单位）：

加仑 gal   升 L

毫升 ml   立方分米 cc

夸脱 qt	码 yd
品脱 pt	英尺 ft
盎司 oz	英寸 in
磅 lb	米 m
格令 gr	分米 cm
公斤 kg	毫米 mm
克 g	液体 fl
毫克 mg	平米 sq
微克 mcg	重量 wt
摩尔 mol	

三、产品技术报告

产品技术报告除了需要对产品的技术特性、预期用途和技术发展状况等进行描述外，更重要的功能是说明申报器械的创新性，或者说明申报器械是否与被比较器械具有实质等效性（详见第二十章和第二十一章的内容）。实质性等效的结论是临床减免的依据。

四、风险分析报告

风险分析报告可以作为技术报告的一部分，或单独提交。

虽然现有管理规定没有明确规定，但鉴于已发布、实施的国家/行业标准是技术法规，提供的申报资料中仍应根据标准要求提供相应信息和开展相应工作。例如，已发布实施了风险评价标准 YY/T 0316—2008《医疗器械　风险管理对医疗器械的应用》（idt ISO 14971：2007），申请人就应该对器械开展风险评价工作。

产品风险主要集中在正常使用状态下与产品的预期用途相关的损伤，以及非预期故障或失效造成的伤害相关的风险分析方面。对于非预期故障所产生的风险，应主要依靠执行相关的强制或推荐性标准，防止或避免风险的发生（而由于标准制定过程和认识水平的相对滞后，不能保证产品通过满足相关标准就能够避免由于故障原因所产生的全部风险）。与预期用途相关的危害或风险往往只能通过风险分析的方法尽量避免。由于现代技术发展的限制或使用者经验的限制等原因，有些伤害或损伤是无法完全避免的。

YY/T 0316—2008《医疗器械　风险管理对医疗器械的应用》（idt ISO 14971：2007）仅提供了基本方向和提示，标准所列内容并不能体现全部可能的风险内容或包罗万象，也不能深入到每一个细节，还要根据申报器械的具体情况进行分析。但标准推出的目的是引导和促进制造商在产品设计、生产和使用的各个环节，持续性地对器械的各种风险进行充分的分析和评价，从而尽可能防止或减少风险发生的可能或概率。

五、关于标准

可参考 YY/T 0467—2003《医疗器械 保障医疗器械安全和性能公认基本原则的标准选用指南》。该标准的核心是适用引用原则，即：制造商可以依据器械的安全技术特性以及预期用途，选择适用的标准或应适用的某个标准的某些或某个部分。完全不适用或者不适用某个标准的某些部分则不引用。

我国发布的国家/行业标准一般有三种形式：等同采用国际标准（idt）、等效转化国际标准（equiv）、行业内自主设立的标准。

国家/行业标准制定（发布、实施）的基本原则或初衷（当然包括国际标准的建立）应是使通过实验室实验并表明符合国家/行业安全和性能标准要求的相关产品可以确保符合基本安全性，并使采用同样原理和工程技术的器械不必再经过研究过程证明器械的安全有效性。即通过减免临床研究（调查），就可以获准上市。（国家或行业标准制定的前提条件是，其所规范的产品指标已经经过各种实验或临床调查证明安全有效性，且相关产品已经形成了产业。那么根据这些标准生产并通过质量管理体系和检验合格的产品，就能够满足安全有效性要求。）

非医疗器械行业标准一般不作为强制性标准进行要求，也不作为审评的重点参考依据。如果其与器械整体性能的关联性很强，应促进这类标准加快转化为行业内的标准。

如果现行国内标准与最新国际标准发生冲突，应以国内标准为依据进行审评。

如果国内标准高于国际标准，则必须满足国内标准的要求。

只有国际标准，没有国内标准时，可以考虑接受申报产品采用或适用国际标准及其要求。

组合或融合器械或多组分（含药器械）、多成分器械（高分子、多金属、含药器械等）中若含有已经正式上市的产品组成成分，则各个组成成分本身的各项指标无须再具体说明和检测。但是，对于组合或者融合所产生的关联风险，或各种可能的化学反应生成物及应用部位的安全或性能改变等因素，必须进行检测，甚至在产生重大变化时开展必要的临床研究或调查。

已经实施的一些重要的常用通用安全标准：

- YY/T 0708—2009《医用电气设备 第1—4部分：安全通用要求 并列标准：可编程医用电气系统》（idt IEC 60601-1-4）

- YY/T 0664—2008《医疗器械软件 软件生存周期过程》（idt IEC 62304—2006）

- GB 9706.1—2007《医用电气设备 第1部分：安全通用要求》（目前境内执行的是第二版，正在讨论第三版）

- GB 9706.15—2008《医用电气设备 第一部分：安全通用要求 1.并列标准：医用电气系统安全要求》（idt IEC 60601-1-1：1995）

- GB/T 14710—2009《医用电气环境要求及试验方法》

- GB/T 16886.1—2001《医疗器械生物学评价 第1部分：评价与试验》（idt ISO 10993-1：1997）

- GB/T 19633—2005《最终灭菌医疗器械的包装》（idt ISO 11607：2003）

- GB/T 1 9971—2005《医疗保健产品灭菌 术语》（idt ISO/TS 11139：2001）

- GB/T 19972—2005《医疗保健产品灭菌 生物指示物 选择、使用及检验结果判断指南》（idt ISO 14161：2000）

- GB/T 19973.1—2005《医疗器械的灭菌 微生物学方法 第1部分：产品上微生物总数的估计》（idt ISO 11737-1：1995）

- GB/T 19973.1—2005《医疗器械的灭菌 微生物学方法 第2部分：确认灭菌过程的无菌试验》（idt ISO 11737-2：1998）

- GB/T 19974—2005《医疗保健产品灭菌 灭菌因子的特性及医疗器械霉菌工艺的设定、确认和常规控制的通用要求》（idt ISO 14937-2：2000）

- YY 0033—2000《无菌医疗器具生产管理规范》

- YY/T 0287—2003《医疗器械 质量管理体系 用于法规的要求》（idt ISO 13485：2003）

- YY/T 0297.2《医疗器械临床研究方案》

- YY/T 0316—2008《医疗器械 风险管理对医疗器械的应用》（idt ISO 14971：2007）

- YY 0466—2003《医疗器械 用于医疗器械标签、标记和提供信息的符号》（idt ISO 15223：2000）

- YY/T 0467—2003《医疗器械 保障医疗器械安全和性能公认基本原则的标准选用指南》（idt ISO/TR 16142：1999）

- YY/T 0468—2003《命名用于管理资料交流的医疗器械命名系统规范》（idt ISO 15225：2000）

- YY 0505—2005《医用电气设备 第1—2部分：安全通用要求-并列标准：电磁兼容-要求和试验》（idt IEC 60601-1-2：2001）（尚未全面实施）

- YY/T 0567.1—2005《医疗产品的无菌加工 第1部分：通用要求》（idt ISO 13408-1：1998）

- YY/T 0567.2—2005《医疗产品的无菌加工 第2部分：过滤》（idt ISO 13408-2：2003）

- YY/T 0595—2006《医疗器械 质量管理体系 YY/T 0287—2003 应用指南》（idt ISO/TR 14969：2004）

- YY/T 0615.1—2007《标示"无菌"医疗器械的要求 第1部分：最终灭菌医疗器械的要求》（idt EN 556-1：2001）

- YY/T 0615.2—2007《标示"无菌"医疗器械的要求 第2部分：无菌加工医疗器械的要求》（idt EN 556-2：2003）

- GB/T 17995—1999《管理、医疗、护理人员安全使用医用电气设备导则》（idt IEC TR 60930：1988）

- GB/T 20367—2006《医疗保健产品灭菌 医疗保健机构湿热灭菌的确认和常规控制要求》（idt ISO 13683：1997）

六、注册产品标准应包含的内容

国家应鼓励企业自行制定更加体现出申报器械特性的"注册产品标准"，即在注册产品标准中全面引用可适用的国家或行业标准，并结合器械自身特点制定特殊指标和检测方法。

申请人应依据 GB 1.1 的要求编制注册产品标准。

凡依据本部分要求制定的注册产品标准，应当包括食品药品管理局认为必要的内容，以合理保障使用该器械时的安全性和有效性。为了提供该保障，器械之性能标准应对下列内容进行规范（但不局限于这些内容）：

1. 除符合本部分第6条要求之外的器械的性能特征及检测方法；

2. 器械的设计、结构、部件、成分和性质，匹配的动力系统，以及对该系统的连接；

3. 适用于器械的制造流程及质量管理方式（如抽样方式和数量）；

4. 器械的工作方式；

5. 器械的预期用途；

6. 器械应符合的国家/行业安全/性能标准以及必要时的国际标准；

7. 对出卖和经销器械的限制，如仅在临床机构内使用，或仅用于个人，或仅限于一次性使用，或可重复使用等；

8. 编制说明，应对不适用条款情况进行说明。

为保障器械质量的稳定性，应提供证据。例如，无菌医疗器械应规定无菌有效期，其他器械应声明器械使用寿命或保质期。

国家、行业标准中的强制性安全指标属于产品基本安全特性的范畴。

超出国家、部颁标准的指标和非强制性指标属于产品特殊特性的范畴。企业自愿声明后就需要主动对特殊特性进行实验室实验，并提供符合性证据。对临床产生重大影响的特性，还应开展临床前调查和临床研究（调查），以证明安全有效性。如果未提供客观证据，对其特殊特性不得进行推广、宣传、广告、标识。

应注意以下信息：

● 产品是否全部符合现有的应适用的国家和/或行业标准，未采用或适用的理由。

● 还有哪些要求和标准还没有采用，有无未采用的理由。

● 国家/行业标准规定之外的器械特殊特性是否已经检测以及检测方法是否得当。

七、关于制造商自测或委托第三方实验室检测

（一）总则

1. 由制造商进行的样品测试或者百分之百的基础测试，或者，如果制造商认为没有其他实际测试方法可供食品药品管理局认定器械是否符合性能标准，即由食品药品管理局组织相关机构进行测试，或者由第三方进行测试，以保证器械符合性能标准。

2. 公布对器械的测试结果，证明器械符合某些被要求的安全和/或性能标准。

3. 制造商向购买者或食品药品管理局出具证明，证明其器械符合现行安全和性能标准。

（二）检测机构（实验室）的选择

由于已实施标准的数量越来越多，以及实验室检测项目受检测设备和人员

等的局限，应允许申请人根据应适用的强制性或推荐性标准自主选择多个国家食品药品监督管理部门认可的、符合 GLP 要求且具有相关项目检测能力的第三方实验室进行器械检测（对于个别项目，如果国家局认可的任何检测机构都不具备检测能力的话，可以选择其他符合 GLP 要求的实验室进行检测），而不应限定一家检测机构并由这一家再委托其他机构（实验室）检测其余标准或条款。在选择的首家实验室无法检测全部项目的情况下，申请人可以认可所选择的实验室再委托其他实验室对器械的其余适用标准进行检测的方式，但不应强迫。检测机构应在网上或检测机构内对外明示其经 GLP 认证和国家局认可的承检范围。

1. 为证明对法规和标准的符合性，申请人一般采取提供送检样品的方法，以通过实验证明采用或适用国内标准和/或国际标准。如果某些指标高于标准的要求或有特殊变化，需提供实验/试验依据和/或方法。在某些情况下，也可以提供具有说服力的评价性资料如风险分析报告或评价报告来代替实验。〔在被批准上市后的生产过程中，为保证器械质量的可靠性和稳定性，制造商一般应采用抽样（大批量生产时）或逐台检验的方法，以证明对标准指标的符合性。〕

2. 被检测的典型产品或部件的定义及注册单元的解释

首先应定义系列产品或部件：此处所定义的系列产品或部件是指由同一制造商生产的系列型号/规格的器械产品、部件或者它们的组合，应符合相同的国家/行业制定的安全和性能标准，具有相同的预期用途和相近的工作方式或功能，或相同的材料、成分和状态（液态、气态、固态），或相同的工作原理、相同的供应能源，**但可以有具体适应证差异（例如应用部位的差异）、非关键性性能指标的差异（例如物理结构特征）的差异。**

典型产品或部件应是系列产品或部件中技术难度最高的，或最复杂的，或技术指标最全面的，或是在技术特性难以区别时使用可能性最高的产品或部件。无须保证典型样品涵盖全部技术特性。

除典型产品或部件之外的其它产品或部件为非典型产品或非典型部件。如果非典型产品或非典型部件的某些关键的或具有显著差异的性能指标未被典型产品全部涵盖，仍需要检测该指标。非关键指标的差异可以豁免检测。（非关键指标是那些对安全性和性能没有显著或直接影响的指标。）

系列产品、部件或它们的组合可以按同一注册单元申报注册。一般情况下，只有符合已发布和/或实施的国家/行业专用部件性能标准的通用性部件才能单独申报注册，且无须标明与之配套的整机或部件。其它必须与整机配套使用的所有部件都需要与整机一起注册，或在单独注册时标明与之配套的整机名称和型号，且对部件进行的实验室检验都需要与整机一起联机进行。与整机配套的系列部件可以在一个注册单元中与整机一起注册。同样，不带部件的整机在申请注册时需要标明与之配套使用的部件的名称和型号，并需与部件进行联机检测（另见第三章第四节标题二和本章标题十三）。

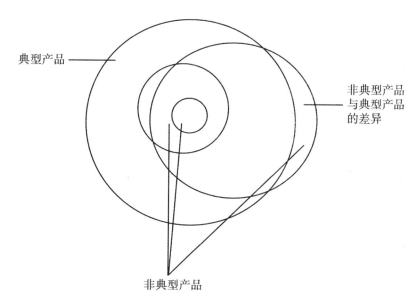

图 2 典型产品与非典型产品

3. 应该允许和鼓励企业进行产品改进、完善和科技进步。产品重新申报注册时，如器械发生了非重大变化，应对变化项和关联项进行检测。如发生器械特性方面的重大变化，需要重新进行全面检测。

4. 正常情况下，消耗品、应用部分、关键配件（无论其是否为选配件）应和主机一起进行联机检测。

5. 标识完整。标识的印刷和使用应能够使标识在通常的处理、储存、装卸和经销条件下，保持清晰并粘贴牢固。标识是检测时应重点注意的部分。

6. 在新发布的国家/行业标准尚未正式实施的过渡期内，应允许制造商在新旧版本标准之间自主选择并检测。在新标准正式实施后，企业应及时按照新标准对器械进行自检或委托第三方检测，并在注册证到期日重新注册时委托第三方进行检测和向国家食品药品监管部门备案。

7. 由境外第三方机构出具的检测报告的内容不应作为支持性文件，只能作为参考性文件，除非境内检测机构对某些项目的某些特殊指标不具备检测能力。

对于某些大型设备，制造商除了需要器械上市的注册检测外，还需要满足国家对质量认证（如 CCC 认证）要求的检测，而往往是由同一个第三方检测机构承担两个部门的检测任务。此时，对检测报告的认可程度，要看检测报告所检测的内容和检测完成的时间是否全部满足注册的要求。

8. 第三方出具的检测报告应包括：对制造商声明的超出强制性标准要求的特性指标部分的检测认可结论，对符合强制性标准的实验结论，不适用项的认可评价结论，不符合项的检测结论，没有强制性标准要求或约束的器械特性的试验方法和检测结果的详细描述和数据。第三方检测机构对被检器械符合强制性标准的指标和方法的各项条款以及是否符合标准要求的结论都需要公布，这部分数据应由第三方检测机构内部有期限地保存。第三方检测机构应对境内、外检测方法和数据的不一致性进行评价并给出最终意见。

还应注意以下信息：

- 制造商声明的国内尚未转化的国际标准已规定指标是否已经得到国内检测机构检测。
- 除国家/行业标准之外，对制造商所声明的哪些指标还没有进行任何检测。
- 以上检测方法是否得当。
- 除检测项外，根据临床需要是否还应增加应检项目的检测。还应分析所检测的产品是否是所有申报型号产品的典型产品，检测的产品附件是否是所有申报产品附件的典型附件。
- 检测报告还应包括包装、储藏（方式及货架寿命）、运输条件、图示、标识、灭菌方法、灭菌有效期、消毒等重要信息。
- 实验室检验的减免或临床试验替代。

目前，国际标准化组织已经开始在一些通用安全要求试验方面寻求简化程序，例如在 IEC 60606-1-1《医用电气设备通用安全要求》的检测方面。境外大的制造商生产的器械大多是在原有基础上逐步改进和提高的，是个渐进的过程。所以，对于新的器械中那些之前已经进行过检测的没有改变的部分，就没有必要再重复进行检测了。只有改变的部分，加上被这些改变所影响或关联的部分，才需要通过检测来证实安全性。所以在 IEC 60606-1-1 第三版中允许制造商通过风险分析的方法，可以省略掉一些不必要的检测项目，节省不必要花费的时间和重复检测。相信在不久的将来，我们国家将会根据国际标准版本的修订情况，对我国的国家标准进行相应修订以适应这种变化。

《医用电气设备通用安全要求》的风险评价报告一般可以包括与本制造商生产的、已注册的同类型产品电气结构的对比和分析报告，检验变化项和该变化引起的关联项的变化项的评价和检验报告，已注册的同类型产品的原始检验报告等证据资料。

由于《医用电气设备通用安全要求》标准版本的改变，还将涉及一些并列标准的修订。在今后还会影响到这些并列标准的修订以及相关检测的简化。

对于我国重新注册或备案的器械，由于首次注册时生物学试验或评价已经做过，就没有必要再重复进行生物学试验了。

在有可参考的应用历史时，同样可以考虑采用提供生物学评价报告的方式替代生物学实验报告（还可参考本章标题十七的内容）。

人体试验的替代：在某些特定条件下（如由于伦理原因或通过论证证明不会产生不同的安全结果），可用模体实验或动物试验代替人体试验（见第三十二章的内容）。

八、关于人体试验的临床研究和临床调查（参考 YY/T 0297.1—1997《用于人体的医疗器械临床研究第一部分　通用要求》或其最新版本）

一般原则：对于同类器械已被批准的适用范围，申报器械一般无须再通过临床试验进行验证，也应批准相同的适应证范围，无论申报器械是否开展了全部适应证的临床试验。当然也有例外，如介入或植入人体的关键或应用部件的设计，哪怕有细微的不同时，都可能影响或导致安全有效性的改变，从而造成适应证的差别或改变。

审评机构（审评中心）需要对来自临床调查研究数据分析的结论给出最终审查意见，包括：

- 调查研究成功或失败的标准是否已经满足；
- 临床调查研究的结果和结论已能证明符合相关的必要要求；
- 器械标签（标识）上的声明已由临床数据或相关的预临床数据证明；
- 与使用器械带来的益处相比，制造商声明的使用器械带来的风险是可接受的。

（一）临床观察期限

由于产品所对应的疾病有近期、远期观察和治疗效果、诊断准确性之分，因此评价手段应该多样化。对于创新性产品和高风险产品而言，应针对不同情况建立长期的观察或跟踪手段，以及分阶段批准上市的程序。某些器械往往需要三期临床等观察期的配合，尤其是某些治疗类器械不能在近期效果出现后就批准上市。长期安全性和效果是非常重要的指标，但往往被忽略掉了。已经批准上市的一些产品都只进行了近期疗效试验，而对远期疗效未进行调查或因脱靶而无法有效跟踪，造成产品安全有效性的真实性被怀疑。由于后续监管手段缺乏，又使这部分产品逃过了监管。因此，对于创新性产品，生产企业应该定期（一般每年一次，特殊情况下可以缩短报告周期和增加次数）将临床结果和不良反应结果报告给审查单位，直至远期风险充分释放，审查单位才正式批准其上市。这样，出现问题后可以进行有效追究。即使仍出现问题，国家还可采取强制召回的措施。因此，应明确企业长期、持续地符合法规的责任。

（二）临床观察指标

对临床观察指标的设定非常重要。应对产品的临床适应证范围，对比试验的选取方式，临床统计学依据的充分性和合理性，产品应用部分的安全性和有效性能否保证产品的技术实现，产品的近期效果和远期效果是否都能够达到，检查器械的准确率、特异度、灵敏度、假阳性、假阴性指标以及治疗器械的治愈率、有效率、显效率、无效率、复发率、复治率和不良反应率等进行综合评价，缺少了某些观察指标可能会导致试验失败。

（三）临床研究（调查）的主要方法

生产企业在制定临床方案时往往困惑于临床研究（调查）方法的选择。对于医疗器械而言，也应该参照药品试验的方法，确定是否采用或采用何种对照试验。应严格入组条件，注重合理性。有时候需要自身对照，有时候需要历史对照（与临床文献对照），有时候需要与先行上市的同种或不同种的最优方法或器械进行对照，有时候需要配合或结合使用某种方法进行对照。要根据目前产品的预期用途和定位、临床适应证、治疗或诊断的急迫性、同类产品情况等因素而定，只有合适的选择才能最终证明产品的安全有效性。在满足能够产生同等效果或更优效果的前提下，还需要注意不能产生更多的临床风险或不良反应，否则不被接受。

特别需要注意的是，尤其是在良性病的治疗方面（如血管瘤、脑部功能性疾病、子宫肌瘤、子宫出血性疾病等的治疗），如果使用新方法进行治疗不能产生比现有方法更好或更有效的结果，或产生更多的近期和远期不良反应或风险，是不能被接受的。

在正式开展临床试验前，需要对非临床实验和试验进行审查，还需要对预开展的临床试验方案进行审查。所进行的临床前调查或非临床调查（实验室实验、动物试验和替代试验）环节除了要考查产品的实际效果外，还需要重点考查产品在实验机制和模拟实验部位方面可能产生的风险和不良反应问题，需要分析这些实验或试验是否充分和合理。实验室实验/动物试验或替代试验的结果与人体试验的结果可能存在差异，不能完全替代人体试验，应分析这种差异性和不能完全替代性是否会产生风险。在完成实验室实验/动物试验的前提下，如果产品应用于人体可能造成不可逆而且是无法替代的伤害，应严格设计临床研究（调查）的条件（如三期临床），采取由最小样本量个体试验到逐步扩大样本量群体试验的方式。

应检查临床研究的数据是否符合统计学要求。原则上，每一个单一病种、部位、途径的临床研究都应该满足统计学要求。试用/临床调查的观察时间应科学合理，并应保证必要和充分。对临床产生的重大不良反应应立即暂停试验，进行分析，并报告当地食品药品监管部门，确定偶发后，再进一步扩大样本量对不良反应产生的原因进一步分析，防止产品上市后风险不可控制；否则，应停止试验。应检查临床研究/临床调查的方案设计是否合理〔需要考虑方法是否得当（如优效、非劣效、等效）、对照组选择是否正确（随机双盲、自身对照、治疗对照、历史对照等），通过偏差分析计算得出是否接受的结论〕。检查临床调查单位的资质是否符合要求。此外，还应考虑是否还需要延长临床调查期限和扩大样本量、增加/变更临床调查单位、增加应用部位等，以及应如何要求等。

在审查创新性高风险治疗器械的临床研究方案时，应给予足够的观察期限和较大的样本量。观察期限一般不得低于 5 年，特殊情况下甚至可以达到 10 年。样本量应该进行严格设计，使得参加试用的患者的安全得到充分保证。尽最大可能降低受试者受伤害的程度和概率。为开展有效的研究，制造商可能会制定若干子方案以进行充分比较，最终得出哪个子方案可以实现最佳的临床试验结果。一般来说，每个子方案的试验例数也应达到具有可统计性的要求。

九、使用说明书

作者认为，第二类和第三类器械合法上市后的产品使用或操作说明应是被批准的使用信息

1. 制造商应根据潜在用户培训或知识水平的情况，随器械向用户提供安全操作使用信息，注明制造商。

这些信息应在标签或使用说明书中具体说明。

根据实际需要，在器械上、每个器械的包装上或在销售包装上都应该注明安全使用所需要的操作信息。如果不可能对每个器械单独包装，则应随每个器械或一定数量的器械提供活页说明。

每个器械的包装中应附带使用说明书，但对于第一类器械，如果不需要使

用说明书也可以安全使用，可以除外。

2. 根据需要，应通过使用标志说明操作信息。器械使用的标志或识别颜色应符合有关国家/行业标准的要求，如果没有相关标准，标志和识别颜色的含义，必须在器械附带的资料中说明。

3. 器械标签必须具有的内容

"充分的使用说明"指：即使是非专业人士，也能够安全地将该器械用于预期用途的使用说明信息。使用说明如果全部或部分遗漏以下信息，或包含以下不正确信息，则可以被认定为不充分：

(1) 说明该器械的所有指定使用条件、目的或用途，其中包括其口头、书面、印刷或图片广告中出现的处方性、推荐性或建议性条件、用途或目的，以及该器械通常使用的条件、目的或用途；但是以上内容无需说明只有在持有法定执照的医生监护下才能够安全使用的器械使用条件、目的或用途，以及只针对以上医生的广告指定使用条件、目的或用途。

(2) 剂量，包括其指定的每次使用量，以及不同年龄段和不同身体条件的用户的惯常使用量（例如放射剂量）。

(3) 使用频率。

(4) 使用期限，以年和月表示。

(5) 使用时间是在饭前还是饭后，出现症状的时间，或其他时间因素。

(6) 使用的程序或方法。

(7) 准备工作，如调节温度，或其他操作或程序。

(8) 有关器械正确安装、保养、操作和使用的标识的使用、形式和内容。要求在标识中体现的内容包括：警告语；存储和运输的注意事项；有效期；制造日期和地点；正确使用器械的效果；正确诊断的数据；用法说明，包括适当的注意事项，使用器械时的正确组件、附件或者其他器械；并说明适用的人群，例如说明器械只在以下情况下使用才是安全有效的，即：使用器械或用器械治疗的患者，已经通过了特别设计的检验程序，发现了某种疾病或者不适症状，对该症状或不适，有专业技能使用器械的人表示应使用该器械。

(9) 制造商及其代理人的名称或商号以及地址。

(10) 使用者识别器械和了解包装内容所必需的信息。

(11) 必要时，注明"已消毒"或"已灭菌"字样。

(12) 必要时，注明批号或系列号，批号以"批号（lot）"打头。

(13) 必要时，注明器械属于一次性使用。

(14) 如果属于定制器械，注明"定制器械"字样。

（15）如果属于临床试用器械，注明"专门用于临床试用"字样。

（16）特殊储存和管理要求。

（17）特殊操作说明。

（18）器械的生产日期，不为第（4）项所含，但可以包含在批号或系列号内。

（19）器械的生产地点。

（20）器械可能带来的副作用。

4. 对器械和可拆卸部件必须加以识别。如果需要，可以采取各种方法对批量器械和可拆卸部件加以测试，排除隐患。

5. 如果必须同其他器械或设备一同安装或连续使用，应当说明配合使用的器械或设备的特性，以便取得预期的功能。

6. 对于植入人体的器械，如果需要，应加以特别说明，避免出现植入人体器械特有的危险。

7. 在进行特殊检测和治疗的过程中，器械产生相互干扰的危险性说明。

8. 说明消毒包装损坏后，对器械如何进行处理。如果可能，说明重新消毒的有效方法。

9. 对于可重复使用的器械，应说明正确使用的方法，包括清扫、防止传染、包装以及对需要消毒的器械进行消毒的方法，重复使用的次数限制。

10. 器械使用前如何进行处理，如消毒、最后组装等。

11. 利用放射线治疗的器械，必须说明放射线的特性、类型、密度和分布。使用说明书必须另外说明，当器械出现意外时，医护人员如何打消患者顾虑以及注意事项，例如器械性能发生变化时的注意事项。

12. 具有测量功能的器械应说明期望精度。

应注意临床产生的能够控制和能够预见的不良反应是否已经在产品使用说明书中得到体现。禁忌证是否充分发现。对产品的作用时限如近期/远期效果是否明确。可参考食品药品监督管理部门已公布或发布的相关器械的文件。对于许多中、低风险医疗器械和检查、诊断类医疗器械而言，往往没有明确的禁忌证，不应要求在使用说明书中一定要增加禁忌证或慎用要求等内容。少数向人体输出能量的诊断器械仍存在禁忌证，例如：超声检查设备的输出功率超过一定值时，对怀孕早期的胎儿可能会产生风险；乳腺射线检查设备的累计放射剂量超过标准规定的剂量值时可能会产生风险等。

还应考查产品命名是否规范，是否符合临床规范的要求，使用条件、储运条件、消毒灭菌方法是否符合要求，申报型号与使用说明书是否一致，操作程序和操作警告信息是否充分和合理。在使用说明书或标识中经常会出现一些所声明的指标未被写进注册产品标准的情况，应引起申请人的足够重视。凡是在使用说明书（或用户手册）和标识中声明的器械性能指标，都应被写进注册产品标准并详细说明检测方法。

作为参考的外文使用说明书不必与中文使用说明书在所有内容上保持一致，可能存在外部能源供应、人种、体形、体质、地域、适用法律和标准、产品名称和标识等方面的差异是合理的。

重新申报产品需要重点考查其在原理、使用条件、应用部位有无明显变化，涉及是否增加产品型号或者产品自身结构方面有无变化。还需要注意原来的型号或规格在增加新的规格或型号后，在所有申报型号的产品中是否仍具有典型性，其他型号或规格的产品是否超出原适用范围等。

申报器械应保证其标签、标识、使用说明书、人机交互界面的中文化（参考 YY 0466—2003《医疗器械　用于医疗器械标签、标记和提供信息的符号》）。

器械的预计使用寿命指医疗器械在投入使用后预计可发挥功能的期限。某些植入性器械标有"到期"（EOL）日期。其他器械尽管没有标注 EOL 日期，但在预计使用期限内可以通过维护、修理或升级而保持有效使用。

十、质量体系

对质量体系的审核工作今后必将被纳入到评价体系中来，并成为监督管理的一个重要环节。

制造商根据 YY/T 0287—2003《医疗器械　质量管理体系　用于法规的要求》进行医疗器械的设计、生产和服务，应满足所在国法规的要求和保持质量管理体系的有效性，并根据顾客反馈持续改进产品。

总体而言，医疗器械企业应根据企业的特性遵循相应的质量管理体系：
- 从事产品设计开发、生产和服务的企业应遵循全面质量管理体系的要求。
- 从事产品生产和服务的企业应遵循生产管理体系的要求。
- 从事产品服务的企业应遵循产品管理体系的要求。

以下是一些有关质量体系的定义：
- 设计输入[62]：指作为器械设计基础的、器械的物理要求和性能要求。
- 设计输出[62]：指每一设计阶段的设计成果以及最后总的设计成果。成品设

---

[62] 美国联邦法典（*Code of Federal Regulations*）第 21 标题，第 820 部分　质量体系规章，820.3 定义。

计输出是器械主文件的基础。总体成品设计输出包括器械、其包装和标识以及器械主文件。

- 设计验证[63]：通过提供客观证据，确定该器械规范符合使用者的需求和用途。设计和开发验证的目的是为确保设计和开发输出满足输入的要求。通常对创新性和高风险医疗器械的验证方法是开展临床研究或调查，并应符合所在国法规要求，这是与其他行业对产品设计验证的重要区别。

- 确认[64]：是指通过提供客观证据，对特定的预期用途或应用要求得到满足的认定。确认应在产品交付前完成。对确认结果及必要措施的记录应予保持。

- 标识完整[63]：标识的印刷和使用应能够使标识在通常的处理、储存、装卸和经销条件下，保持清晰并粘贴牢固。

- 供方[64]：向顾客提供产品的组织或个人。一般指制造商。

- 分供方：向供方提供产品，或依据与供方签订的合同并以供方名义向顾客提供产品的组织或个人。

- 重要分供方（也称"承包方"）：指需要通过与制造商签订合同，向供方（一般指制造商）提供合同约定的产品，并由制造商根据合同对产品进行质量验收的分供方，或者指以供方名义直接向顾客提供最终产品的分供方（例如 OEM 公司或子公司）。合同约定的产品是指由供方（制造商）通过签署合同的方式委托分供方生产的成品器械、关键半成品器械、成品器械的核心部件或关键原材料（见第四章"产品"定义）。（在此，需要更正目前采用的所谓"承产商"的概念，这个概念没有出处和法律定位，也很难界定。现行规定中所称的"承产商"就是质量体系中所指的"重要分供方"。）

- 一般分供方：指制造商通过市场采购的通用件或标准件的分供方。制造商一般会选择那些由获得质量认证并按规范的质量体系生产产品的合格分供方提供的产品或部件。

- 生产地址或产地：一般以产品的最终包装地所在地址作为主要生产地址，重要分供方的生产地址也可作为生产地址。举例：如果某一重要分供方负责产品的最终包装，则生产地址就定在这个重要分供方所在地。还有一种情况是，系统的某个重要部件或原材料（由重要分供方提供的部件或原材料）的生产地址也应作为生产产地对待。

---

[63] 美国联邦法典（*Code of Federal Regulations*）第 21 标题，第 820 部分　质量体系规章，820.3 定义。

[64] GB/T 19000—2008《质量管理体系 基础和术语》。

随着国际化步伐加快和国际大融合的趋势，国产和进口的概念变得越来越模糊，国际资本（或称境外资本）为了实现本土化生产、降低运输或劳动生产力成本，也在境内广泛设厂。因此沿用过去关于国产或进口的概念就有些过时了，所以，更应该关注产地的概念和运用属地管理的管理理念，对产地进行有效管理。用境内或境外生产来定义产地更加贴切。境内是指所有中国大陆地区，境外是指中国大陆之外的所有国家和地区（由于我国港澳台地区的特殊地位，可将其归属在境外地区内）。在开展境内质量体系考核工作的同时，对境外生产

举例：

某个国产血糖仪已经通过注册被批准上市，原注册证未明确血糖测试片是否国产以及产地和型号，现在想配境外生产的血糖测试片进行销售。某个国产麻醉机已经批准上市，原注册证仅明确了麻醉剂的种类，未明确麻醉剂容器是否国产以及产地和型号，现在想配境外生产的麻醉剂挥发罐进行销售。如果未经注册或备案，这种组合销售都是非法的。如何判断呢？首先，以前都是用国产测试片或国产麻醉剂挥发罐，如果要配境外产耗材，境内制造商一般先要在内部质量体系中建立器械匹配设计和内部测试程序及方法的质量控制文件，并依据质量控制文件测试主机和耗材的匹配性。如果自身没有自检能力，需要委托食品药品监督管理局认可的第三方进行匹配性测试。如果制造商有自检能力，可在注册证有效期内自检并记录，然后在前期注册证到期前，委托食品药品监督管理局认可的第三方进行匹配性测试，并进行到期重新注册申报（备案）。如果没有质量体系作为产品质量控制和保证的支撑，就属于制造和销售假冒伪劣产品。

作者在审查过程中曾经发现过这样的问题，后来汇报给医疗器械司，得到了一个合理的处理，也给领导们提了个醒：某个品牌商想在境内生产器械，却想按照进口器械申报注册，而器械无法提供境外合法销售的证明资料，这种情况难道仅需要提供该产品在我国进行的临床试验报告就能获得注册吗？常规监管如何进行？出了问题怎么办？对持有进口注册证却在境内生产的制造商，我国地方药品监督管理部门无权监管，而外国政府更无法监管，生产地成了飞地，造成了监管真空。这种情况，只有通过加强对境外生产地质量体系的经常性抽查才能有效监督，不是仅提供在境内开展的临床试验资料并获得进口注册证就能了事的。由于受到监管人力、物力的限制，这种监督应主要集中在高风险器械方面。

企业生产过程的监督和管理应该加强。对重要且需跟踪器械开展定期和不定期的飞行检查是国际惯例，包括加大质量体系抽查和产品抽检的力度。建议监管部门在今后的工作中给予足够重视。近期法国暴露出的硅胶乳房填充假体采用工业用硅胶作为填充材料的事件给我们提出了警示。

今后，在用器械不良反应是一个需要加强关注的重点，目前仍是空白。需要加强监管的主要问题和原因是：①临床操作规范和规程不完善，临床机构盲目和随意扩大适应证。经常可以从互联网上查询到临床机构的医务人员未经许可或履行必要的伦理批准程序，开展已批准设备的新的临床适应证的试用或应用的情况。②维护、更换不当或不及时。③不能按照产品标准严格生产，造成质量不稳定，例如灭菌工艺执行不到位。对在用器械的不良事件等顾客反馈，应向监管部门进行正常报告，并促使制造商持续改进所生产的产品，或召回，或停止生产。

按照国际惯例，软件的审查应该依据 ISO 10993（YY/T 0287—2003）和 IEC 62034（YY/T 0664—2008《医疗器械软件　软件生存周期过程》）标准进行审查。在生产企业内部开展对设计流程的审查，包括对模块验证和总体验证等的完成情况的审查。

质量体系文件的审查：需要考查质量体系考核报告是否在有效期内、地点是否与实际生产地址一致、是否涵盖申报产品、是否加盖审查/考核单位签章等。

质量体系考察：由于国家食品药品监督管理部门直属审评机构（审评中心）所具有的专业性，应充分发挥审评机构（审评中心）的技术特长，可以受国家食品药品监督管理部门委托，参与对境内外生产的、在中国申请上市或已经上市产品的生产环节进行定期和不定期、上市前和上市后的质量监督抽查工作。对生产企业的质量体系考察应以制造商为主，但对于重要分供方，如需要，也应进行现场考察。

对于被跟踪器械和有条件上市器械，应加强定期和不定期质量抽查。

审查人员有权提出任何与保证产品合格生产相关的问题，并需要由被考查方在当时和过后予以回答。整个考查过程需要有原始记录并有当事人签字。对于无法回答或拒绝回答的问题，审查人员有权或经请示后有权要求企业暂停生产进行整顿或终止生产，并向上级汇报并公示。

十一、循证和保密

我们在审查过程中经常会遇到一些"度"的问题，即什么资料是能够证明产品安全有效的最终证据。应该遵循以下原则：

- 循证是对所有证据进行验证和评价的过程。一般情况下，只要通过恰当的实验室实验或者临床预试验甚或临床人体试验（但不一定需要开展全部的实验或试验）能够最终证明所声称的、能够达到的效果，就能够认可或认定产品的安全有效性。

对证据的求证成为最终的认定标准。在无法获得原理性依据的情况下，通过公认的检验方法和公认的临床试验方法来验证客观现象是反映事物的最终安全性和有效性的手段。即使开展原理性分析，我们在现代科学认知的条件下，往往也很难给出根本性的答案。在这种情况下，循证的意义就凸显出来。

我们有时候会困惑于能否要求制造商提供涉及产品的关键生产工艺或数学算法的问题，应该说是非必需的和不被赞成的。这往往涉及制造商的核心技术秘密，是制造商能够保持合法的核心竞争优势且他人难以正常获取的宝贵价值中枢，就像可口可乐饮料的配方一样珍贵。因此，凡涉及制造商技术秘密的核心技术资料是不应该随便索取的。在很多情况下，我们只需要求制造商提供能够证明某种方法的应用所能够达到效果的证据就能够满足要求。这些证据是一些终点或节点的验证性信息，而不是方法学信息或原理分析信息。对证据的充分性的认识水平会受到专业背景、经验、认知程度、判断能力以及信息获取的渠道等的影响。所以，对于复杂技术或复合技术的器械，往往需要多学科的专家共同审查，达到最大限度的审评科学性和完善程度。

还有，在某些情况下，某些算法是由大样本量统计得出的经验公式的总结，还会受到许多变量的干扰。有些器械的预期用途一般仅限于一种估算或用于评估，与标准算法或测量方法存在一定的距离，可用于筛查、定性测量或一般性检查，而不能用于诊断目的。应对器械在临床上的预期用途的定位进行明确判断并给予认定，不要一味苛求所有器械都能达到最高的指标。

从市场准入的申报开始，应建立申报文件的保密期限和公开的内容限制等条款。还应该包括以下内容：

1. 保密。制造商可以将其认为是机密的记录标上记号，在按要求公开信息时，可以帮助食品药品监督管理部门决定是否可披露该信息。

2. 记录保存期。本部分要求的所有记录的保存期都应相当于器械的设计寿命和预期寿命，但在任何情况下，都不能少于制造商进行商业经销的放行之日起 2 年。

不能向公众披露以下内容：

- 商业秘密或者机密性商业或财务信息，患者个人隐私。
- 制造方法或程序，包括质量控制程序。
- 生产、销售、经销以及类似数据和资料，除对上述这些数据和资料的编辑方式以外，可以向公众公开，但是不得披露那些不能向公众公开披露的数据或资料。
- 定量或半定量的配方，关键工艺，核心算法。

十二、拒绝注册申请（退审）的条件

作者根据多年审评经验，提出以下建议作为终止审查的条件：

- 前面各章叙述的可以拒绝上市的理由。
- 其他可以拒绝上市的理由还包括以下内容：当申报企业提供的证据不足以证明产品的安全有效性，或风险控制程度不符合现行国家/行业标准，或无法达到市场上合法在售且已证明安全有效性的、具有同样预期用途的产品水平时；经临床试验证明不符合安全有效性要求的产品；提供虚假证明材料的产品；经审查确认不属于医疗器械范畴的产品；技术指标不符合国家/行业安全和性能标准等强制性要求且无正当理由的产品；经法院终审判决结果证明存在侵权行为的产品；超过由审查机构（审评中心）要求的审评材料补交时限且无正当理由的产品。

十三、应遵循的注册单元的划分依据[65]

（一）申请人可能会同时申报同一制造商生产的一个系列、不同型号/规格的产品、部件或它们的组合。如果申报产品的所有规格或型号同时符合一个或若干相同的法定标准（国际标准或国家/行业制定的安全/性能标准），且预期用途、使用的关键材料、供应能源、设计原理、工作方式等基本特征或特性一致，且具有相同的器械分类，则可以划分为同一注册单元。在以上产品基本特征发生冲突的情况下，不能划分为同一注册单元（参见本章标题五和标题六）。

（二）在申报的全部指标或部分重要基本特征没有相关的法定标准可以直接采用或适用的情况下，如果上述第（一）项中所述的决定产品的基本特征或特性保持一致，仍可以将这些产品划分为同一注册单元。

---

[65] 美国联邦法典（*Code of Federal Regulations*）第 21 标题，第三章　医疗器械报告，803.3 节 FDA 术语的定义：系列器械。

举例：

不同设备外形的 2450MHz 微波肿瘤治疗设备，工作方式为体外照射或体内消融，能量范围相当，有相同的预期用途（肿瘤治疗）。对体外照射设备而言，仅存在由于探头数量的差别而造成照射区域有所不同的情况；对消融设备而言，仅消融深度由于电极的长短差异而有所不同，一般能够确定为同一注册单元。但 915 MHz 和 2450MHz 的两种微波外照射设备就不能算作同一类型器械，原因是不同的频率和不同的供应能源或输出功率范围造成人体加热深度有所区别，不能按同一注册单元申请注册。

CCD 型数字 X 射线机、CR 型数字 X 射线机、DR 型数字 X 射线机都是数字式 X 射线机，最终成像为数字化 X 射线成像，工作方式为 X 射线发生方式，数字化图像均可存储、传输，仅在数字成像方式或信息获取能力等非重大特性方面有所不同，可以按同一注册单元申请注册。模拟信号 X 射线机与数字信号不能按同一注册单元申请注册。由影像增强器构成的模拟机型产生的是模拟信号，图像信号不能存储和传输，成像原理与最终生成数字图像的机型有质的差别，所以不能与数字机型作为同一注册单元看待。胃肠诊断 X 射线机与泌尿诊断 X 射线机也不能作为同一注册单元，因为产品预期用途这一基本特征不一致。

十四、低风险产品的备案审查

第一类产品实行备案制度的审查，可重点关注经检测中心检测的产品重要特征或特性对风险的影响是否会造成器械分类的提高。

制造商在注册申报过程中出现的漏报、瞒报、高类低报、改变用途、用途不当、改变名称等行为可能会导致申报过程的延长或审查终止。

对于低风险医疗器械（一般指第一类器械），需要生产厂家提供产品的质量保证声明。低风险产品一般无须提供临床报告，但在大部分情况下，仍需要对产品的主要安全特性如电气安全和生物学评价指标以及特殊特性进行产品检测（例如，一类产品牙锉用 440A 不锈钢，需要进行材质检测或必要时的生物学评价或实验），以便确认产品是否符合基本安全要求。对第一类器械的检测符合国际惯例。

十五、重新注册产品的审查

对重新注册产品的审查可重点关注质量体系考察结论是否有变化。

对于有条件上市器械，可关注后续临床调查完成的情况和临床严重不良反应发生的情况。

对被指定为被跟踪器械的重新注册产品，应对不良反应进行监督和审查，并对投诉、召回提出处理意见和建议。

如果重新申报时产品型号或内容发生变动，需要关注这些变动对标准的影响有哪些，是否使产品基本特性发生重大改变。如果没有产生基本特性的重大变化，则可以按照重新申报进行审查。如产品基本特性发生重大变化，则应终止审查，并要求申请人按照重大变化产品或创新性产品进行注册申报。

还可关注申报产品采用或适用的国家、行业标准是否已经出现了新的版本，需确认产品是否采用了最新版本的标准。

十六、其他内容的审查

形式审查：如各种资质证明材料、真实性声明材料、专利权属证明和不侵权声明、各机构法律关系等。例如，注册代理应该和代理人区别开来，否则造成责任不清。

十七、产品被批准上市（或有条件上市）时应公开的信息的内容

我们经常困惑和争论是否需要公布有关信息。作者认为，产品上市后应该公布和可以公布的产品信息包括：

（一）应该公布的产品信息

1. 学名；

2. 商品名；

3. 法规分类级别；

4. 器械分类代码；

5. 规格或型号；

6. 适应证及适应证条件；

7. 禁忌证，不良反应提示；

8. 近期效果，远期效果（根据已开展的临床试验的统计结果）；

9. 产品基本特性和特殊特性（必要时产品结构仅对可独立组装和工作的部

件予以公示，不可拆卸的内置组件或部件不予公示）；

    10. 应采用或适用的国家、部颁标准的版本和年代；

    11. 实质性等效还是创新性器械；

    12. 使用条件（如有创、无创、介入等）。

（二）可以公布的产品信息

1. 标签、标识；

2. 储运条件；

3. 消毒灭菌方法和提示；

4. 灭菌有效期。

（三）应该公布的信息还应包括产品生产企业或其代理人的信息、售后服务商的信息［制造商名称和注册地址、生产地址（包括最终生产地址和重要分供方生产地址）］。

（四）有条件上市的产品应公布有条件上市的有关信息（如上市条件和后续要求等）。

（五）对于器械的批准上市，应明确声明该产品上市并不意味着产品自动符合安全有效性的要求，还需要制造商持续地符合法规的要求。

（六）对于被批准上市的第三类器械，应公布器械的预期用途、适应证和禁忌证的全部信息、结构组成或重要材质、功能描述、供应能源的形式和大小范围、货架寿命和/或使用年限、是否长期植入或一次性使用。

（七）对于被批准上市的第一类和第二类器械，可以公布除禁忌证之外的如上述第（六）项中针对第三类器械的全部信息。

十八、生物学评价、实验及豁免

医疗器械所使用的与人体直接接触的材料，按材料性质可分为高分子、金属（合金）、陶瓷材料、生物材料或它们的组合，按材料制造方法的来源可分为人工合成（或制备）材料、天然提取生物材料［如同种异体骨、异种异体骨、玻尿酸（学名透明质酸）、异体毛发和皮肤等］。

材料与人体接触时间分为短期接触（24 小时以内）、长期接触（24 小时以上，30 天以内）和持久接触（30 天以上）。

材料与人体接触深度分为血液、体液、体内组织、黏膜、表皮等由深到浅排序。

现提供一个接触类型的典型器械列表（表2至表4），供读者参考。

表2 表面接触器械

皮肤	A	黏附电极、压迫绷带、监测器探头
	B	急救绷带、固定带
	C	外科矫形固定用制品、体外假体
黏膜	A	人工排泄口（用于人工肛门）、泌尿系统冲洗用导管、泌尿系统诊断导管、尿道造影导管、接触镜、阴道内或消化道器械（胃管、乙状结肠镜、结肠镜、胃镜）、支气管镜
	B	胃肠道用导管：进食管，胃肠道引流、灌注、清洗和取样用导管，肛门管 呼吸道用导管：吸痰用导管、气管内导管（包括麻醉用气管插管）、供气管道、给氧管道 泌尿系统用导管：尿道用导管
	C	接触眼镜、宫内避孕器、义齿、畸齿矫正器
损伤皮肤	A	外科用敷料，溃疡、烧伤、肉芽组织治疗器械
	B	急救绷带、"创可贴"
	C	创伤、愈合和保护用敷料（烫伤用敷料等）

表3 外部接（介）入器械

组织和骨	A	外科用乳胶手套、吸引管、腹腔镜、关节内窥镜、皮肤钩
	B	治疗腹水用留置针、透析血液循环用的吸附柱、胆管治疗用导管、经皮肤穿刺胆管引流导管、食管静脉曲张止血带气囊导管、瘘管用导管、气管切开用导管、脑积液引流导管、连续灌注或引流导管（经皮留置）、组织扩张器、外科手术（消融）电极
	C	腹膜透析管和套管、齿科水门汀、齿科充填材料
间接与血液接触	A	注射器、注射针、带翼输液针、采血器、输血器、白细胞过滤器、延长器、转移器、自体血液回输装置
	B	输液器、静脉输液留置针
	C	

血液循环	A	心室放射学检查用血管导管、心脏外科手术用导管、心脏诊断和治疗用导管（心脏射频消融电极导管）、导管套、引导器、扩张器和导丝、主动脉内气囊反搏用导管、膜式血浆分离器（用于收集血浆）、采集血浆用导管、血浆分离器、膜式血浆成分分离器、血浆灌流柱（用于选择性血浆吸附、免疫调节等）、血浆灌注导管、血液灌流吸附柱（用于重症肝炎等）、血液灌流导管、一次性使用自体血液回输器、氧合器（体外循环用）、体外循环用储血器、体外循环血液过滤器、体外循环吸引器、体外循环热交换器、体外循环用血液导管、血液浓缩器、血液灌流柱（用于免疫调节等）
	B	静脉内留置导管、带套管穿刺针、血管透析用血液进出导管、血流检测导管、治疗腹水用过滤器和浓缩器、治疗腹水用导管、血液透析器、血液透析留置针、血液灌流吸附柱（用于肾辅助治疗）、血液过滤器、体外膜式氧合器、体外膜式氧合器储血器、体外膜式氧合器血液过滤器、体外膜式氧合器吸引管、体外膜式氧合器热交换器、体外膜式氧合器用导管、连续血液过滤器、连续血液过滤器用导管、血袋
	C	肠道外营养中心静脉输注导管（人工肠道等）、心室辅助装置（半体内装置）、人工胰腺（半体内装置）

表4　体内植入器械

骨/组织	A	脊柱融合器
	B	吸收性外科缝合线和夹、非吸收性外科缝合线、人工肌腱、视网膜剥离手术用材料、暂时性使用的心脏起搏器、神经肌肉内传感器、刺激器和电极
	C	颌面部修复材料、外科矫形内固定制品、骨内器械、人工骨、人工关节、骨水泥、人工硬脑膜、人工乳房、植入式软组织扩张器、人工耳、植入式心脏起搏器、人工喉、人工晶状体、皮下植入药物给入器械、植入牙、体内植入避孕药物缓释材料、降解材料和制品、人工肌腱、透明质酸钠、非血管内支架
血液	A	埋置式血液参数传感电极
	B	暂时使用的心脏起搏器电极、永久性起搏器电极
	C	机械或生物心脏瓣膜、人工心脏瓣膜成形术环、人工或生物血管、房间隔缺损封堵器、室间隔缺损封堵器、血管修补片、动静脉短路管道、支架

　　基于生物学评价原理，与人体接触的材料应根据接触深度和接触时间的不同组合所确定的实验项目选择进行相应的实验来验证生物安全性。

　　人工合成材料与人体接触所产生的毒性反应，从时间角度看主要分为急性反应（直接反应）（72 小时以内）、亚急性反应（短期反应）（30 天）、亚慢性反应（90 天）和慢性反应（长期反应）（180 天以上）。从反应的形式看，可分为组织反应、血液反应、免疫反应和全身反应。从人体反应的程度看分为局部和全身反应。在初始出现的局部毒性反应可能由于材料的分解或降解，随着时间的推移，会最终导致形成全身毒性反应。

基本评价的生物学实验包括急性毒性实验（细胞毒性、致敏、刺激或皮内反应）和全身急性毒性反应实验（包括热源反应实验）、遗传毒性实验、植入实验、与血液相互作用实验。补充实验包括慢性毒性反应实验、致癌性反应实验、生殖和发育毒性（致畸）反应实验以及生物降解实验。一般情况下，只有在规定的实验出现了问题后，才要求做进一步的补充实验。

亚急性、亚慢性、慢性毒性反应实验目前尚无统一的国际标准或实验方法。

对天然提取的、生物来源的材料进行生物学评价是由于其携带的细菌、病毒或其他微生物具有传染或传播的可能性，还有异体基因可能产生的诸如遗传毒性的影响、热源的影响等，一般需要通过严格的灭活工艺确保生物安全性。另外，如果不能保证申报的生物材料在杂质、重金属种类或含量上与已上市被比较材料相同或满足标准要求，仍需要开展生物学实验。

如果与人体直接接触材料是创新性材料，或材料中增加了新的添加剂，或与前期使用材料相比，材料中的杂质含量、重金属种类或含量发生了显著变化，那么需要根据 GB/T 16886.1—2001《医疗器械生物学评价　第 1 部分：评价与试验》的有关要求开展有关生物学实验，主要是根据材料与人体接触或预期在人体应用的部位或深度的不同程度、与人体接触时间的长短，决定需要开展的生物学实验项目的种类。不同的实验项目需要满足 GB/T 16886.2—GB/T 16886.18 等不同标准的要求。

生物学实验的豁免：对于与人体直接接触的材料，如果要求生物学检测的豁免并自主开展生物学评价，应满足以下条件或遵循以下原则：

1. 国家/行业已制定相关医用级材料（金属、合金、高分子、复合材料）的安全和性能标准，此时，如果申报器械的材质与标准所定义和规范的材质一致，且灭菌方法不会改变材料的物理特性（如高温或辐射灭菌方法可能导致高分子材料变性和失效）或不会造成某些超标残留物（如环氧乙烷残留），仅需要对申报器械的材质进行检测。如符合标准要求，无须再进行生物学评价方面的检测。

2. 如果国家/行业尚未制定相关医用级材料的标准，制造商应通过风险分析报告的方式，表明申报器械的与人体直接接触部分的材质与已上市被比较器械的材质或配方（配比）相同；具有相同或更低的杂质，和/或重金属含量和种类，和/或添加剂（如增塑剂、润滑剂、色素）；相同的物理特性或形态（如固体、气体、液体、结晶状态、分子链形式等）；材料预期用途（包括适用人群、病种、部位、深度、系统、器官、组织、细胞、分子、基因）的说明；相同的人体作用时间；相同的灭菌工艺。还可以提供申报器械的材质与已上市被比较器械的材质是否为同一来源的说明。

3. 必要时，申请人还应进一步提供被比较器械的材质的安全应用历史说明、生产工艺保证和质量控制（如杂质含量、纯度），以及风险得到充分控制的、在境内外临床运用的历史长短的证据。还可包括与本制造商生产的已注册的同类材料的对比和分析，或与已上市其他制造商生产的同类材料的对比和分析，或与文献资料所介绍的材料的对比，但材料指标应保持严格一致。

4. 特别应注意的是，除灭菌工艺之外的制造工艺如与被比较器械不同，一般不会对生物学特性产生影响，不必开展生物学实验，除非制造工艺明显改变了材料的重要物理特性，如力学特性（硬度、强度、韧性、剪切力、耐磨性）、化学特性（分子链断裂、加速降解、pH 改变、黏合剂的种类或数量改变），或造成杂质、重金属、添加剂的改变。对于一般物理特性如表面形态的改变，未见报道对生物学特性有显著影响，无须开展生物学实验。

5. 制造商对与人体接触材料的选取需要兼顾器械性能和生物相容性，得到最优化结果。

6. 对于不与人体直接或间接接触的材料，无须开展生物学实验或评价。

7. 在开展生物学实验或评价时，应注意器械作用于人体的累积效应，例如隐形眼镜，虽然是抛弃式，每次佩带不超过一定时间，但由于经常更换眼镜，造成了作用和物质的累积，需要考查长期反应。另外，诸如胰岛素注射管路和针头、血液透析管路和针头等，都需要考虑累积效应的影响。此外，也要注意经常使用的一次性使用或长期植入管路中的增塑剂的持续析出或降解吸收产生的累积效应。

十九、作为医疗器械的计算机软件和硬件

无论是申报嵌入式医用软件（inbeded software）还是独立式医用软件（stand alone software），都需要提供该软件的版本号，还需要提供对软件运行的硬件环境的要求，如计算机的动态存储容量、静态存储容量、运算速度、显示分辨率、所使用的计算机平台软件种类和版本等，但无须指定特定品牌的计算机硬件。

医疗器械内置计算机（通常与医疗器械一体化设计）或外接计算机都应作为医疗器械的一部分。嵌入式软件是在与医疗器械连接的计算机上使用的软件，通过该软件的运行从医疗器械采集信息、对信息进行处理，并向医疗器械输出控制信号。独立式软件不会通过计算机向医疗器械输出控制信号，仅在计算机上对获取的医学信息进行处理（包括信息获取、数据库对比、算法选择、计算、图像处理等）。

独立式软件如果仅对医学图像进行存储和/或传输，一般不属于医疗器械范畴。作为独立式医用软件的载体的计算机一般也不属于医疗器械。

当医疗器械外接计算机时，应考虑是否符合医用电气系统安全要求［GB 9706.15—2008《医用电气设备 第一部分：安全通用要求 1. 并列标准：医用电气系统安全要求》（idt IEC 60601-1-1：1995）］。一般情况下，计算机通过嵌入式软件的运行从医疗器械采集信息并向医疗器械输出控制信号，还需要考虑与各设备有关的电磁兼容性、通用电气安全要求以及用于数据交换的通讯协议等内容。

二十、其他

在现行制度下，一些制度和程序缺失或不合理，给申请人造成不便，应该加以完善。以下内容在前面各章可能有过叙述，但还需要强调一下：

1. 在审评过程中、审评专员出具审评结论前，应允许申报单位在符合注册申报要求的情况下主动或被动地变更、补充申报资料信息，并提供这种主动或被动变更的渠道（见第二十章、第二十一章的有关内容）。

2. 应提示制造商或申请人，申报产品开展的每项实验/试验应按规定的时间顺序进行，否则视为实验/试验无效。

3. 应建立机制，对产品满足正式上市条件之前的各项实验和试验所产生的重大应用风险或不良反应事件进行分析和风险评估，并给出是否终止进行相关的实验/试验的建议。在产品出现重大实验/试验风险时，给出是否允许申报产品继续申报的结论意见或终止审查的建议。对无法证明申报器械的安全有效性的申报资料给予退审的建议。对申报机构提出的针对技术审评意见的申诉意见进行再评价，并出具结论性建议。

4. 对在注册过程中或注册后已经发现有重大问题的产品应建立程序，以便及时向相关主管部门汇报，申请产品的强制召回或强制部分召回，或者暂停某项试验等。

5. 原则上，产品技术指标复杂的产品应按型号予以批准，技术指标简单的应按规格予以批准。

6. 原则上,应该提供完整器械组成的申报资料,不能缺少需要配合使用的关键部件,型号规格应明确。实验报告应考虑联机状态的各种全性能指标和安全指标,如果缺失,是难以保证产品组装或配合的安全有效性的。

按部件进行申报注册时,需要提供与其他特定部件或主机联机状态的实验性资料,否则难以评价其安全有效性。批准时应将与之配套的主机的名称和型号等列出。

在申报主机时,选配件的所有型号、规格都应该列出。选配件既然有使用的可能,就成为产品构成的一部分,其安全性和性能是必须考虑的因素,也需要和主机一同联机检测和注册申报。食品药品监督管理局应在注册证中明确标明哪些为选配件,并将选配件与系统一起批准注册(见第三章第四节标题二的有关内容)。

第二十九章　案例分析

举例一：循证医学的意义

循证医学的重要意义就是要通过实验和试验所提供的客观证据来证明被测试样品的安全有效性。那么证据就成为关键因素或决定因素，在多数情况下都可以抛开原理性分析和论证，直接对证据进行判断，得出结果。例如，曾经由某公司申报的一种治疗肿瘤的设备，声称是将某种化学物质通过静脉注射的方式到达患处，当化学物质达到肿瘤周围时，利用超声波空化效应将该物质气泡化（空化），从而阻断血液向肿瘤提供营养物质，达到"饿死"肿瘤的目的。为此，我们组织了各方面专家召开了三次专家讨论会，进行原理论证，其间争论不断，对制造商所声称的原理的合理性无法达成统一意见。由于该器械是创新性器械，在该器械准备进入的临床领域内很难甚至无法找到合适的、对器械非常熟悉的工程或临床专家来给出权威的论证，制造商往往也会质疑专家的权威性。既然是这样，作者就直接依靠从临床试验机构提取的该器械开展临床研究的患者影像资料，聘请几位影像学权威教授对影像资料进行治疗前后对比，最终证明了产品的治疗无效性，从而对上市申请给出退审结论。可见，证据是最终判断原理可行性的决定性依据。但结论的给出，是建立在证据的真实性的基础上的。如果证据不真实，结果就非常严重了。

举例二：对境外生产的第二类以上医疗器械现场质量体系的监督抽查

应在巩固境内生产质量体系考核的基础上，加强对境外生产的第二类以上医疗器械的现场质量体系定期和不定期监督抽查工作。这样既可以彰显作为负责任大国的中国食品药品监督管理部门的地位和权威，也可以对制造商逃避监管的行为形成威慑和进行防范。在我国首次制定《医疗器械监督管理条例》的会议上，作者曾经提出过属地管理的理念，即从境内监管需要出发，无论制造商的注册地址在哪里，其生产厂房所在地的药品监督管理部门负有对生产质量体系的监督和检查责任，哪怕生产场地与注册地不在一个地方甚或在其他省份。这样便于对生产现场实施有效和及时的监管。但目前我们对境外生产企业的监管还比较薄弱。根据现有规定，仅对境外生产的第三类植入器械开展了质量体系考核工作，并由国家局负责组织和实施，仅占了全部器械的很小一部分。有些对第三类植入器械的考核至今也没有执行。我国对其他境外生产的第三类器械也尚未开展有效的质量体系监管。而之前的境外制造商如果想在没有外国政府批准证书的情况下申请进口产品注册证，仅需要提供在境内完成的临床试验资料，这给了一些企业钻空子的机会。曾经发生过这样的真实事件：制造商并没有在境外设厂，而是在境内某地设厂生产医疗器械，打着进口产品的旗号或幌子，实质却是卖境内生产的产品。

曾经有几家企业在境内生产医疗器械，想申报进口注册证或已经获得进口注册批准。以前，国家局曾经允许无境外上市批件的器械申报进口注册证，条件是在境内开展临床试验，证明安全有效性。由于没有开展对境外生产质量体系的考核，而发放了进口注册证，就存在监管漏洞。有一家企业到国家食品药品监督管理局申报进口注册证，而实际产地在境内，制造商经向某省局和市局询问，根据现有法规，省局或市局无法对持进口注册证的制造商的生产产地进行监管。由于没有境外政府批准证书，制造商也不受境外权威监管部门的监管，这就造成了生产场地不受任何国家的药品监管部门监管的事实，成了一块"租界地"或飞地，即监管真空地带。作者为此打报告到国家局，要求拒绝给这家企业发进口证，得到了认可。后来国家局不再允许无境外政府批件的器械申报进口注册证了，但作者认为这仍不是最佳解决办法。如果强制要求制造商提供境外政府批准证书，就显得不太合理了。原因是，可能存在这样两种情况：首先，如果生产地所在国是个小国，本身就没有设置相关部门专门批准医疗器械上市；或者生产场地开设在一个小岛上，专门用于向中国出口，生产的器械又是第二类器械，按惯例可以不提供临床报告。对于这种情况，不允许申报进口注册证就不合理。其次，一些小国或欠发达国家甚至发达国家批准上市的批件也不一定能够完全保证申报器械的质量。作者认为，最佳的解决办法就是加强对境外生产且无境外政府批准证书的制造商的生产厂房所在地的质量体系考核工作，防止出现漏洞。

举例三：专家队伍和人才的合理使用

选择专家时，应不拘一格地选择专业对口的评审专家。早年有一家企业申报进口银离子消毒机，那时银离子的灭菌或消毒作用被炒得很热。该机器申报的预期用途是手术室内的空气消毒。作者通过了解得知，临床机构内熟悉和掌握手术室消毒程序和规范的不是临床专家，而是手术室护士长。他们（她们）才应该是对相关知识和卫生部颁发的手术室清洁消毒规范更加了解的行家。于是，作者邀请了几位大医院的手术室护士长对器械进行评审，得到了很好的审评效果。银离子消毒设备在消毒过程中，如果不能保证定期更换涂覆了银离子的镀膜材料（这在手术室很难做到，也无形中增加了手术室清洁工作的难度），反而会造成尘埃积累较多，势必使得消毒设备本身成为重要的污染源。我们最终没有给予该设备用于手术室消毒的批准认可。实际上，该设备在日本被批准上市时就只能对普通公众场所进行消毒。另一方面，至今为止，银离子在各类临床实际应用中的安全性、有效性和持续性等证据尚不明朗。

举例四：风险分析和评价

对于创新性器械的风险分析和评价，根据国际标准或转化的风险评价标准进行评价不一定十分充分，要结合器械自身的预期用途和技术特性，并结合人体应用的情况，才能将风险分析得比较充分和透彻。作者在刚接触一种利用热子治疗肿瘤的设备系统时发现，如果治疗人体深部肿瘤后不能及时将热子取出来，会发生体内游离现象，而热子的取出尚无更好的无创或微创等减少患者痛苦的办法。因此，在首次治疗取得良好效果并对病灶进行有效治疗后，原位病灶已治愈，但是如果由于病灶转移需要再次治疗，就可能会由于体内留存的热子的热效应对人体已恢复的正常组织造成二次伤害，或由于热子的游离对其他本来正常的组织造成伤害。于是，作者向申请人提出应对深部治疗提供后续手段，即应提供如何取出热子的安全方案，之后才能允许深部肿瘤的治疗。制造商在依据风险评价标准进行的风险评价方面存在欠缺，造成了临床方案的不完善。

举例五：对前期已经批准上市的创新性高风险器械进行的再评价

对前期已经批准上市的创新性高风险器械进行再评价，提出改进或退审处理意见：

（一）某企业生产的热化疗灌注系统，省局曾经按第二类器械给予批准注册，该器械注册证到期后，由于重新分类原因转为按第三类医疗器械到国家局申报重新注册。该器械从设计预期用途方面符合发展方向，但该系统由于设计缺陷（缺乏测温、控温等实验数据的支撑以及液体过滤系统不完善），被要求进行整改和重新设计后给予了批准。

（二）某企业生产的前列腺增生治疗仪，在 1996 年就已经省局按第二类器械批准上市，是通过输出直流电经尿道治疗前列腺增生。在当年缺医少药的情况下，曾经有著名医学家开展过早期的临床探索性研究工作，但不够成熟，仅进行了近期疗效的观察，并发表了一些文章。后来有一些企业根据这些文章开发了相关产品，但出现了一些重大不良反应事件。可能的原因是，该设备通过尿道内插管的前端开口输出的直流电所形成的一些酸性环境会造成尿道内膜的不可逆损伤，该产品从风险角度看是高风险器械，实质上应按创新性高风险器械对待。企业在 2010 年换证时，改为按第三类器械申报，经过专家评审认为，除非提供进一步大样本量动物试验等安全试验数据，否则不予批准。

（三）1997 年批准按第三类器械上市的前列腺增生治疗仪，到 2010 年重新换证时，作者认为需要重新召开专家论证会，对器械设计的合理性和预期用途的可行性进行重新评审。该器械的工作原理是利用同位素的放射性经尿道或经直肠治疗前列腺增生。该器械未进行出束口的放射剂量测量，如果出口处的放射剂量过高，可能会造成直肠组织或尿道组织的病变。另外，评审专家对前列腺增生这样的良性疾病使用放射治疗手段的合理性也有质疑。对于该器械，无论在证据方面还是在原理方面都不具有说服力，最终通过论证给出了终止审查、不予批准的结论。

举例六：关键件（如应用部分）的重要性

随着技术的进步和认识的发展，医疗器械的治疗手段也在不断提高。例如，微波治疗肿瘤的方式已经由体外照射辅助治疗发展为通过金属电极或电极导管实施介入消融治疗（当然还有其他介入治疗方式，如射频消融治疗方式）。由于技术的根本改进，即采用了介入方式这一新的治疗方式，微波消融设备就已经被认定为创新性器械。这时就需要企业重新补充临床资料以便进一步证明器械的安全有效性。电极在发挥作用时，是有可能产生不必要的伤害的。有一种境外生产微波消融设备的电极是空心的、前部尖端开口为斜剖面形、可向人体组织注水的穿刺性质的电极，电极直径本身很粗，在介入穿刺过程中可能造成血管不可逆破损或慢性渗血，并可造成神经不可逆损伤，从而引起无法治愈的慢性疼痛。其他类型的电极，由于设计原因，也可能由于电极针杆的温度较高，出现组织粘连不能拔出或由于肿瘤细胞附着在电极的低温部位而造成肿瘤种植的现象，以及电极头可能脱落的现象，还有由于测温技术的不完善（例如采用热电阻测温，准确性较低），造成温度过高而使周围正常组织炭化的问题，都可能造成临床严重不良反应的出现，需要引起注意。所以，关键应用部件在器械中的重要作用不容忽视。

举例七：安全性研究的必要性

首次进入中国市场的创新性高风险医疗器械的第一期临床试验，应进行临床安全性研究和初步有效性研究。例如，有一款由境外企业生产的塑身仪，是利用某种机械能原理，将脂肪细胞打碎，并进一步通过代谢过程达到减少脂肪堆积的效果，实现塑形的目的。制造商宣称可以对腹部、侧腰和大腿的脂肪组织进行治疗。恰好有一家境内制造商生产的同类器械在与境外器械同时进行的临床试验中出现了一例对侧腰部分减脂时的血尿现象。而境外生产企业仅进行了无对照、非随机、非盲法的临床试验，且没有先进行必要的安全性试验，没有提供令人满意的证据。此外，该境外生产企业提供的在境外开展临床试验所发表的文献资料以及临床报告也不完善和不充分。所以，在创新性器械开展的临床研究中，首先开展安全性研究是十分必要的。只有安全性研究满足要求，才能申请有条件上市或开展后期临床研究。

举例八：医疗器械的可用性问题

一个器械的研究开发计划是为了使器械具有临床可用性。但通过临床研究无法证明器械的可用性时，就得停止项目的进一步开展，就像第一个实例所介绍的情况。另一个实例是曾经申报的所谓的"人工胰腺"，即血糖仪和胰岛素泵组合形成的一体化设备。该类设备主要是针对 1 型糖尿病患者，为最终实现可以接近于人体自然状态的人工胰岛素替代治疗而做出的尝试和努力。但从目前的情况看，该设备所采取的技术路线离终点目标还有一定的距离，其临床可用性尚显不足。主要体现在：一方面利用酶机制实现对体液中糖含量水平的测量准确率比较低；另一方面从血糖升高到体液中糖水平升高有一定的反应时间，这个反应时间的滞后对血糖水平的及时矫正是不利的。另外，对血糖监测的准确性还存在假阳性和假阴性等干扰现象。从申报资料中提供的证据资料看，器械尚不能及时准确地反映血糖水平并及时控制血糖水平，从而无法实现精确治疗和及时稳定血糖水平，其治疗效果是值得推敲的，尚无法显著改善糖尿病患者的血糖平稳度或长期并发症水平。相信随着技术的进步，这些问题都能够得到更好的解决。

举例九：观察期的问题

以前有很多产品的临床观察期不够，长期疗效就值得怀疑。例如早期在境内市场上最先出现并被批准的某频谱仪，从后来的长期效果观察可以看出，一般只能缓解一到两周的疼痛，过后又开始发作，不能从根本上解决病痛问题，但能起到缓解病痛的作用。现在，这类器械已经转变并定位为家庭保健器械。还有一些器械，在临床研究时仅观察了近期疗效，对远期疗效没有充分研究，所以只能证明近期疗效是有效的。对于需要远期观察的疾病，而且通过其他方法或技术可以实现远期疗效的情况，如果仅进行近期疗效观察就显得不够了。

举例十：境外开展的严格的三期临床的例证

在美国开发的准分子激光设备，先后对 PRK 技术（屈光性角膜切削术）［后来又发展了第二代 LASIK 技术（原位角膜磨镶术）和 LASEK 技术（角膜上皮瓣下磨镶术）］开展了严格的三期临床研究，并最终得到了批准。对于该种器械，在美国国内开展的临床研究第一期仅试用了 2 个受试者，每个受试者仅治疗了单只眼；第二期为 20 位受试者，仍然只治疗单只眼；再到第三期为 200 位受试者，仍治疗单只眼。该研究设计考虑到角膜供体的获取难度，治疗单只眼是为了保护受试者在一只眼角膜出现严重不良反应后，另一只眼仍能正常使用。该类器械的临床试验历经了多年的观察才最终获得上市批准。

我国当时尚没有市场准入批准制度，为获取大量的临床数据，也出现过外国企业拿中国人做人体试验的情况。当然，试验人群中也可能还有印度这样的发展中国家的人，谁知道！但是在美国，对于某些高风险器械，是要求必须开展严格的三期临床研究的。

举例十一：对医疗器械生产企业发生变化需要重新申报的处理

生产厂的股东结构发生了改变，但生产地址没有变，涉及所生产产品的质量体系没有发生实质性改变，则不会改变产品的质量性质，可以满足非重大变更重新备案的要求。很多企业总是在问，如果企业的有关内容发生了某些变化，能否走简化申报程序。这就需要判断这些变化是否为非重大变化。如果这些变化未对器械的特性和生产环节产生重大影响，则可以认定为非重大变化，可以申请备案程序。

举例十二：预期用途定位不准确，造成对照无效

需要准确定位所开发的器械是用于诊断还是筛查，是用于治疗还是缓解，是用于治疗还是辅助治疗，是定性分析还是定量分析，才能寻找到合适的被比较器械进行有效比较。在没有同类已在用可比较方法时，可以比较非同类在用的最佳诊断或治疗方法等（此时的比较就是创新性器械与传统器械或方法的比较了）。例如，某企业打算申请低能 X 射线照射治疗表皮鲜红斑痣的设备，该类设备在预期用途上是创新的，没有同类设备可以比较，就需要和非同类设备进行对照，例如皮肤激光治疗设备。自身前后对照显然无效，不能被认可，原因是，已经存在满足同样预期用途的已经证明安全有效性的非同类器械。该新方法在开展对照试验观察近期有效性的同时，还要对照观察远期疗效和复发率、不良反应等风险，还要考查耐受和复治时可能导致发生癌变的概率等。当发生诸如癌变等的风险比其他在用方法高时，仍然是不能被认可的。

举例十三：心脏起搏器软件的重要作用

曾经发生过某企业注册了心脏起搏器软件版本号 1.0 但对提升后的版本未履行注册程序的事件。心脏起搏器软件版本改变或提升的本质是对新的心律不齐病种的认识或识别的提升或扩充，从而开发出能够进行相应治疗的软件，并设计产生相应的新的电刺激信号系列，进行针对治疗。软件的改变是对安全有效性的最直接的影响，是对欲治疗的适应证范围和种类的改变。因此，需要对软件的改变重新进行安全有效性评价。

举例十四：采样方法不当对样本量和统计真实性的影响

一家境外企业生产了某种用于测量人体生理参数并根据测量参数控制输出液体速率以进行生理补偿的设备。在境外政府批准该器械上市时，该企业仅在境外开展了例数非常有限的临床研究。其受试者样本量是 10 位，每个人都进行了 72 小时的连续监测。其采样方法是将每 24 小时看作是一个采样单位，将 72 小时分成了 3 个采样单位。这样，制造商将样本量等同于 30 例、每个人监测了 24 小时来看待，并对这 30 个采样量按照 30 个样本进行了统计计算，得出了一个统计结果。但我们通过组织专家组评价，认为样本数量太少，且该统计结果具有自相关系数太高的问题，可能造成统计结果失真。这种统计方法是不被认可的。合理的采样方法应该是选择更多的受试者，每个人仅采样 24 小时作为一个采样单位，开展测量。这样得到的样本量才能符合实际需要的样本量。

举例十五：重要分供方的例子

某境内制造商准备进口整卷的医用胶带纸，在境内进行切割，分装成大、小包装的医用胶带最终产品，再进行销售。生产过程需要在洁净环境下进行，并进行灭菌、包装和贴标签。境内制造商可以被认定为最终制造商，最终产地为境内某地，但所采购的原材料是非常重要的关键部件，是需要通过进料质量控制、检验等重要验收环节才能对最终产品提供质量保证的。所以，境外生产的关键原材料的供货商应是重要分供方，应将重要分供方的生产地列为需要追溯的重要产地。在发生质量问题时，也可以对重要分供方的产地展开调查。进口的整卷胶带不是最终产品，应按原材料或半成品进行认定和进口。它们还需要后续加工，才能成为最终产品并满足临床使用的要求。

举例十六：标准和标准的指标需要不断修正和提升，以适应更高的临床安全有效性要求

随着医学工程技术的进步，人类对疾病治疗的方法和认识也随之提高，手段越来越先进、越来越简便、越来越安全有效。例如，最早的时候，治疗泌尿系结石主要靠手术开刀，术后恢复期长，后遗症多，患者治疗创口大，也很痛苦。后来境外先进国家率先通过体外冲击波碎石机等技术，实现了体外透射冲击波碎石的突破，不用再开刀了，达到了无创或微创治疗的效果，是一次由有创治疗向无创或微创治疗的革命。我国在改革开放之后，也有许多境内制造商仿制境外产品获得上市批准，但境内制造商开展临床研究的基础不够深入。例如，在仿制产品上市后临床治疗过程中发现，如果输出的单脉冲能量（功率）大，就能够达到碎石效果好和速度快的效果。这些制造商仅凭此就认为中国设备功率大，比境外产品碎石效果还要好，还作为一个可以宣传的卖点。经过若干年的临床使用，终于有人发现，由于功率过大，可能在治疗肾结石时造成部分肾小球损伤，从而导致肾萎缩。这就促使制造商开始通过深入的临床研究主动降低功率，并认识到了境外制造商为什么要将单脉冲输出功率控制在较低的水平，即虽然每个患者的治疗时间要长一些，损伤却小了许多，还能够达到同样的治疗效果。但是，我国现行的体外冲击波碎石机的性能标准并没有在治疗功率方面设定上限。实践证明，对任何设备而言，并不是功率越大就越有优势，而是要结合适应证进行设定，这样才是科学的。相信随着对临床安全有效性认识的提高，对这种技术性能标准进行修订，并使之更加科学化以满足临床更高的安全有效性要求，是必然的趋势。另一方面，我国各类医疗器械的制造商早期主要靠对进口器械的简单模仿，基础性研究开展得不充分，今后需要在这方面进一步加强。因为只有这样，才能够真正研究和生产出自主创新的医疗器械。

第三十章　器械分类的简要介绍[66]

有关期限的定义：

- "暂时"指延续不超过 60 分钟的时间；
- "短期"指延续不超过 30 天的时间；
- "长期"指延续超过 30 天的时间。

第二十五章中提到的"永久植入式器械"的一般定义是指通过外科手术永久性地全部放置于人体内部的器械，或替换人体上皮（epithelial）或眼皮（surface of the eye）的器械。通过外科手术部分植入人体超过 30 天的器械视为永久植入式器械。根据第四章中定义的植入式器械，可以根据监管部门的规定，将植入时间少于 30 天的器械也看做是植入式器械（与第二十五章第三节标题五的定义略有不同）。

"插入式器械"指通过人体器官口或表皮，全部或部分进入人体的器械。

"器官口"指人体的自然开口、眼球孔（external surface of the eyeball）以及其他人造永久开口，如呼吸气孔等。

"有源器械"指依靠电能转换动力或者其他不依靠人体或地球引力产生动力的器械。

"有源治疗器械"指单独使用或同其他医疗器械结合使用的有源器械，为了治疗或缓解疾病、创伤或残疾，用于促进、调整、置换或恢复生理功能或生理组织。

"用于诊断的有源器械"是指单独使用和同其他医疗器械结合使用的有源器械，为探测、诊断、检测和处理患者生理条件、健康、疾病或先天缺陷等工作提供信息。

"主血管系统"指下述人体血管系统：肺动脉、主动脉、冠状动脉、颈动脉、心脏静脉、肺静脉、上腔静脉、下腔静脉等。

"中枢神经系统"指大脑、脑膜和脊髓。

器械分类部门的主要工作应包括：制定分类原则，对已分类的器械重新分

---

[66] 欧洲共同体理事会法令（93/42/EEC）《关于医疗器械的规定》，附录Ⅸ 分类准则，2007 年发布实施。

类（应申请人的要求或根据已发布的国家/行业标准的情况），对制造商或主要经销商申报的创新性器械的分类界定申请进行风险评价和分类确定，对是否为实质等效性器械的分类进行认可。

器械的分类应主要从器械的预期用途所带来的功能性风险和伤害来考查，与预期用途无关的非预期风险和伤害，不应作为增加器械风险级别的考量而人为提高器械分类级别，可以通过满足或符合标准要求的设计来避免。例如，通过通用电气安全防护和隔离设计来避免不必要的漏电导致的电击伤害；通过电磁干扰防护和隔离设计来避免设备受到电磁干扰，导致不必要的非正常工作或失效从而对患者造成伤害；通过满足标准要求的无菌包装来保证器械的无菌状态，防止对患者造成不必要的污染等。目前存在由于器械是带电设备或无菌包装就人为提高器械分类的倾向。例如，第一类器械由于带电就被定为第二类器械，这是不合理的。

根据器械性能，如果可以适用多个分类方法，应选择其中最严格的分类规则，提高器械的类别档次。

在审评申报产品的分类合理性时，应重点审查该产品的原理、材料、使用方法，是否已有应用于作用部位和作用程度的历史记录（如果是创新性器械，应加强对风险的认识和把握）。器械的风险分类依风险等级分为神经中枢、外周神经、血液、体液、五官、内脏器官、组织、躯干、四肢、皮肤、毛发等由高到低排序。器械作用于人体的时间也是需要考虑的因素。

组合产品的分类规则：如果一个申报产品是由多个不同分类级别的产品构成的，那么申报产品及其所有部件的分类级别应与构成产品中级别最高的部件一致，或者由于这种构成所产生的新的风险而使组合器械划分为更高的级别。

对于任何植入性器械或者生命支持或生命维系器械，负责器械分类的部门应当建议将其归为第三类器械，除非负责分类的部门认为如此分类对于合理保障器械的安全性和有效性是不必要的。如果进行器械分类或者重新分类时，负责器械分类的部门建议将该种器械归入第三类之外的其他类别，则该部门应当在建议中说明理由，并附有符合第二十四章要求的、支持其观点的文件和数据等参考资料。如果使用器械对健康有不利风险，应予指出。

对于植入性器械或者生命支持或生命维系（延续）器械，审查人员应当将其归为第三类器械，除非审查人员认为如此分类对于合理保障器械的安全性和有效性是不必要的。在对器械进行分类或者重新分类时，如果审查人员计划将该种器械归入第三类之外的其他类别，则使该分类或者重新分类生效的规章或命令应当附有对分类理由的详细说明。该种器械未归为第三类器械，或者不再归为第三类器械时，在对分类理由的说明中，应同时列明分类部门建议的理由，并附有符合第二十四章要求的、支持其观点的文件和数据等参考资料。如果使用器械对健康有不利风险，应予指出。

各国对医疗器械的分类规则有不一样的看法和方法，我国应对器械的分类建立一定的分类规则，就像欧盟和全球协调机构（GHTF）的分类规则一样。在本书中仅作建议，不予阐述。

第三十一章　人道主义器械[67]

　　某种疾病或不适的发生非常稀少或罕见（一般每十万人中有一到两例的发生概率），且没有任何其他可以治疗该疾病或不适的方法，为治疗此类疾病或不适而开发的器械一般难以获利，主要是出于人道主义目的。该类器械即为人道主义器械。为验证该器械的安全有效性而开展的临床研究，具有在短时间内难以或无法搜集到大样本量的病例和进行有效统计的特点。其注册申请应实行简化或便捷的程序，可以在获得器械的基本安全性信息的基础上，无须大样本量临床研究就可以先行批准该器械的临床使用。在此不作详述。

---

[67]美国联邦法典（*Code of Federal Regulations*）第21标题，第十章　医疗器械上市前许可，第814部分-H分部-人道主义器械（HUD）。

第三十二章　模拟实验和替代试验的重要意义

对于符合第十章第一节定义的声称具有实质等效性的中、高风险器械以及其它需要开展临床试验的实质等效性器械，在尽可能的情况下，可以考虑开展模拟实验或替代试验，而不必一定要开展临床验证性试验。前提是，所开展的物理、生物、化学、模体或动物等模拟实验、替代试验可以无限接近于模拟人体的生理环境或反映人体的生理参数，并且器械在人体的应用不会产生已知的各种生物学反应或效应之外的新的生物学效应的种类，也不会产生可预期的重大风险。这个原则对任何器械都是适用的。

模拟实验或替代试验的运用，可以最大限度地减少伦理或保险保障方面的风险。同时，也可以最大限度地节省时间和费用。如果要开展模拟实验或替代试验，需要进行充分的风险评价，以使器械在上市后临床应用的风险能够基本消除。

例如，各类放射线（如 X 射线、γ 射线、中子线、质子线、碳离子线等）的放射生物学效应已被广泛认知并得到充分应用，各类放射治疗器械的临床生物学研究就没有必要再开展了。临床仅需要解决的是在临床层面如何提高放射线的照射质量（如控制边缘剂量、散射剂量，提高适形性、强度调节能力以及图像验证、图像引导乃至动态跟踪治疗能力）。因此，完全可以通过模拟实验或替代试验来代替临床试验。

第三十三章　外聘评审专家的适当性及其责任、义务

由于国家级审评中心的现有一线审查人员数量有限，专业背景和经验比较欠缺，需要外聘专家参与评价工作。

作者认为，外聘专家的职责应主要是：利用专家在专业方面的丰富的经验优势，提供有关器械安全有效性、临床使用定位、临床可用性、适应证、禁忌证，以及预期用途的定位合理性、评价标准和评价方法的合理性、工程设计的合理性、证据的真实性的判断依据并进行论证，给出是否满足产品上市要求、是否需要补充修改相关资料或者不符合上市要求的建议。

专家会召开的条件和项目：重点应是创新性第二、第三类器械和尚未制定国家/行业安全和性能标准的第三类实质等效性器械。

专家审评应与被审评人充分讨论。专家审评结论应以专家个人名义和专家集体名义出具，并以多数人意见为最终集体审评结论意见。产品审查结论在符合现有法律法规和各项规章的条件下，应参考专家审评结论意见并由主审人出具最终结论。主审人对最终结论负责。

审评机构（审评中心）可以聘请有专业背景的外部专家，并由内部专家和外聘专家共同形成审查组，开展对器械使用机构的现场审查或境外生产场地质量体系考察（目前境内生产质量体系考核主要由省级以下属地监管部门负责实施）。当必须对质量体系进行考察时，也可针对产品在生产、进料环节和检验环节的关键技术保障条件等进行审查。当发现临床研究报告和临床调查报告的疑问或真实性问题必须通过现场考察才能解决时，可以考虑申请和实施现场审查。

对于中、低风险实质等效性产品，原则上无须召开专家评审或现场考察，仅对申报资料进行审查。如果特殊情况下需要召开专家审评，应提出充足理由。

第三十四章　诚信的重要性

改革开放三十多年，我国的社会和经济取得了巨大进步，但由于制度的不完善，使得诚信极大缺失，也饱受诟病，社会上各种假冒伪劣和欺诈行为层出不穷，也屡禁不止，给人们的心理造成了巨大创伤。从根本上讲，政府是有重大责任的。但是，作为提供产品的制造商和经销商，也应该从自身的行为上进行检讨，避免今后失信行为的进一步发生。

首先应建立制度，防止和查处制造商和经销商的失信行为。

例如，应建立针对制造商、经销商的信用记录档案信息管理系统，用于追溯各类不良反应、瞒报现象、假冒伪劣和其他各类欺诈行为。只有这样，才能切实有效地追究质量责任和威慑欺诈行为。希望有关方面能为建立信用社会做出必要的努力。

在过去的审查经历中，经常发现某些制造商在注册证到期重新申报时提供的使用说明书中适应证等内容与前期申报时批准的内容不一致的情况，说明制造商并没有按照批准后的内容进行认真整改，仍然我行我素，夸大宣传，盲目扩大适应证等范围。也曾经发生过某境外制造商不履行必要的追检程序，造成已安装和使用的超大型治疗设备至今未检测且无法重新拆分检测的状况。也有某境外知名制造商未经任何权威部门批准，就与境内医疗机构签署协议，进口超大型治疗设备并安装的情况。这种行为已经公然违反中国法律，却未受到任何处罚。

在医药行业，应防止医务工作者利用职务便利侵害患者权利的行为。各级医务工作者首先应是守法的公民。救死扶伤是医务工作者的天职，但医务工作者在肩负责任的同时，也应反对一种倾向和现象，就是境内临床试验机构中的学术带头人或临床工作者在未履行任何手续的情况下，率先将那些尚未在境外任何国家授权的实验室开展过任何实验以证明基本安全性、也未进行过充分风险分析或论证的器械，违法用于人体疾病研究和治疗活动，并将未经批准的研究的结论发表在各种专业刊物上的行为。这种现象具有一定的普遍性，并造成了非常恶劣的影响，其可能给患者带来的潜在伤害及其风险的扩散是不可原谅的，要受到道德的谴责和法律的制裁。另外，个别人员违背医生的职业操守和科学规律，未经批准或允许，随意或盲目超出已批准适应证，扩大高风险器械的治疗范围，罔顾病危患者的基本尊严，拿患者做试验，这是极其危险的举动。

以上所述，很多情况都是受利益驱使而发生的丧失诚信的行为。但同时应注意与上述现象有所区别的一种例外情况，即应该尽快建立机制，允许在重大自然灾害、重大疫情或战争等需要紧急救治且没有任何其他可及的治疗手段的情况下，临床机构的审查委员会或审查部门无须事先获得监管部门的批准，即可以同意一些处于研究过程中的创新性器械在本临床机构内率先紧急使用，但需要临床机构和制造商及时向食品药品监督管理部门报告。

附录　美国食品药品监督管理局相关法规要求中一些重要章节的原文及部分中文节译

CODE OF FEDERAL REGULATIONS

PART 25——ENVIRONMENTAL IMPACT CONSIDERATIONS

第 25 部分——环境影响的考虑

§ 25. 15　General procedures. （一般程序）

（a）All applications or petitions requesting agency action require the submission of an EA or a claim of categorical exclusion. A claim of categorical exclusion shall include a statement of compliance with the categorical exclusion criteria and shall state that to the applicant's knowledge, no extraordinary circumstances exist. Failure to submit an adequate EA for an application or petition requesting action by the agency of a type specified in § 25. 20, unless the agency can determine that the action qualifies for exclusion under §§ 25. 30, 25. 31, 25. 32, 25. 33, or 25. 34, is sufficient grounds for FDA to refuse to file or approve the application or petition. An EA adequate for filing is one that addresses the relevant environmental issues. An EA adequate for approval is one that contains sufficient information to enable the agency to determine whether the proposed action may significantly affect the quality of the human environment.

（b）The responsible agency officials will evaluate the information contained in the EA to determine whether it is accurate and objective, whether the proposed action may significantly affect the quality of the human environment, and whether an EIS will be prepared. If significant effects requiring the preparation of an EIS are identified, FDA will prepare an EIS for the action in accordance with the procedures in subparts D and E of this part. If significant effects requiring the preparation of an EIS are not identified, resulting in a decision not to prepare an EIS, the responsible agency official will prepare a FONSI in accordance with § 25. 41.

(c) Classes of actions that individually or cumulatively do not significantly affect the quality of the human environment ordinarily are excluded from the requirement to prepare an EA or an EIS. The classes of actions that qualify as categorical exclusions are set forth in § 25. 30, 25. 31, 25. 32, 25. 33, or 25. 34.

(d) A person submitting an application or petition of a type subject to categorical exclusion under §§ 25. 30, 25. 31, 25. 32, 25. 33, or 25. 34, or proposing to dispose of an article as provided in § 25. 30 (d) or 25. 32 (h), is not required to submit an EA if the person states that the action requested qualifies for a categorical exclusion, citing the particular categorical exclusion that is claimed, and states that to the applicant's knowledge, no extraordinary circumstances exist.

(a) 所有请求机构采取行动的申请或请求，都需要提交一份环境评估报告或例外声明。例外声明应包括符合例外目录标准的声明，并声明就申请人的知识所及，没有额外情况存在。如未能提交环境评估报告，要求机构根据§25.20的要求采取行动，除非机构可以决定行动符合§§25.30、25.32、25.33或25.34的例外情况。食品药品管理局有足够的证据拒绝备案或批准该申请或请求。适合备案的环境评估报告是那种讲述了相关环境事项的报告。符合批准要求的环境评估报告是那种包含足够信息以使机构能够决定所建议的行动可以显著影响人类环境质量的报告。

(b) 机构负责官员将评估包含在环境评估报告中的信息，以便决定该信息是否准确和客观，建议的行动是否可以显著影响人类环境质量，以及环境影响声明（EIS）是否应被提供。如果要求提交环境影响声明的显著影响被确定，食品药品管理局将会根据本部分中 D 和 E 子部分的程序采取行动而准备一份环境影响声明。如果要求提交环境影响声明的显著影响没有被确定，导致决定不需要提交环境影响声明，机构负责官员将根据§25.41的要求准备一份未发现显著影响（FONSI）的文件。

(c) 单独采取或累积采取的行动的级别没有显著影响人类环境质量的，通常被免于提交环境评估报告或环境影响声明。符合排除范围的所采取行动的级别在§§25.30，25.31，25.32，25.33，25.34 中陈述。

(d) 提交受§§25.30、25.31、25.32、25.33 或 25.34 排除目录管理的申请或请求的人，或根据§25.30（d）或 25.32（h）段要求建议处置物品的人，如果声明所请求采取的行动符合排除范围，并引证所声明的特殊目录排除标准，声明根据申请人的知识所及没有额外情况存在时，不被要求提供一份环境评估报告。

§ 25.20 Actions requiring preparation of an environmental assessment. （需要准备环境评估报告的行动）

Any proposed action of a type specified in this section ordinarily requires at least the preparation of an EA, unless it is an action in a specific class that qualifies for exclusion under § 25.30, 25.31, 25.32, 25.33, or 25.34:

(a) Major recommendations or reports made to Congress on proposals for legislation in instances where the agency has primary responsibility for the subject matter involved.

(b) Destruction or other disposition of articles condemned after seizure or whose distribution or use has been enjoined, unless categorically excluded in § 25.30 (d) or 25.32 (h).

(c) Destruction or other disposition of articles following detention or recall at agency request, unless categorically excluded in § 25.30 (d) or 25.32 (h).

(d) Disposition of FDA laboratory waste materials, unless categorically excluded in § 25.30 (m).

(e) Intramural and extramural research supported in whole or in part through contracts, other agreements, or grants, unless categorically excluded in § 25.30 (e) or (f).

(f) Establishment by regulation of labeling requirements, a standard, or a monograph, unless categorically excluded in §§ 25.30 (k) or 25.31 (a), (b), (c), (h), (i), or (j), or 25.32 (a) or (p).

(g) Issuance, amendment, and enforcement of FDA regulations, or an exemption or variance from FDA regulations, unless categorically excluded in § 25.30 (h), (i), or (j), or § 25.32 (e), (g), (n), or (p).

(h) Withdrawal of existing approvals of FDA-approved articles, unless categorically excluded in § 25.31 (d) or (k), 25.32 (m), or 25.33 (g) or (h).

(i) Approval of food additive petitions and color additive petitions, approval of requests for exemptions for investigational use of food additives, the granting of requests for exemption from regulation as a food additive under § 170.39 of this chapter, and allowing notifications submitted under 21 U.S.C. 348 (h) to become effective, unless categorically excluded in § 25. 32 (b), (c), (i), (j), (k), (l), (o), (q), or (r).

(j) Establishment of a tolerance for unavoidable poisonous or deleterious substances in food or in packaging materials to be used for food.

(k) Affirmation of a food substance as GRAS for humans or animals, on FDA's initiative or in response to a petition, under parts 182, 184, 186, or 582 of this chapter and establishment or amendment of a regulation for a prior-sanctioned food ingredient, as defined in 170. 3 (l) and 181. 5 (a) of this chapter, unless categorically excluded in 25. 32 (f), (k), or (r).

(l) Approval of NDA's, abbreviated applications, applications for marketing approval of a biologic product, supplements to such applications, and actions on IND's, unless categorically excluded in § 25. 31 (a), (b), (c), (e), or (l).

(m) Approval of NADA's, abbreviated applications, supplements, actions on INAD's, and granting of requests for determination of eligibility for indexing, unless categorically excluded under § 25. 33 (a), (c), (d), or (e).

(n) Approval of PMA's for medical devices, notices of completion of PDP's for medical devices, authorizations to commence clinical investigation under an approved PDP, or applications for an IDE, unless categorically excluded in § 25. 34.

对于任何本节规定的、所计划的行动,通常都需要至少准备一份环境评估报告,除非该行动属于特殊分类,即符合§25.30、25.31、25.32、25.33 或 25.34 的例外要求:

(a) 向国会提出的主要推荐或报告,在这些事例中需要机构为受试者参与的事件承担主要责任。

(b) 不当物品被没收或者其推销或使用已被禁止后的破坏或处置,除非符合§25.30 (d) 或 25.32 (h) 列出的例外情况。

(c) 应机构的要求,物品被扣留或召回之后的销毁或处置,除非符合 §25.30 (d) 或 25.32 (h) 段列出的例外情况。

(d) FDA 实验室垃圾物品的处置,除非符合§25.30 (m) 段列出的例外情况。

(e) 通过合同、其他协议或批准获得全部或部分支持的医院内或医院外研究,除非符合§25.30 (e) 或 (f) 段列出的例外情况。

（f）通过法规建立标识要求、一个标准或一个专门要求，除非符合§25.30（k）段，或者 25.31（a）、（b）、（c）、（h）、（i）或（j）段，或者 25.32（a）或（p）段列出的例外情况。

（g）FDA 法规的发布、修订和实施，或者 FDA 法规的免除或变化，除非符合§25.30（h）、（i）或（j）段，或者§25.32（e）、（g）、（n）或（p）段列出的例外情况。

（h）FDA 已批准物品的现存批准程序的撤销，除非符合§25.31（d）或（k）段，25.32（m）段，或者 25.33（g）或（h）段列出的例外情况。

（i）食品添加剂申请和色素添加剂申请的批准，食品添加剂调查使用豁免申请的批准，本章§170.39 规定的食品添加剂法规豁免申请的批准，和 21、U.S.C.348（h）规定的递交通知的生效，除非符合§25.32（b）、（c）、（i）、（j）、（k）、（l）、（o）、（q）或（r）段列出的例外情况。

（j）在食品中或在包装物中无法避免的有毒或有害物质的允许范围的建立。

（k）依据 FDA 动议或根据本章第 182、184、186 或 582 部分规定对申请的回应，对用于人体或动物的食品物质被普遍认为是安全的一种确认，以及如本章第 170.3（l）和 181.5（a）段定义的前期处罚的食品添加剂法规的建立或修订，除非符合 25.32（f）、（k）或（r）段列出的例外情况。

（l）对新药申请、简化申请、生物产品市场准入申请的批准，对此类申请的补充，和对研究用（调查用）新药所采取的行动，除非符合§25.31（a）、（b）、（c）、（e）或（l）段列出的例外情况。

（m）对新动物药申请、简化申请的批准，补充，对研究用（调查用）新动物药采取的行动和对用以决定所加标志适当性的要求的批准，除非符合§25.33（a）、（b）、（c）或（e）段列出的例外情况。

（n）对医疗器械市场准入申请、医疗器械产品研发的完成通知、完成产品研发后授权开始临床调查或申请研究用器械豁免的批准，除非符合§25.34 列出的例外情况。

§25.30 General.（总则）

The classes of actions listed in this section and §§25.31 through 25.34 are categorically excluded and, therefore, ordinarily do not require the preparation of an EA（Environment Assessments）or an EIS（Environment Impact Statement）：

（a）Routine administrative and management activities, including inspections, and issuance of field compliance programs, program circulars, or field investigative assignments.

(b) Recommendation for an enforcement action to be initiated in a Federal court.

(c) Agency requests for initiation of recalls.

(d) Destruction or disposition of any FDA-regulated article condemned after seizure or the distribution or use of which has been enjoined or following detention or recall at agency request if the method of destruction or disposition of the article, including packaging material, is in compliance with all Federal, State, and local requirements.

(e) Extramural contracts, other agreements, or grants for statistical and epidemiological studies, surveys and inventories, literature searches, and report and manual preparation, or any other studies that will not result in the production or distribution of any substance and, therefore, will not result in the introduction of any substance into the environment.

(f) Extramural contracts, other agreements, and grants for research for such purposes as to develop analytical methods or other test methodologies.

(g) Activities of voluntary Federal-State cooperative programs, including issuance of model regulations proposed for State adoption.

(h) Issuance, amendment, or revocation of procedural or administrative regulations and guidance documents, including procedures for submission of applications for product development, testing and investigational use, and approval.

(i) Corrections and technical changes in regulations.

(j) Issuance of CGMP regulations, HACCP regulations, establishment standards, emergency permit control regulations, GLP regulations, and issuance or denial of permits, exemptions, variances, or stays under these regulations.

(k) Establishment or repeal by regulation of labeling requirements for marketed articles if there will be no increase in the existing levels of use or change in the intended uses of the product or its substitutes.

(l) Routine maintenance and minor construction activities such as:

(1) Repair to or replacement of equipment or structural components (e. g. , door, roof, or window) of facilities controlled by FDA;

(2) Lease extensions, renewals, or succeeding leases;

(3) Construction or lease construction of 10,000 square feet or less of occupiable space;

(4) Relocation of employees into existing owned or currently leased space;

(5) Acquisition of 20,000 square feet or less of occupiable space in a structure that was substantially completed before the issuance of solicitation for offers; and

(6) Acquisition of between 20,000 square feet and 40,000 square feet of occupiable space if it constitutes less than 40 percent of the occupiable space in a structure that was substantially completed before the solicitation for offers.

(m) Disposal of low-level radioactive waste materials (as defined in the Nuclear Regulatory Commission regulations at 10 CFR 61.2) and chemical waste materials generated in the laboratories serviced by the contracts administered by FDA, if the waste is disposed of in compliance with all applicable Federal, State, and local requirements.

在本节和§§25.31 到 25.34 节列出的行动分类被排除在外，因此一般不需要准备环境评估报告或环境影响声明：

（a）日常监督管理活动，包括视察，以及现场依从性项目、项目通告或现场调查任务的发布。

（b）推荐在联邦法庭中启动的强制执行行动。

（c）机构要求启动召回。

（d）任何 FDA 规定的不当物品在被没收，或者禁止推销或使用，或者应机构要求进行扣留或召回后的破坏或处置，如果物品（包括包装材料）销毁或处置的方法符合联邦、州和地方法规要求。

（e）院外合同，其他协议，或者对统计学和流行病学研究、调查和盘点、文献检索以及报告和手册准备的批准，或者不会导致任何物质的生产或分销的任何其他研究，并且因此不会导致将任何物质引进环境中。

（f）院外合同，其他协议和对研究的批准，目的是开发统计方法或其他测试方法学。

（g）联邦-州合作项目的志愿活动（包括发布被州采纳的典型法规）。

（h）程序化的或行政的法规和指导文件的发布、修订或废除，包括递交产品开发、测试和研究（调查）使用的申请和批准的程序。

（i）法规中的更正和技术变化。

（j）临床质量管理规范的法规、危害分析和关键控制点法规、标准建立、紧急允许控制法规、实验室质量管理规范的发布，以及这些法规所规定允许、例外情况、变动或保留的发布或否决。

（k）如果不会增加产品或其替代物的现存使用水平或改变其预期用途，要求为已上市物品加标识的法规的建立或废止。

（l）常规维护和微小构建活动诸如：

（1）由 FDA 控制的设施的设备或结构件的维修或更换（如门、屋顶或窗）；

（2）租赁延期、续签或持续租赁；

（3）建筑或租赁的建筑可占用面积等于或小于 10 000 平方英尺；

（4）将雇员重新安置到现存自有或当下租赁的空间中；

（5）在提议的请求发布之前，在一个建筑中已经实际获得的可占用面积等于或小于 20 000 平方英尺；并且

（6）在提议的请求发布之前，已经获得的可占用面积为 20 000～40 000 平方英尺，该空间的面积小于整个建筑可占用面积的 40%。

（m）在垃圾依照所有适用的联邦、州和地方法规的要求来处理的情况下，低水平放射性垃圾和由 FDA 监管的依据合同提供服务的实验室产生的化学垃圾的处理。

§25.34　Devices and electronic products.（器械和电子产品）

The classes of actions listed in this section are categorically excluded and, therefore, ordinarily do not require the preparation of an EA or an EIS：

（a）Action on a device premarket notification submission under subpart E of part 807 of this chapter.

（b）Classification or reclassification of a device under part 860 of this chapter, including the establishment of special controls, if the action will not result in increases in the existing levels of use of the device or changes in the intended use of the device or its substitutes.

（c）Issuance, amendment, or repeal of a standard for a class II medical device or an electronic product, and issuance of exemptions or variances from such a standard.

（d）Approval of a PMA or a notice of completion of a PDP or amended or supplemental applications or notices for a class III medical device if the device is of the same type and for the same use as a previously approved device.

（e）Changes in the PMA or a notice of completion of a PDP for a class III medical device that do not require submission of an amended or supplemental application or notice.

（f）Issuance of a restricted device regulation if it will not result in increases in the existing levels of use or changes in the intended uses of the product or its substitutes.

（g）Action on an application for an IDE or an authorization to commence a clinical investigation under an approved PDP.

（h）Issuance of a regulation exempting from preemption a requirement of a State or political subdivision concerning a device，or a denial of an application for such exemption.

（i）Approval of humanitarian device exemption under subpart H of part 814 of this chapter.

本节列出的行为的级别被排除在外。因此，通常不需要准备环境评估报告或环境影响声明。

（a）本章第 807 部分 E 子部分规定的上市前通知的行为。

（b）本章第 860 部分规定的器械的分类或重新分类，包括特殊控制措施的建立，如果该行为不会导致对现存器械使用水平的增加或对器械预期用途的改变或者替代。

（c）第二类医疗器械或电子产品标准的发布、修订或废止，以及该标准的豁免或变更的发布。

（d）PMA 的批准，或产品研发完成的通知，或与前期已上市器械同类型和同用途的第三类器械的已被修改或补充的申请或通知。

（e）PMA 的改变，或不需要提交修改过或补充的申请或通知的第三类医疗器械在完成产品研发后的通知或申请。

（f）受限制器械法规的发布，如果不会导致产品或替代品在预期用途水平的增加或改变。

（g）申请各类豁免的行为，或在符合产品研发方案情况下开展一个临床调查的授权。

（h）发布一个法规豁免一个州或政治分区关于一个器械的优先权要求，或者否决该豁免的申请。

（i）本章第 814 部分 H 子部分规定的人道主义器械豁免的批准。

§ 25.40　Environmental assessments.　［环境评估报告（EA）］

(a) As defined by CEQ in 40 CFR 1508.9, an EA is a concise public document that serves to provide sufficient evidence and analysis for an agency to determine whether to prepare an EIS or a FONSI. The EA shall include brief discussions of the need for the proposal, of alternatives as required by section 102 (2) (E) of NEPA, of the environmental impacts of the proposed action and alternatives, and a listing of agencies and persons consulted. An EA shall be prepared for each action not categorically excluded in § 25.30, § 25.31, § 25.32, § 25.33, or § 25.34. The EA shall focus on relevant environmental issues relating to the use and disposal from use of FDA-regulated articles and shall be a concise, objective, and well-balanced document that allows the public to understand the agency's decision. If potentially adverse environmental impacts are identified for an action or a group of related actions, the EA shall discuss any reasonable alternative course of action that offers less environmental risk or that is environmentally preferable to the proposed action. The use of a scientifically justified tiered testing approach, in which testing may be stopped when the results suggest that no significant impact will occur, is an acceptable approach.

(b) Generally, FDA requires an applicant to prepare an EA and make necessary corrections to it. Ultimately, FDA is responsible for the scope and content of EA's and may include additional information in environmental documents when warranted.

(c) Information concerning the nature and scope of information that an applicant or petitioner shall submit in an EA may be obtained from the center or other office of the agency having responsibility for the action that is the subject of the environmental evaluation. Applicants and petitioners are encouraged to submit proposed protocols for environmental studies for technical review by agency staff. Applicants and petitioners also are encouraged to consult applicable FDA EA guidance documents, which provide additional advice on how to comply with FDA regulations.

(d) Consistent with 40 CFR 1500.4 (j) and 1502.21, EA's may incorporate by reference information presented in other documents that are available to FDA and to the public.

(e) The agency evaluates the information contained in an EA and any public input to determine whether it is accurate and objective, whether the proposed action may significantly affect the quality of the human environment, and whether an EIS or a FONSI will be prepared. The responsible agency official examines the environmental risks of the proposed action and the alternative courses of action, selects a course of action, and ensures that any necessary mitigating measures are implemented as a condition for approving the selected course of action.

（a）联邦法规 1508.9 中由环境质量工作委员会定义的环境评估报告是简要公共文件，用于向机构提供足够的证据或分析以决定是否准备一份环境影响声明或一份发现无显著影响的声明。环境评估报告应包括对提案需求、国家环境政策法规第 102（2）（E）节所要求的选项、提议的行动和选项的环境影响以及机构和个人咨询列表的简短讨论。对于没有直接被排除在§25.30、§25.31、§25.32、§25.33 或§25.34 之外的每一个行动，都应准备一份环境评估报告。环境评估报告应专注于与 FDA 规定的物品使用和处理相关的环境事项，并且应是简洁、客观和兼顾的文件，以便允许公众理解机构的决定。如果潜在的不良环境影响对于一项行动或一组相关行动而言是确定的，环境评估报告应讨论任何合理的行动替换途径，这些替换途径应造成较少的环境风险，或是与提出的行动相比，对环境来说结果更优。科学合理的序列测试方案的运用（当结果提示没有显著影响时，测试可以被停止）是可以接受的方案。

（b）一般来说，FDA 要求申请人准备一份环境评估报告和对其进行必要的更正。最终，当环境评估报告被批准时，FDA 应对环境评估报告的范围和内容以及附加环境文件的信息负责。

（c）申请人或请求人在一份环境评估报告中应该提交的关于信息性质和范围的信息，可以从对该行动负责的机构的中心或其他办公室获得。该行动是环境评价的主题。申请人或请求人被鼓励提交环境研究方案，用于机构人员的技术审查。同时，申请人或请求人被鼓励咨询可适用的 FDA 指南性文件，其提供了附加的建议以便符合 FDA 法规的要求。

（d）与 40CFR1500.4（j）和 1502.21 一致，环境评估报告可以由提交的其他文件中的参考信息构成。这些文件可以由 FDA 和公众获得。

（e）机构评估环境评估报告中包含的信息以及任何公开输入信息，以便决定该信息是否准确和客观，提出的行动是否会显著影响人类环境质量，以及是否需要准备一份 EIS 或 FONSI。主管机构官员审查所提议行动的环境风险和行动的替换途径，选择一个行动途径，并且确保执行任何必要的减缓措施作为批准被选行动途径的条件。

PART 50——PROTECTION OF HUMAN SUBJECTS

第 50 部分——人类受试者的保护

Subpart B——Informed Consent of Human Subjects

子部分 B——人类受试者的知情同意

§ 50.20　General requirements for informed consent. （知情同意的一般要求）

Except as provided in §§ 50.23 and 50.24, no investigator may involve a human being as a subject in research covered by these regulations unless the investigator has obtained the legally effective informed consent of the subject or the subject's legally authorized representative. An investigator shall seek such consent only under circumstances that provide the prospective subject or the representative sufficient opportunity to consider whether or not to participate and that minimize the possibility of coercion or undue influence. The information that is given to the subject or the representative shall be in language understandable to the subject or the representative. No informed consent, whether oral or written, may include any exculpatory language through which the subject or the representative is made to waive or appear to waive any of the subject's legal rights, or releases or appears to release the investigator, the sponsor, the institution, or its agents from liability for negligence.

　　除 §§ 50.23 和 50.24 的规定之外，调查人不可以将任何个人作为受试者引入法规规定的研究中，除非调查人已经获得了合法有效的受试者或者受试者合法授权代表的知情同意。调查人只能在向可能的受试者或其代表提供充分的机会考虑是否参加，并在减少强迫和不应有的影响的情况下，获得知情同意。提供给受试者或其代表的信息应该是受试者或其代表可理解的语言。口头的或文字的知情同意均不可以包括任何迫使受试者或其代表放弃或似乎放弃任何受试者的合法权利，或者为调查人、发起人、临床机构或其代理人可能造成的疏忽开脱或好像要开脱责任的开脱性语言。

§ 50.23　Exception from general requirements. （一般要求的例外情况）

　　(a) The obtaining of informed consent shall be deemed feasible unless, before use of the test article (except as provided in paragraph (b) of this section), both the investigator and a physician who is not otherwise participating in the clinical investigation certify in writing all of the following:

(1) The human subject is confronted by a life – threatening situation necessitating the use of the test article.

(2) Informed consent cannot be obtained from the subject because of an inability to communicate with, or obtain legally effective consent from, the subject.

(3) Time is not sufficient to obtain consent from the subject's legal representative.

(4) There is available no alternative method of approved or generally recognized therapy that provides an equal or greater likelihood of saving the life of the subject.

(b) If immediate use of the test article is, in the investigator's opinion, required to preserve the life of the subject, and time is not sufficient to obtain the independent determination required in paragraph (a) of this section in advance of using the test article, the determinations of the clinical investigator shall be made and, within 5 working days after the use of the article, be reviewed and evaluated in writing by a physician who is not participating in the clinical investigation.

(c) The documentation required in paragraph (a) or (b) of this section shall be submitted to the IRB within 5 working days after the use of the test article.

(d) (1) Under 10 U. S. C. 1107 (f) the President may waive the prior consent requirement for the administration of an investigational new drug to a member of the armed forces in connection with the member's participation in a particular military operation. The statute specifies that only the President may waive informed consent in this connection and the President may grant such a waiver only if the President determines in writing that obtaining consent: Is not feasible; is contrary to the best interests of the military member; or is not in the interests of national security. The statute further provides that in making a determination to waive prior informed consent on the ground that it is not feasible or the ground that it is contrary to the best interests of the military members involved, the President shall apply the standards and criteria that are set forth in the relevant FDA regulations for a waiver of the prior informed consent requirements of section 505 (i) (4) of the Federal Food, Drug, and Cosmetic Act (21 U. S. C. 355 (i) (4)). Before such a determination may be made that obtaining informed consent from military personnel prior to the use of an investigational drug (including an antibiotic or biological product) in a specific protocol under an investigational new drug application (IND) sponsored by the Department of Defense (DOD) and limited to specific military personnel involved in a particular military operation is not feasible or is contrary to the best interests of the military members involved the Secretary of Defense must first request such a determination from the President, and certify and document to the President that the following standards and criteria contained in paragraphs (d) (1) through (d) (4) of this section have been met.

(i) The extent and strength of evidence of the safety and effectiveness of the investigational new drug in relation to the medical risk that could be encountered during the military operation supports the drug's administration under an IND.

(*Omitted.*)

(a) 知情同意的获得是可行的，除非在测试物品使用前［除了本节（b）段规定之外］，研究（调查）人和没有参加临床研究的医生书面保证以下内容：

(1) 人类受试者面临威胁生命的情形，必须使用测试物品。

(2) 不能从受试者获得知情同意是因为无法与受试者交流或无法从受试者获得合法有效的同意。

(3) 没有充足的时间获得受试者的合法代表的同意。

(4) 没有现行的、可替换的、已被批准或者获得一般共识的治疗方法可以与之等效，或提供更大的挽救受试者生命的可能性。

(b) 如果按照调查人的观点需要立即使用测试物品，以便保留受试者的生命，并且没有足够的时间在使用测试物品之前作出符合本节（a）段要求的独立决定，则临床调查人可以作出决定，但是该决定应在使用测试物品的 5 个工作日内被审查，并且由没有参加该临床调查的医生以文字方式进行评估。

(c) 本节（a）段要求的文字记录应在使用测试物品的 5 个工作日内被提交给临床机构审查委员会或审查部门。

(d) (1) 10. U. S. C. 1107 (f) 规定，总统可以为了参加某项军事行动的军队成员，出于调查用新药管理的目的，批准放弃知情同意要求。法规强调，只有总统可以批准放弃与此相关的知情同意，并且总统只有在以签署方式确定获得知情同意不可行时，或与军队成员的最佳利益相违背或者不符合国家安全利益的情况下，可以批准放弃。法规进一步说明，总统基于不可行或与有关军事成员最佳利益相违背（冲突）而作出放弃知情同意的决定时，应该运用在美国食品药品管理局法规中建立的关于联邦食品药品和化妆品法的第 505（i）（4）段 ［21. U. S. C. 355（i）（4）］放弃事先知情同意的标准和准则。在作出以上放弃知情同意的决定之前应满足以下条件，即在使用由国防部发起的、在新药调查专门协议中规定的、并且仅限于使用在参与特殊军事行动的特定军事人员的调查用新药（包括抗生素或生物产品）之前，获得知情同意对于参与新药调查的军事人员的最佳利益而言是不可行的或存在冲突。此时，国防部必须从总统处得到决定，并向总统书面证实以下从（d）（1）段到（d）（4）段的标准和准则已经得到满足。

（i）临床调查用新药的安全有效性与在军事行动中可能遇到的医疗风险的程度和强度相比较的证据，支持药物在临床调查新药的注册申请。

（以下省略。）

§50. 24 Exception from informed consent requirements for emergency research. （紧急情况下知情同意要求的例外情况）

（a）The IRB responsible for the review, approval, and continuing review of the clinical investigation described in this section may approve that investigation without requiring that informed consent of all research subjects be obtained if the IRB（with the concurrence of a licensed physician who is a member of or consultant to the IRB and who is not otherwise participating in the clinical investigation）finds and documents each of the following：

（1）The human subjects are in a life-threatening situation, available treatments are unproven or unsatisfactory, and the collection of valid scientific evidence, which may include evidence obtained through randomized placebo-controlled investigations, is necessary to determine the safety and effectiveness of particular interventions.

（2）Obtaining informed consent is not feasible because：

（i）The subjects will not be able to give their informed consent as a result of their medical condition；

（ii）The intervention under investigation must be administered before consent from the subjects' legally authorized representatives is feasible；and

(iii) There is no reasonable way to identify prospectively the individuals likely to become eligible for participation in the clinical investigation.

(3) Participation in the research holds out the prospect of direct benefit to the subjects because:

(i) Subjects are facing a life-threatening situation that necessitates intervention;

(ii) Appropriate animal and other preclinical studies have been conducted, and the information derived from those studies and related evidence support the potential for the intervention to provide a direct benefit to the individual subjects; and

(iii) Risks associated with the investigation are reasonable in relation to what is known about the medical condition of the potential class of subjects, the risks and benefits of standard therapy, if any, and what is known about the risks and benefits of the proposed intervention or activity.

(4) The clinical investigation could not practicably be carried out without the waiver.

(5) The proposed investigational plan defines the length of the potential therapeutic window based on scientific evidence, and the investigator has committed to attempting to contact a legally authorized representative for each subject within that window of time and, if feasible, to asking the legally authorized representative contacted for consent within that window rather than proceeding without consent. The investigator will summarize efforts made to contact legally authorized representatives and make this information available to the IRB at the time of continuing review.

(6) The IRB has reviewed and approved informed consent procedures and an informed consent document consistent with § 50. 25. These procedures and the informed consent document are to be used with subjects or their legally authorized representatives in situations where use of such procedures and documents is feasible. The IRB has reviewed and approved procedures and information to be used when providing an opportunity for a family member to object to a subject's participation in the clinical investigation consistent with paragraph (a) (7) (v) of this section.

(7) Additional protections of the rights and welfare of the subjects will be

provided, including, at least:

(i) Consultation (including, where appropriate, consultation carried out by the IRB) with representatives of the communities in which the clinical investigation will be conducted and from which the subjects will be drawn;

(ii) Public disclosure to the communities in which the clinical investigation will be conducted and from which the subjects will be drawn, prior to initiation of the clinical investigation, of plans for the investigation and its risks and expected benefits;

(iii) Public disclosure of sufficient information following completion of the clinical investigation to apprise the community and researchers of the study, including the demographic characteristics of the research population, and its results;

(iv) Establishment of an independent data monitoring committee to exercise oversight of the clinical investigation; and

(v) If obtaining informed consent is not feasible and a legally authorized representative is not reasonably available, the investigator has committed, if feasible, to attempting to contact within the therapeutic window the subject's family member who is not a legally authorized representative, and asking whether he or she objects to the subject's participation in the clinical investigation. The investigator will summarize efforts made to contact family members and make this information available to the IRB at the time of continuing review.

(b) The IRB is responsible for ensuring that procedures are in place to inform, at the earliest feasible opportunity, each subject, or if the subject remains incapacitated, a legally authorized representative of the subject, or if such a representative is not reasonably available, a family member, of the subject's inclusion in the clinical investigation, the details of the investigation and other information contained in the informed consent document. The IRB shall also ensure that there is a procedure to inform the subject, or if the subject remains incapacitated, a legally authorized representative of the subject, or if such a representative is not reasonably available, a family member, that he or she may discontinue the subject's participation at any time without penalty or loss of benefits to which the subject is otherwise entitled. If a legally authorized representative or family member is told about the clinical investigation and the subject's condition improves, the subject is also to be informed as soon as feasible. If a subject is entered into a clinical investigation with waived consent and the subject dies before a legally authorized representative or family member can be contacted, information about the clinical investigation is to be provided to the subject's legally authorized representative or family member, if feasible.

(c) The IRB determinations required by paragraph (a) of this section and the documentation required by paragraph (e) of this section are to be retained by the IRB for at least 3 years after completion of the clinical investigation, and the records shall be accessible for inspection and copying by FDA in accordance with § 56. 115 (b) of this chapter.

(d) Protocols involving an exception to the informed consent requirement under this section must be performed under a separate investigational new drug application (IND) or investigational device exemption (IDE) that clearly identifies such protocols as protocols that may include subjects who are unable to consent. The submission of those protocols in a separate IND/IDE is required even if an IND for the same drug product or an IDE for the same device already exists. Applications for investigations under this section may not be submitted as amendments under §§ 312. 30 or 812. 35 of this chapter.

(e) If an IRB determines that it cannot approve a clinical investigation because the investigation does not meet the criteria in the exception provided under paragraph (a) of this section or because of other relevant ethical concerns, the IRB must document its findings and provide these findings promptly in writing to the clinical investigator and to the sponsor of the clinical investigation. The sponsor of the clinical investigation must promptly disclose this information to FDA and to the sponsor's clinical investigators who are participating or are asked to participate in this or a substantially equivalent clinical investigation of the sponsor, and to other IRB's that have been, or are, asked to review this or a substantially equivalent investigation by that sponsor.

[61 FR 51528, Oct. 2, 1996]

(a) 如果在此节描述的负责临床研究的审查、批准和持续审查的临床机构审查委员会或审查部门（在注册医师作为临床机构审查委员会或审查部门成员在场，并且该医师没有参加被审查的临床研究的情况下）发现并将以下内容备案，临床机构审查委员会或审查部门可以批准无须获得所有研究受试者知情同意的研究：

（1）人类受试者处于威胁生命的状况下，现有治疗手段无法证明有效或无法令人满意，并且可能通过包括随机安慰剂对照研究获得确凿的科学证据是必要的，以便确定特殊干预的安全性和有效性。

（2）获得知情同意不可行，是因为：

（i）由于医学状况不允许的原因，受试者不可能给出知情同意；

（ii）在受试者的合法授权代表知情同意之前，研究过程中的干预必须实施；并且，

（iii）没有合理的办法可以预先确定可能会有资格参加临床研究的个体。

（3）参加研究可以提供给受试者直接获益的预期，原因是：

（i）受试者正在面临必须干预的威胁生命的情形；

（ii）适当的动物试验和其他临床前研究已经开展，并且从那些研究得出的信息和相关证据支持关于干预能够提供给个体受试者直接获益的可能性；并且，

（iii）与研究相关的风险相对于已知的受试者潜在级别的医学状况而言，相对于或许存在的标准治疗手段的风险和获益而言，相对于已知的计划干预或活动的风险和获益而言，是合理的。

（4）临床研究不能坚决地切实执行。

（5）提出的研究计划定义了基于科学证据的潜在治疗窗的长度，并且研究人已经开始在时间窗内试图接触每一个受试者的合法授权代表，并且在可行情况下，要求与之接触的合法授权代表在那个时间窗内知情同意而不是在非知情同意下进行。研究人将对与合法授权代表接触作出的努力进行汇总，并将把这些信息提供给处于持续审查过程中的审评机构。

（6）临床机构审查委员会或审查部门已经审查和批准了知情同意程序和知情同意文件。在可能会用到这些程序和文件的情况下，这些知情同意程序和文件被用于受试者或他们的合法委托代表。临床机构审查委员会或审查部门已经审查和批准了相关程序和使用的信息，这些程序和信息可以给受试者家属利用来提供一个反对受试者参加不违背本节第（a）（7）（v）段所阐述的临床研究的机会。

（7）对受试者权力和福利的额外保护将被提供，至少包括：

（i）向将要开展临床研究的机构（并且受试者将被从该机构挑选出）代表进行咨询（包括适当情况下可由临床机构审查委员会或审查部门开展咨询）；

（ii）在开展临床研究前，向社会公布开展临床研究的机构（并且受试者将

被从该机构挑选出）的临床研究计划及其预期风险和获益；

（iii）在完成临床研究后，应公布充分的信息以便使社会和研究人了解研究情况，包括被研究人群的人口统计学特征以及研究结果；

（iv）建立独立的数据监控委员会以便监督临床研究；并且

（v）如果知情同意的获得是不可行的并且合法授权代表不能找到，在可行情况下，研究人已经试图在时间窗内接触受试者家属（该家属并不是合法授权代表）并询问他或她是否反对受试者参加临床研究，那么研究人将接触家属的这种努力进行汇总，并将可得到的信息告知正处在持续审查过程中的审评机构。

（b）临床机构审查委员会或审查部门应有责任确保及时地和在可行情况下尽早通知每一位受试者，或者在受试者一直没有能力的情况下的受试者的合法委托代表，或者在该代表也无法出现的情况下一位受试者的家庭成员，有关包括在知情同意当中的研究细节和其他信息。临床机构审查委员会或审查部门还应确保建立一个程序可以通知受试者，或者在受试者一直无能力时通知其合法授权代表，或者在合法授权代表无法找到的情况下通知其家属，他或她可以在任何时候使受试者不受惩罚地或免受获益损失地终止受试者参加临床研究。如果合法授权代表或家属被告知了临床研究并且受试者的状况得到改善，应尽可能快地通知受试者。如果受试者没有被告知进入了临床研究，并且受试者在合法授权的代表或家属能够被联系到之前就死亡了，该临床研究的信息还是应该在可行的情况下提供给受试者的合法授权代表或家属。

（c）由本节（a）段要求的临床机构审查委员会或审查部门的决定和本节（e）段要求的文件，应在临床研究完成后由临床机构审查委员会或审查部门至少保留 3 年，并且用于调查的记录可以被食品药品监督管理部门得到和复印。

（d）包含本节规定的知情同意例外情况的协议必须依据临床研究新药申请或研究器械豁免的有关规定执行，这些规定可以清楚地确定这些协议可以将那些无法知情同意的受试者包括在内。这些协议应单独提交，即使有一个同样的器械临床豁免申请程序和内容已经存在了。（部分省略。）

（e）如果临床机构审查委员会或审查部门因为研究不满足本节（a）提供的例外标准或者因为相关的伦理关切而不能批准临床研究，则临床机构审查委员会或审查部门必须文字记录其发现，并且以文字的形式迅速将这些发现提供给临床研究人和临床研究的发起人。临床研究的发起人必须迅速将这些信息向食品药品监督管理部门，以及正在参与（或被要求参与）该项临床研究或另外某一项发起人发起的实质性等效临床研究的研究人公开，并且向已经审查过或正在被要求审查的那个发起人资助的另外某一个实质性等效临床研究的其他临床机构审查委员会或审查部门人员公开。

§ 50. 25　Elements of informed consent.　(知情同意的内容)

(c) When seeking informed consent for applicable clinical trials, as defined in 42 U. S. C. 282 (j) (1) (A), the following statement shall be provided to each clinical trial subject in informed consent documents and processes. This will notify the clinical trial subject that clinical trial information has been or will be submitted for inclusion in the clinical trial registry databank under paragraph (j) of section 402 of the Public Health Service Act. The statement is: "A description of this clinical trial will be available on $http://www. ClinicalTrials. gov$, as required by U. S. Law. This Web site will not include information that can identify you. At most, the Web site will include a summary of the results. You can search this Web site at any time."

(c) 当为适用的临床试验寻求知情同意时,以下声明应以知情同意文件和过程的形式被提供给每一位临床试验受试者。这将通知临床试验受试者,临床试验信息根据《公共卫生服务法》第 402 部分的要求,已经被或将被提交,以被纳入临床试验注册数据库中。该声明为:"按照美国的法律要求,此临床试验的一份描述将可在政府网站上得到 (http://www. ClinicalTrials. gov)。该网站网址将不包括可以识别您的信息。最多,此网址将包括结果的概述。您可以在任何时候搜索该网址。"

§ 50. 27　Documentation of informed consent.　(知情同意文件)

(a) Except as provided in § 56. 109 (c), informed consent shall be documented by the use of a written consent form approved by the IRB and signed and dated by the subject or the subject's legally authorized representative at the time of consent. A copy shall be given to the person signing the form.

(b) Except as provided in § 56. 109 (c), the consent form may be either of the following:

(1) A written consent document that embodies the elements of informed consent required by § 50. 25. This form may be read to the subject or the subject's legally authorized representative, but, in any event, the investigator shall give either the subject or the representative adequate opportunity to read it

before it is signed.

(2) A *short form* written consent document stating that the elements of informed consent required by §50.25 have been presented orally to the subject or the subject's legally authorized representative. When this method is used，there shall be a witness to the oral presentation. Also，the IRB shall approve a written summary of what is to be said to the subject or the representative. Only the short form itself is to be signed by the subject or the representative. However，the witness shall sign both the short form and a copy of the summary，and the person actually obtaining the consent shall sign a copy of the summary. A copy of the summary shall be given to the subject or the representative in addition to a copy of the short form.

（a）除非符合§56.109（c）规定的情况，知情同意应以临床机构审查委员会或审查部门批准的、通过使用书面知情同意表格的方式被文件化，并且由受试者或者受试者合法授权代表在同意时签名和签署日期。应提供给签署表格的人一份复印件。

（b）除非符合§56.109（c）规定的情况，知情同意表格可以是下述任何形式：

（1）一份由§50.25要求的包括知情同意内容的手写同意文件。该表格可以读给受试者或受试者的合法授权代表，但是，在任何事件中，调查者都应该给受试者或其代表适当的机会在签署前阅读该表格。

（2）一份简短表格的手写同意文件声称，由§50.25要求的知情同意内容已经被口头提供给受试者或受试者的合法授权代表。当此方法被使用时，对于口头告知，应该有一位见证者。同时，临床机构审查委员会或审查部门应批准一份说给受试者或其代表的手写概述。仅仅简短表格本身由受试者或其代表签署。然而，见证者应该同时签署简短表格和概述的复印件，并且实际获得同意的人应该签署一份概述的复印件。概述的复印件应被提供给受试者或其代表作为简短表格的复印件的补充。

PART 54——Financial disclosure by clinical investigations

第54部分——在进行器械临床研究（调查）时的财务信息披露的要求

§54.1　Purpose.（目的）

（a）The Food and Drug Administration（FDA）evaluates clinical studies submitted in marketing applications, required by law, for new human drugs and biological products and marketing applications and reclassification petitions for medical devices.

(b) The agency reviews data generated in these clinical studies to determine whether the applications are approvable under the statutory requirements. FDA may consider clinical studies inadequate and the data inadequate if, among other things, appropriate steps have not been taken in the design, conduct, reporting, and analysis of the studies to minimize bias. One potential source of bias in clinical studies is a financial interest of the clinical investigator in the outcome of the study because of the way payment is arranged (e. g. , a royalty) or because the investigator has a proprietary interest in the product (e. g. , a patent) or because the investigator has an equity interest in the sponsor of the covered study. This section and conforming regulations require an applicant whose submission relies in part on clinical data to disclose certain financial arrangements between sponsor (s) of the covered studies and the clinical investigators and certain interests of the clinical investigators in the product under study or in the sponsor of the covered studies. FDA will use this information, in conjunction with information about the design and purpose of the study, as well as information obtained through on-site inspections, in the agency's assessment of the reliability of the data.

(a) 食品药品监督管理部门依据法规，评估用于人类新药和生物制品上市申请和用于医疗器械上市申请和再分类申请的上市申请资料中的临床研究。

(b) 机构审查委员会或审查部门审查这些由临床研究产生的数据以便决定是否在法规条件下批准该申请。如果在各项事务中，对研究设计、操作、报告和分析中以便减少偏差的步骤没有被采取，食品药品监督管理部门可以认为，临床研究不恰当或者数据不恰当。在临床研究中的一个潜在偏差原因是临床研究人因支付安排方式（如专利税）对研究结果导致的资金（或金融）方面的兴趣，或因为研究人对产品特许或专卖的兴趣（如专利），或因为研究人对所从事研究的发起人的股权的兴趣。本节和应符合的法规要求申请人的提交资料（部分依赖于临床数据）公开这些参与研究项目的发起人和临床研究人之间的财政安排，以及临床研究人在研究过程中对产品的兴趣或者对发起人的兴趣。食品药品监督管理部门将要在数据的可靠性评估当中使用这些信息，并与研究目的和设计信息联系起来，同时还利用从调查现场获得的信息。

§ 54.2　Definitions.　（定义）

For the purposes of this part：

(a) Compensation affected by the outcome of clinical studies means compensation that could be higher for a favorable outcome than for an unfavorable outcome, such as compensation that is explicitly greater for a favorable result or compensation to the investigator in the form of an equity interest in the sponsor of a covered study or in the form of compensation tied to sales of the product, such as a royalty interest.

(b) Significant equity interest in the sponsor of a covered study means any ownership interest, stock options, or other financial interest whose value cannot be readily determined through reference to public prices (generally, interests in a nonpublicly traded corporation), or any equity interest in a publicly traded corporation that exceeds $50,000 during the time the clinical investigator is carrying out the study and for 1 year following completion of the study.

(c) Proprietary interest in the tested product means property or other financial interest in the product including, but not limited to, a patent, trademark, copyright or licensing agreement.

(d) Clinical investigator means only a listed or identified investigator or sub-investigator who is directly involved in the treatment or evaluation of research subjects. The term also includes the spouse and each dependent child of the investigator.

(e) Covered clinical study means any study of a drug or device in humans submitted in a marketing application or reclassification petition subject to this part that the applicant or FDA relies on to establish that the product is effective (including studies that show equivalence to an effective product) or any study in which a single investigator makes a significant contribution to the demonstration of safety. This would, in general, not include phase 1 tolerance studies or pharmacokinetic studies, most clinical pharmacology studies (unless they are critical to an efficacy determination), large open safety studies conducted at multiple sites, treatment protocols, and parallel track protocols. An applicant may consult with FDA as to which clinical studies constitute "covered clinical studies" for purposes of complying with financial disclosure requirements.

(f) Significant payments of other sorts means payments made by the sponsor of a covered study to the investigator or the institution to support activities of the investigator that have a monetary value of more than ＄25,000, exclusive of the costs of conducting the clinical study or other clinical studies, (e. g., a grant to fund ongoing research, compensation in the form of equipment or retainers for ongoing consultation or honoraria) during the time the clinical investigator is carrying out the study and for 1 year following the completion of the study.

(g) Applicant means the party who submits a marketing application to FDA for approval of a drug, device, or biologic product. The applicant is responsible for submitting the appropriate certification and disclosure statements required in this part.

(h) Sponsor of the covered clinical study means the party supporting a particular study at the time it was carried out.

本部分的目的：

（a）受临床研究结果影响的补偿：是指有利结果的补偿可能高于不利结果的补偿。诸如有利结果的补偿明显更高，或者该研究的发起人以股息的形式对调查者给予补偿，或者以与产品销售相联系的形式给予调查者补偿，诸如专利税利息。

（b）该研究的发起人的明显股权：是指所有者权益、股票选择权，或其价值难以通过参考公共价格确定的其他金融权益（一般情况下，在非公开发行的公司中的股权），或者在临床研究期间和完成研究一年的时间超过 5 万美元的公开上市公司的股权。

（c）在测试产品中的所有者权益：是指产权或在产品中的其他金融权益，包括但不限于专利、商标、版权或牌照授权协议。

（d）临床调查人：仅指身份确定或标明的、直接参与治疗或对所研究的受试者进行评估的调查人或助理调查人。这一名词也包括调查人的配偶和每个孩子。

（e）适用的临床研究：是指受本部分管理的、在上市申请或重新分类申请中运用于人体的药品或器械的任何研究，申请人或食品药品监督管理局依据其确立产品有效（包括表明研究与一个有效产品的等效性）；或者一个单独的调查者开展的、对表明安全性作出了突出贡献的任何研究（调查）。一般来说，这将不包括第一阶段的耐受性研究或药代动力学研究、大多数临床药物研究（除非对于确定效果非常关键）、多中心开展的大样本开放安全研究、治疗方案和平行跟踪方案。一个申请者可以向FDA咨询哪个临床研究构成了适用的临床研究用以满足财务公开要求的目的。

（f）其他类重要付款：是指由适用研究的发起人支付给调查人或临床机构的超过25 000美元价值的付款以便支持调查活动，或者调查者在临床研究期间和完成研究一年内的时间开展临床研究或其他临床研究的额外费用（例如一笔资助正在进行的研究的经费、以设备形式进行的补偿，或者进行中的咨询聘金或酬劳）。

（g）申请人：是指向FDA提交上市申请用于批准一个药品、器械或生物制品的一方。申请人要为提交恰当的认证书和本部分要求的公开声明负责。

（h）适用的临床研究的发起人：是指在研究被开展时支持该特殊研究的一方。

§ 54.3　Scope.　（范围）

The requirements in this part apply to any applicant who submits a marketing application for a human drug, biological product, or device and who submits covered clinical studies. The applicant is responsible for making the appropriate certification or disclosure statement where the applicant either contracted with one or more clinical investigators to conduct the studies or submitted studies conducted by others not under contract to the applicant.

本部分的要求适用于为人类药物、生物制品或者器械提交上市申请并且提交适用的临床研究的申请人。申请人要为提供恰当的认证书和公开声明负责。申请人或者与一个或多个临床调查者签署协议以便开展研究，或者提交未与申请人签署协议的其他人开展的研究。

§ 54.4　Certification and disclosure requirements.　（认证书和披露的要求）

For purposes of this part, an applicant must submit a list of all clinical investigators who conducted covered clinical studies to determine whether the applicant's product meets FDA's marketing requirements, identifying those clinical investigators who are full-time or part-time employees of the sponsor of each covered study. The applicant must also completely and accurately disclose or certify information concerning the financial interests of a clinical investigator who is not a full-time or part-time employee of the sponsor for each covered clinical stud-

y. Clinical investigators subject to investigational new drug or investigational device exemption regulations must provide the sponsor of the study with sufficient accurate information needed to allow subsequent disclosure or certification. The applicant is required to submit for each clinical investigator who participates in a covered study, either a certification that none of the financial arrangements described in § 54. 2 exist, or disclose the nature of those arrangements to the agency. Where the applicant acts with due diligence to obtain the information required in this section but is unable to do so, the applicant shall certify that despite the applicant's due diligence in attempting to obtain the information, the applicant was unable to obtain the information and shall include the reason.

(a) The applicant (of an application submitted under sections 505, 506, 510 (k), 513, or 515 of the Federal Food, Drug, and Cosmetic Act, or section 351 of the Public Health Service Act) that relies in whole or in part on clinical studies shall submit, for each clinical investigator who participated in a covered clinical study, either a certification described in paragraph (a) (1) of this section or a disclosure statement described in paragraph (a) (3) of this section.

(1) Certification: The applicant covered by this section shall submit for all clinical investigators (as defined in § 54. 2 (d)), to whom the certification applies, a completed Form FDA 3454 attesting to the absence of financial interests and arrangements described in paragraph (a) (3) of this section. The form shall be dated and signed by the chief financial officer or other responsible corporate official or representative.

(2) If the certification covers less than all covered clinical data in the application, the applicant shall include in the certification a list of the studies covered by this certification.

(3) Disclosure Statement: For any clinical investigator defined in § 54. 2 (d) for whom the applicant does not submit the certification described in paragraph (a) (1) of this section, the applicant shall submit a completed Form FDA 3455 disclosing completely and accurately the following:

(i) Any financial arrangement entered into between the sponsor of the covered study and the clinical investigator involved in the conduct of a covered clinical trial, whereby the value of the compensation to the clinical investigator for conducting the study could be influenced by the outcome of the study;

(ii) Any significant payments of other sorts from the sponsor of the covered study, such as a grant to fund ongoing research, compensation in the form of equipment, retainer for ongoing consultation, or honoraria;

(iii) Any proprietary interest in the tested product held by any clinical investigator involved in a study;

(iv) Any significant equity interest in the sponsor of the covered study held by any clinical investigator involved in any clinical study; and

(v) Any steps taken to minimize the potential for bias resulting from any of the disclosed arrangements, interests, or payments.

(b) The clinical investigator shall provide to the sponsor of the covered study sufficient accurate financial information to allow the sponsor to submit complete and accurate certification or disclosure statements as required in paragraph (a) of this section. The investigator shall promptly update this information if any relevant changes occur in the course of the investigation or for 1 year following completion of the study.

(c) Refusal to file application. FDA may refuse to file any marketing application described in paragraph (a) of this section that does not contain the information required by this section or a certification by the applicant that the applicant has acted with due diligence to obtain the information but was unable to do so and stating the reason.

为了达到此部分的目的，申请人必须提交一份开展适用临床研究以便确定申请人的产品是否满足食品药品监督管理局的市场准入要求的调查者的清单，确认每一个适用研究的发起人的那些全职或兼职临床调查者。申请人必须完全和准确地公开或确认与作为发起人的全职雇员和兼职雇员的临床调查人的财务权益有关信息。受调查用新药或调查用器械豁免法规管理的临床调查人必须提供给研究的发起人充分准确的需要信息以便允许后续公开或认证书。申请人被要求提交给参加适用研究的每一位临床调查人一份没有 54.2 描述的财务安排的认证书，或者向机构公开那些安排的性质。当申请人采取行动努力获得在此节要求的信息但是难以做到时，申请人应证实无论申请人怎样努力试图获得信息，申请人都难以获得信息，并且应将原因包括在内。

(a) 根据联邦食品、药品和化妆品法案第 505、510 (k)、513 或 515 节或者健康服务法案第 351 节的要求，提交申请的申请人部分或全部依靠临床研究的结果时，应为每一位参加适用临床研究的临床调查人提交本节（a）（1）段描述的认证书或者本节（a）（3）段描述的公开声明。

（1）认证书：适用于本节的申请人应为所有临床调查人［如54.2（d）定义］（该调查人需要认证资格）提交一份完整的食品药品监督管理局3454表格，声明没有本节（a）（2）段描述的财务权益和安排。表格应签署日期并由首席财务官或者其他公司负责官员或代表签字。

（2）如果认证书比申请书中适用的临床数据少，申请人应在认证书中涵盖一份认证书适用的各项研究清单。

（3）公开声明：对于由54.2定义的临床调查人，申请人没有提交本节（a）（1）段描述的认证书的，申请人应提交完整的食品药品监督管理局3455表格，完全和准确地公开以下内容：

（i）任何在适用临床研究的发起人和临床调查人之间的、对适用临床研究的财务安排，此财务安排中临床调查人用于开展研究的补偿价值可能会被研究结果影响；

（ii）任何由适用研究的发起人支付的其他各类重要付款，诸如一笔资助正在开展的研究的经费、以设备形式进行的补偿，或者进行中的咨询聘金或酬劳；

（iii）任何由参与研究的临床调查人主持的测试产品中的所有权权益；

（iv）任何由参与研究的临床调查人主持的适用研究的发起人所拥有的任何重要的股份权益；和

（v）为减少由公开安排、权益或支付所导致的产生偏差的潜在可能性而采取的任何步骤。

（b）临床调查者应提供给适用研究的发起人足够准确的财务信息，以便发起人可以提交完整和准确的本节（a）段要求的认证书或公开声明。如果在临床研究期间和完成研究一年内的过程中发生相关变化，研究人（调查人）应马上更新此信息。

（c）拒绝归档申请：食品药品监督管理局可以拒绝归档任何本节（a）段描述的不包括本节所要求包含信息的上市申请，或者由申请人出具的认证书（申请人虽努力争取但无法获得信息，并已声明原因）。

§54.5　Agency evaluation of financial interests.（财务权益的机构评估）

（a）Evaluation of disclosure statement. FDA will evaluate the information disclosed under §54.4（a）（2）about each covered clinical study in an application to determine the impact of any disclosed financial interests on the reliability of the study. FDA may consider both the size and nature of a disclosed financial interest (including the potential increase in the value of the interest if the product is approved) and steps that have been taken to minimize the potential for bias.

(b) Effect of study design. In assessing the potential of an investigator's financial interests to bias a study, FDA will take into account the design and purpose of the study. Study designs that utilize such approaches as multiple investigators (most of whom do not have a disclosable interest), blinding, objective endpoints, or measurement of endpoints by someone other than the investigator may adequately protect against any bias created by a disclosable financial interest.

(c) Agency actions to ensure reliability of data. If FDA determines that the financial interests of any clinical investigator raise a serious question about the integrity of the data, FDA will take any action it deems necessary to ensure the reliability of the data including:

(1) Initiating agency audits of the data derived from the clinical investigator in question;

(2) Requesting that the applicant submit further analyses of data, e. g. , to evaluate the effect of the clinical investigator's data on overall study outcome;

(3) Requesting that the applicant conduct additional independent studies to confirm the results of the questioned study; and

(4) Refusing to treat the covered clinical study as providing data that can be the basis for an agency action.

(a) 公开声明和评估：食品药品监督管理局将评估在 54.4（a）（2）要求的对一份申请中每一个适用临床研究公开的信息，以便确定公开的财务权益对研究可靠性的影响。食品药品监督管理局可以同时考虑公开的财务权益的规模和性质（包括如果产品被批准，权益价值的潜在增加），以及为减少潜在偏差而采取的步骤。

(b) 研究设计的效果：在评估调查者的财务权益对造成研究偏差的可能性时，食品药品监督管理局会将设计和研究的目的考虑进去。运用多中心调查者（他们大多数没有可公开的权益）、双盲法、目标终点法或有某些不是调查者开展的终点测量法的研究设计，可以恰当地防止由可公开的财务权益产生的偏差。

(c) 确保数据可靠性的机构行动：如果食品药品管理局确定任何临床调查者的财务权益产生了严重的有关数据真实性的问题，食品药品监督管理局将会采取任何必要的行动以便确保数据的可靠性，包括：

（1）对有疑问的临床调查数据启动机构审计；

（2）要求申请人提交进一步的数据分析，例如评估临床调查人的数据对综合研究结果的影响；

（3）要求申请人开展附加的独立研究以证实疑问研究的结果；并且

（4）拒绝将开展的临床研究提供的数据作为可以形成机构行动的基础。

PART 56——INSTITUTIONAL REVIEW BOARDS

第 56 部分——临床机构的审查委员会或审查部门

Subpart A——General Provisions

子部分 A——一般性条款

§ 56.101　Scope.　（范围）

（a）This part contains the general standards for the composition, operation, and responsibility of an Institutional Review Board (IRB) that reviews clinical investigations regulated by the Food and Drug Administration under sections 505 (i) and 520 (g) of the act, as well as clinical investigations that support applications for research or marketing permits for products regulated by the Food and Drug Administration, including foods, including dietary supplements, that bear a nutrient content claim or a health claim, infant formulas, food and color additives, drugs for human use, medical devices for human use, biological products for human use, and electronic products. Compliance with this part is intended to protect the rights and welfare of human subjects involved in such investigations.

（b）References in this part to regulatory sections of the Code of Federal Regulations are to chapter Ⅰ of title 21, unless otherwise noted.

§ 56.101　范围

（a）本部分包含了负责审查各种临床调查的临床机构审查委员会或审查部门（IRB）的组成、运作和责任的一般标准［该标准由食品药品管理局根据法案第 505（i）和 520（g）条规定］，以及支持临床研究申请的临床调查或由食品和药品管理局规定的各类产品销售许可，这些产品包括标有营养素含量声明或健康声明的食品、膳食补充剂、婴儿配方奶粉、食品和色素添加剂、用于人类的药物、用于人类的医疗器械、用于人类的生物制品，以及电子产品。符合本部分的规定是为了保护在这类调查中涉及的人类受试者的权利和福利。

（b）本部分涉及的联邦法规是其第 21 标题的第一章，除非另有说明。

§ 56.102　Definitions.（定义）

As used in this part：

（a）*Act* means the Federal Food, Drug, and Cosmetic Act, as amended (secs. 201 – 902, 52 Stat. 1040 *et seq*. , as amended (21 U. S. C. 321 – 392) .

（b）*Application for research or marketing permit* includes：

（1）A color additive petition, described in part 71.

（2）Data and information regarding a substance submitted as part of the procedures for establishing that a substance is generally recognized as safe for a use which results or may reasonably be expected to result, directly or indirectly, in its becoming a component or otherwise affecting the characteristics of any food, described in § 170. 35.

（3）A food additive petition, described in part 171.

（4）Data and information regarding a food additive submitted as part of the procedures regarding food additives permitted to be used on an interim basis pending additional study, described in 180. 1.

（5）Data and information regarding a substance submitted as part of the procedures for establishing a tolerance for unavoidable contaminants in food and food – packaging materials, described in section 406 of the act.

（6）An investigational new drug application, described in part 312 of this chapter.

（7）A new drug application, described in part 314.

（8）Data and information regarding the bioavailability or bioequivalence of drugs for human use submitted as part of the procedures for issuing, amending, or repealing a bioequivalence requirement, described in part 320.

（9）Data and information regarding an over – the – counter drug for human use submitted as part of the procedures for classifying such drugs as generally recognized as safe and effective and not misbranded, described in part 330.

（10）An application for a biologics license, described in part 601 of this chapter.

（11）Data and information regarding a biological product submitted as part of the procedures for determining that licensed biological products are safe and effective and not misbranded, as described in part 601 of this chapter.

(12) An Application for an Investigational Device Exemption, described in part 812.

(13) Data and information regarding a medical device for human use submitted as part of the procedures for classifying such devices, described in part 860.

(14) Data and information regarding a medical device for human use submitted as part of the procedures for establishing, amending, or repealing a standard for such device, described in part 861.

(15) An application for premarket approval of a medical device for human use, described in section 515 of the act.

(16) A product development protocol for a medical device for human use, described in section 515 of the act.

(17) Data and information regarding an electronic product submitted as part of the procedures for establishing, amending, or repealing a standard for such products, described in section 358 of the Public Health Service Act.

(18) Data and information regarding an electronic product submitted as part of the procedures for obtaining a variance from any electronic product performance standard, as described in 1010. 4.

(19) Data and information regarding an electronic product submitted as part of the procedures for granting, amending, or extending an exemption from a radiation safety performance standard, as described in § 1010. 5.

(20) Data and information regarding an electronic product submitted as part of the procedures for obtaining an exemption from notification of a radiation safety defect or failure of compliance with a radiation safety performance standard, described in subpart D of part 1003.

(21) Data and information about a clinical study of an infant formula when submitted as part of an infant formula notification under section 412 (c) of the Federal Food, Drug, and Cosmetic Act.

(22) Data and information submitted in a petition for a nutrient content claim, described in § 101. 69 of this chapter, and for a health claim, described in § 101. 70 of this chapter.

(23) Data and information from investigations involving children submitted

in a new dietary ingredient notification, described in § 190. 6 of this chapter.

(c) *Clinical investigation* means any experiment that involves a test article and one or more human subjects, and that either must meet the requirements for prior submission to the Food and Drug Administration under section 505 (i) or 520 (g) of the act, or need not meet the requirements for prior submission to the Food and Drug Administration under these sections of the act, but the results of which are intended to be later submitted to, or held for inspection by, the Food and Drug Administration as part of an application for a research or marketing permit. The term does not include experiments that must meet the provisions of part 58, regarding nonclinical laboratory studies. The terms *research*, *clinical research*, *clinical study*, *study*, and *clinical investigation* are deemed to be synonymous for purposes of this part.

(d) *Emergency use* means the use of a test article on a human subject in a life – threatening situation in which no standard acceptable treatment is available, and in which there is not sufficient time to obtain IRB approval.

(e) *Human subject* means an individual who is or becomes a participant in research, either as a recipient of the test article or as a control. A subject may be either a healthy individual or a patient.

(f) *Institution* means any public or private entity or agency (including Federal, State, and other agencies). The term *facility* as used in section 520 (g) of the act is deemed to be synonymous with the term *institution* for purposes of this part.

(g) *Institutional Review Board* (IRB) means any board, committee, or other group formally designated by an institution to review, to approve the initiation of, and to conduct periodic review of, biomedical research involving human subjects. The primary purpose of such review is to assure the protection of the rights and welfare of the human subjects. The term has the same meaning as the phrase *institutional review committee* as used in section 520 (g) of the act.

(h) *Investigator* means an individual who actually conducts a clinical investigation (i. e. , under whose immediate direction the test article is administered or dispensed to, or used involving, a subject) or, in the event of an investigation conducted by a team of individuals, is the responsible leader of that team.

(i) *Minimal risk* means that the probability and magnitude of harm or discomfort anticipated in the research are not greater in and of themselves than those ordinarily encountered in daily life or during the performance of routine physical or psychological examinations or tests.

(j) *Sponsor* means a person or other entity that initiates a clinical investigation, but that does not actually conduct the investigation, i. e., the test article is administered or dispensed to, or used involving, a subject under the immediate direction of another individual. A person other than an individual (e. g., a corporation or agency) that uses one or more of its own employees to conduct an investigation that it has initiated is considered to be a sponsor (not a sponsor-investigator), and the employees are considered to be investigators.

(k) *Sponsor-investigator* means an individual who both initiates and actually conducts, alone or with others, a clinical investigation, i. e., under whose immediate direction the test article is administered or dispensed to, or used involving, a subject. The term does not include any person other than an individual, e. g., it does not include a corporation or agency. The obligations of a sponsor-investigator under this part include both those of a sponsor and those of an investigator.

(l) *Test article* means any drug for human use, biological product for human use, medical device for human use, human food additive, color additive, electronic product, or any other article subject to regulation under the act or under sections 351 or 354-360F of the Public Health Service Act.

(m) *IRB approval* means the determination of the IRB that the clinical investigation has been reviewed and may be conducted at an institution within the constraints set forth by the IRB and by other institutional and Federal requirements.

§ 56.102 定义。

如本部分使用的那样：

(a) 法案是指经修订的《联邦食品、药品和化妆品法》［从 1040 起，经修订的（美国宪法第 21 章第 321 - 392 段）第 52 法条，第 201 - 902 节］。

(b) 研究申请或销售许可包括：

(1) 色素添加剂申请书，在第 71 部分中描述。

(2) 为了确立某物质通常被认为是可以安全使用的，并直接或间接地导致或可能会被合理预期导致其成为任何食品的一个构成部分，或其他影响食物特性的过程的一部分，而被提交的关于该物质的数据和信息，在§170.35段描述。

（3）食品添加剂的申请书，在第171部分中描述。

（4）作为尚待研究的食品添加剂在临时基础上被许可使用的程序的一部分，而被提交的关于食品添加剂的数据和资料，在第§180.1段中描述。

（5）为了给食品及食品包装材料中存在的无法避免的污染物建立一个允许值，作为该程序的一部分，而被提交的一份关于该物质的数据和资料，在该法第406节中描述。

（6）调查用新药物的申请，在本章第312部分中描述。

（7）一种新药物的申请，在第314部分中描述。

（8）作为发布、修改或废除生物等效性要求的程序的一部分而被提交的、关于人类使用药物的生物利用度或生物等效性的数据和信息，在320部分中描述。

（9）作为将药物分类为被通常认为是安全和有效且非假冒的程序的一部分，而被提交的用于人类的非处方药物的数据和信息，在330部分中描述。

（10）生物学执照的申请，在本章601部分中描述。

（11）作为确定持证生物制品是安全和有效且非假冒的程序的一部分，而被提交的有关生物制品的数据和信息，在本章第601部分中描述。

（12）研究（调查）用器械豁免申请，在第812部分中描述。

（13）作为对器械进行分类的程序的一部分，而被提交的用于人类的医疗器械的数据和信息，在第860部分中描述。

（14）作为制定、修订或废除器械标准的程序的一部分，而被提交的用于人类的医疗器械的数据和信息，在第861部分中描述。

（15）用于人类的医疗器械的上市前批准申请，在法案的第515节中描述。

（16）用于人类的医疗器械的产品开发协议，在法案的第515节中描述。

（17）作为制定、修订或废除器械标准的程序的一部分，而被提交的电子产品的数据和信息，在公共健康服务法第358节中描述。

（18）作为从任何电子产品性能标准中获得参数的程序的一部分，而被提交的关于电子产品的数据和资料，在§1010.4中描述。

（19）作为批准、修改或延长辐射安全性能标准的豁免程序的一部分提交的数据和资料，在§1010.5中描述。

（20）作为豁免辐射安全缺陷通告或豁免无法符合辐射安全性能标准通告的程序的一部分，而被提交的数据和信息，在第1003部分的D子部分中描述。

（21）作为婴幼儿配方奶粉通告的一部分，而被提交的婴幼儿配方奶粉临床研究的数据和资料，在《联邦食品、药品和化妆品法》第 412（C）节中描述。

（22）为营养素含量声明提交申请的数据和信息，在本章§101.69 中描述；为健康声明提交申请的数据和信息，在本章§101.70 中描述。

（23）在一个新的膳食成分通告中提交的涉及儿童的调查中获得的数据和信息，在本章§190.6 中描述。

（c）临床调查是指涉及一个受测试物品和一个或多个人类受试者的任何实验，要么根据该法第 505（i）条或 520（G）条，必须满足事先向食品和药品管理局提交申请的要求，要么根据该法的这些条款无须满足向食品和药品管理局事先提交申请的要求，但结果会导致推迟提交，或被食品和药品管理局作为研究申请或销售许可的一部分，等待审查。该术语不包括必须满足第 58 部分关于非临床实验室研究的实验。术语研究（research）、临床研究（clinical research）、临床研究（clinical study）、研究（study）、临床调查（clinical investigation）被认为是这部分目的的代名词。

（d）紧急使用是指：在危及人类受试者生命，无法获得标准的可接受的治疗手段，并且没有足够的时间来获得临床机构审查委员会或审查部门批准的情况下，对测试物品的使用。

（e）人类受试者是指一个个人，无论是作为一个受测试物品的承受者或作为一个对照对象，是或者成为研究的参与者。一个受试者既可以是健康人，也可以是病人。

（f）机构是指任何公共或私人实体或机构（包括联邦、州和其他机构）。在法案第 520（g）中使用的术语"设施"被认为是用于这部分目的的术语"机构"的代名词。

（g）临床机构审查委员会或审查部门（IRB）是指被机构正式指定以便审查、批准启动、并从事定期审查涉及人类受试者的生物医学研究的任何理事会（board）、委员会（committee）或其他团体。该审查的主要目的是确保人类受试者的权利和福利。术语"临床机构审查委员会（institutional review committee）"与在该法第 520（g）节中使用的术语具有相同的含义。

（h）调查者是指实际开展临床调查的个人（即在其直接指导下，一个测试物品被管理或安排或使用到一个受试者身上），或者在由多个人组成的团队开展的一个调查事件中，是该团队的负责人。

（i）最小的风险是指在研究中预期的伤害或不适的可能性和幅度，不会比在日常生活中遭遇的或在常规体能或心理考试或测试中遭遇的伤害或不适的可能性和幅度更大。

(j) 发起人是指发起一项临床调查、但并未实际开展调查的个人或其他实体，即一个被测试物品被管理或安排或使用到一个受试者身上是在另一个人的直接指导下进行的。一个使用一个或多个自己的员工开展其启动的调查的"人"而非一个个体（例如，一个公司或机构）被认为是发起人（而不是发起人-调查人），其员工被视为是研究人（调查人）。

(k) 发起人-调查人是指个人单独或与他人一起，既发起也实际开展临床调查，即在其直接指导下，一个被测试物品被管理或安排或使用到一个受试者身上。该术语不包括除个人以外的任何"人"，例如不包括公司或机构。本部分规定的发起人-调查人的义务，既包括发起人的义务，也包括调查人的义务。

(l) 被测试物品是指根据本法案第 351 节或《公共健康服务法》第 354 – 360F 节，受到法规管理的任何用于人类的药物、生物制品、医疗器械、人类食品添加剂、色素添加剂、电子产品，或任何其他物品。

(m) 临床机构审查委员会或审查部门的批准是指：临床机构审查委员会或审查部门对临床调查已被审查的决定，并且可以在一个机构内开展并受到临床机构审查委员会或审查部门、其他机构和联邦要求的约束。

§56.103 Circumstances in which IRB review is required. （需要机构审查委员会或审查部门审查的情况）

(a) Except as provided in §§ 56.104 and 56.105, any clinical investigation which must meet the requirements for prior submission (as required in parts 312, 812, and 813) to the Food and Drug Administration shall not be initiated unless that investigation has been reviewed and approved by, and remains subject to continuing review by, an IRB meeting the requirements of this part.

(b) Except as provided in §§ 56.104 and §§ 56.105, the Food and Drug Administration may decide not to consider in support of an application for a research or marketing permit any data or information that has been derived from a clinical investigation that has not been approved by, and that was not subject to initial and continuing review by, an IRB meeting the requirements of this part. The determination that a clinical investigation may not be considered in support of an application for a research or marketing permit does not, however, relieve the applicant for such a permit of any obligation under any other applicable regulations to submit the results of the investigation to the Food and Drug Administration.

(c) Compliance with these regulations will in no way render inapplicable pertinent Federal, State, or local laws or regulations.

(a) 除 §§ 56.104 和 56.105 提到的情况之外, 任何必须满足需提前向食品药品监督管理部门递交申请的要求的临床调查都不得开展, 除非该调查已经被满足此部分要求的机构审查委员会或审查部门审查、批准或受持续审查的管理。

(b) 除 §§ 56.104 和 56.105 提到的情况之外, 食品药品监督管理部门可以决定不考虑支持一份开展研究的申请, 或不允许未经满足本部分要求的机构审查委员会或审查部门批准并且未受持续审查管理的临床调查产生的任何数据或信息进入市场。临床调查可能不被认为支持研究或进入市场的申请, 这一决定并不能免除申请人在适用的法规条件下应向食品药品监督管理部门递交调查结果的任何责任。

(c) 符合这些法规绝不会导致产生不适宜的有关联邦、州或地方的法律或法规。

§ 56.104　Exemptions from IRB requirement.（临床机构审查委员会或审查部门要求的豁免）

The following categories of clinical investigations are exempt from the requirements of this part for IRB review:

(a) Any investigation which commenced before July 27, 1981 and was subject to requirements for IRB review under FDA regulations before that date, provided that the investigation remains subject to review of an IRB which meets the FDA requirements in effect before July 27, 1981.

(b) Any investigation commenced before July 27, 1981 and was not otherwise subject to requirements for IRB review under Food and Drug Administration regulations before that date.

(c) Emergency use of a test article, provided that such emergency use is reported to the IRB within 5 working days. Any subsequent use of the test article at the institution is subject to IRB review.

(d) Taste and food quality evaluations and consumer acceptance studies, if wholesome foods without additives are consumed or if a food is consumed that contains a food ingredient at or below the level and for a use found to be safe, or agricultural, chemical, or environmental contaminant at or below the level found to be safe, by the Food and Drug Administration or approved by the Environmental Protection Agency or the Food Safety and Inspection Service of the U. S. Department of Agriculture.

以下临床研究是可以豁免临床机构审查委员会或审查部门的审查要求的：

（a）任何在 1981 年 7 月 27 日之前开始，并在此日期前依据食品药品监督管理部门法规、由临床机构审查委员会或审查部门按有关要求审查管理的临床研究。在此条件下，临床研究仍然由临床机构审查委员会或审查部门依据 1981 年 7 月 27 日前生效的食品药品监督管理部门要求进行审查。

（b）任何在 1981 年 7 月 27 日之前开始，却不是依据食品药品监督管理部门在此日之前的法规、由临床机构审查委员会或审查部门按照有关要求进行审查管理的临床研究。

（c）测试物品的紧急使用。在此情况下，该紧急使用需在 5 个工作日内报告给临床机构审查委员会或审查部门。在该器械使用机构内，该测试物品的任何后续使用都需要由临床机构审查委员会或审查部门审查管理。

（d）品尝和食品质量评价以及消费者接受度研究，如果不含添加剂的健康食品被消费，或者如果被消费的食品包含一个食品成分达到或低于规定水平并且可以安全使用，或者农业、化学或环境污染物达到或低于保证安全使用的水平，遵照食品药品监督管理部门要求，或由环境保护署或美国农业部监督服务部门批准。

§56. 105　Waiver of IRB requirement.［临床机构审查委员会或审查部门要求的放弃（或搁置、或延期）］

On the application of a sponsor or sponsor-investigator, the Food and Drug Administration may waive any of the requirements contained in these regulations, including the requirements for IRB review, for specific research activities or for classes of research activities, otherwise covered by these regulations.

应发起人或发起人-研究人的要求，食品药品监督管理部门可以为了特定研究活动或研究活动的级别（由这些法规的另外部分适用）放弃（或搁置，或延期）任何包含在法规中的要求，包括临床机构审查委员会或审查部门进行审查的要求。

§56. 108 IRB functions and operations. (机构审查委员会或审查部门的功能和操作)

In order to fulfill the requirements of these regulations, each IRB shall:

(a) Follow written procedures: (1) For conducting its initial and continuing review of research and for reporting its findings and actions to the investigator and the institution; (2) for determining which projects require review more often than annually and which projects need verification from sources other than the investigator that no material changes have occurred since previous IRB review; (3) for ensuring prompt reporting to the IRB of changes in research activity; and (4) for ensuring that changes in approved research, during the period for which IRB approval has already been given, may not be initiated without IRB review and approval except where necessary to eliminate apparent immediate hazards to the human subjects.

(b) Follow written procedures for ensuring prompt reporting to the IRB, appropriate institutional officials, and the Food and Drug Administration of: (1) Any unanticipated problems involving risks to human subjects or others; (2) any instance of serious or continuing noncompliance with these regulations or the requirements or determinations of the IRB; or (3) any suspension or termination of IRB approval.

(c) Except when an expedited review procedure is used (see §§ 56.110), review proposed research at convened meetings at which a majority of the members of the IRB are present, including at least one member whose primary concerns are in nonscientific areas. In order for the research to be approved, it shall receive the approval of a majority of those members present at the meeting.

为便于完成这些法规的要求，每一个机构审查委员会或审查部门都应该：

（a）按照有文字规定的程序：（1）用于开展研究的最初和持续审查，并且用于报告调查和机构的发现和行动；（2）用于决定哪一个项目需要比年度审查更经常的审查，以及哪一个项目需要从源头而不是从调查人获得确认，这一项目自从上次机构审查委员会或审查部门审查后没有材料发生变化；（3）用于确保研究活动中向机构审查委员会或审查部门迅速报告有关改变；并且（4）用于确保在机构审查委员会或审查部门已经批准的研究期间发生的改变，在机构审查委员会或审查部门审查之前不会开展，除非这一改变对于消除对人类受试者明显的直接伤害来说是必需的。

（b）按照文字规定的程序，确保向机构审查委员会或审查部门、合适的临床机构官员和食品药品监督管理部门报告：（1）任何涉及对人类受试者和其他人产生风险的意外问题；（2）任何严重或持续不符合法规、要求或者机构审查委员会或审查部门的决定的事件；或者（3）任何机构审查委员会或审查部门批准的搁置或终止。

（c）除运用加快审查程序之外（见§56.110），在大多数机构审查委员会或审查部门成员出席的团体会议上（应包括至少一名成员，其主要关注点是非科学领域）审查提交的研究。为了使研究获得批准，应该得到会议多数在场成员的同意。

§56.109　IRB review of research. （临床机构审查委员会或审查部门对研究的审查）

(a) An IRB shall review and have authority to approve, require modifications in (to secure approval), or disapprove all research activities covered by these regulations.

(b) An IRB shall require that information given to subjects as part of informed consent is in accordance with §50.25. The IRB may require that information, in addition to that specifically mentioned in §50.25, be given to the subjects when in the IRB's judgment the information would meaningfully add to the protection of the rights and welfare of subjects.

(c) An IRB shall require documentation of informed consent in accordance with §50.27 of this chapter, except as follows:

(1) The IRB may, for some or all subjects, waive the requirement that the subject, or the subject's legally authorized representative, sign a written consent form if it finds that the research presents no more than minimal risk of harm to subjects and involves no procedures for which written consent is normally required outside the research context; or

(2) The IRB may, for some or all subjects, find that the requirements in §50.24 of this chapter for an exception from informed consent for emergency research are met.

(d) In cases where the documentation requirement is waived under paragraph (c) (1) of this section, the IRB may require the investigator to provide subjects with a written statement regarding the research.

(e) An IRB shall notify investigators and the institution in writing of its decision to approve or disapprove the proposed research activity, or of modifications required to secure IRB approval of the research activity. If the IRB decides to disapprove a research activity, it shall include in its written notification a statement of the reasons for its decision and give the investigator an opportunity to respond in person or in writing. For investigations involving an exception to informed consent under § 50. 24 of this chapter, an IRB shall promptly notify in writing the investigator and the sponsor of the research when an IRB determines that it cannot approve the research because it does not meet the criteria in the exception provided under § 50. 24 (a) of this chapter or because of other relevant ethical concerns. The written notification shall include a statement of the reasons for the IRB's determination.

(f) An IRB shall conduct continuing review of research covered by these regulations at intervals appropriate to the degree of risk, but not less than once per year, and shall have authority to observe or have a third party observe the consent process and the research.

(g) An IRB shall provide in writing to the sponsor of research involving an exception to informed consent under § 50. 24 of this chapter a copy of information that has been publicly disclosed under § 50. 24 (a) (7) (ii) and (a) (7) (iii) of this chapter. The IRB shall provide this information to the sponsor promptly so that the sponsor is aware that such disclosure has occurred. Upon receipt, the sponsor shall provide copies of the information disclosed to FDA.

(h) When some or all of the subjects in a study are children, an IRB must determine that the research study is in compliance with part 50, subpart D of this chapter, at the time of its initial review of the research. When some or all of the subjects in a study that is ongoing on April 30, 2001 are children, an IRB must conduct a review of the research to determine compliance with part 50, subpart D of this chapter, either at the time of continuing review or, at the discretion of the IRB, at an earlier date.

(a) 对于被这些法规涵盖的研究活动，临床机构审查委员会或审查部门应依据此法规审查，并有权批准、要求进行修改（以确保获得批准）或否决所有研究活动。

（b）临床机构审查委员会或审查部门应要求作为知情同意的一部分给予受试者的信息与§50.25的内容一致。

（c）临床机构审查委员会或审查部门应要求与§50.27一致的知情同意的文件，除非以下情况：

（1）如果临床机构审查委员会或审查部门发现该项研究不会对受试者构成任何伤害风险，不需要包括一般情况下在研究范围之外再签署知情同意的任何过程，该委员会可以为一些或所有受试者放弃由受试者或其合法授权代表签署一份知情同意书面表格的要求；或

（2）临床机构审查委员会或审查部门可以发现，对于一些或所有受试者，§50.24要求的用于紧急研究的知情同意例外情况是满足的。

（d）本部分第（c）（1）段的书面要求一旦放弃，临床机构审查委员会或审查部门可以要求研究人（调查人）提供给受试者一份有关研究的书面声明。

（e）临床机构审查委员会或审查部门应以书面形式通知研究人（调查人）和机构有关它的决定，以便批准或否决研究活动的提案，或为确保临床机构审查委员会或审查部门批准而对研究活动进行的修正。如果临床机构审查委员会或审查部门决定否决一项研究活动，应该在其书面通知中包含一份作出该决定的原因的声明，并给研究人（调查人）一个机会以便面对面或书面回应。对于§50.24知情同意例外情况涉及的研究人（调查人），当临床机构审查委员会或审查部门决定它不能批准研究是因为该项研究不能满足§50.24规定的准则时，或存在其他相关伦理方面的问题时，临床机构审查委员会或审查部门应该以书面形式迅速通知研究人（调查人）。书面通知应包括临床机构审查委员会或审查部门决定的原因的声明。

（f）对于与风险级别相适应的、由法规所覆盖的研究，在其间歇期间，临床机构审查委员会或审查部门应开展对研究的持续审查，但不得少于每年一次，并且应有权观察或交由一个第三方机构观察知情同意过程和研究过程。

（g）对于参与符合§50.24规定的知情同意例外研究的发起人，临床机构审查委员会或审查部门应以书面形式提供一份根据§50.24第（a）（7）（ii）和（a）（7）（iii）段要求公开披露的信息副本。临床机构审查委员会或审查部门应迅速向发起人提供该信息，以便发起人知晓该披露行为已经发生。在收到该信息后，发起人应将披露信息的复印件立即提供给食品药品管理局。

（h）当本项研究的某些或所有受试者是儿童时，临床机构审查委员会或审查部门必须在研究的最初审核阶段，决定该研究符合第50部分D子部分的要

求。（部分省略。）

§ 56. 110 Expedited review procedures for certain kinds of research involving no more than minimal risk, and for minor changes in approved research. （包含几无风险和已批准研究的微小改变的某些研究种类的加快审查程序）

（a）The Food and Drug Administration has established, and published in the Federal Register, a list of categories of research that may be reviewed by the IRB through an expedited review procedure. The list will be amended, as appropriate, through periodic republication in the Federal Register.

（b）An IRB may use the expedited review procedure to review either or both of the following: (1) Some or all of the research appearing on the list and found by the reviewer (s) to involve no more than minimal risk, (2) minor changes in previously approved research during the period (of 1 year or less) for which approval is authorized. Under an expedited review procedure, the review may be carried out by the IRB chairperson or by one or more experienced reviewers designated by the IRB chairperson from among the members of the IRB. In reviewing the research, the reviewers may exercise all of the authorities of the IRB except that the reviewers may not disapprove the research. A research activity may be disapproved only after review in accordance with the nonexpedited review procedure set forth in § 56. 108 (c) .

（c）Each IRB which uses an expedited review procedure shall adopt a method for keeping all members advised of research proposals which have been approved under the procedure.

（d）The Food and Drug Administration may restrict, suspend, or terminate an institution's or IRB's use of the expedited review procedure when necessary to protect the rights or welfare of subjects.

［46 FR 8975, Jan. 27, 1981, as amended at 56 FR 28029, June 18, 1991］

（a）食品药品监督管理部门在联邦登记中已经建立并发布了一份可以被临床机构审查委员会或审查部门通过加快审查程序审查的目录清单。清单在合适的时候将在周期性重新发布的联邦登记上被修正。

（b）临床机构审查委员会或审查部门可以使用加快审查程序审查符合以下条件中的一条或两条均符合的研究：（1）某些或所有出现在清单中的由审查人

发现几无风险的研究，（2）在一年或更短的批准被授权的期间内，前期被批准的研究发生微小的改变。在加快审查程序情况下，审查可以由临床机构审查委员会或审查部门主席或由主席从委员会成员当中指定的某个或更多的有经验的审查人来执行。在审查过程中，审查人可以执行除了拒绝批准研究之外的所有临床机构审查委员会或审查部门的授权。一个研究活动只有经过根据§56.108（c）设定的非加快审查程序审查之后，才可以被拒绝批准。

（c）每一个使用加快审查程序的临床机构审查委员会或审查部门应该采用一种使所有成员知道已在程序中被批准的研究方案的方法。

（d）当需要保护受试者权利和福利时，食品药品监督管理部门可以限制、搁置或者终止一个临床机构或者临床机构的审查委员会或审查部门使用加快审查程序。

§56.111　Criteria for IRB approval of research.　（临床机构审查委员会或审查部门批准研究的标准）

（a）In order to approve research covered by these regulations the IRB shall determine that all of the following requirements are satisfied：

（1）Risks to subjects are minimized：(i) By using procedures which are consistent with sound research design and which do not unnecessarily expose subjects to risk，and (ii) whenever appropriate，by using procedures already being performed on the subjects for diagnostic or treatment purposes.

（2）Risks to subjects are reasonable in relation to anticipated benefits，if any，to subjects，and the importance of the knowledge that may be expected to result. In evaluating risks and benefits，the IRB should consider only those risks and benefits that may result from the research（as distinguished from risks and benefits of therapies that subjects would receive even if not participating in the research）. The IRB should not consider possible long-range effects of applying knowledge gained in the research（for example，the possible effects of the research on public policy）as among those research risks that fall within the purview of its responsibility.

（3）Selection of subjects is equitable. In making this assessment the IRB should take into account the purposes of the research and the setting in which the research will be conducted and should be particularly cognizant of the special problems of research involving vulnerable populations，such as children，prisoners, pregnant women, handicapped, or mentally disabled persons, or economically or educationally disadvantaged persons.

(4) Informed consent will be sought from each prospective subject or the subject's legally authorized representative, in accordance with and to the extent required by part 50.

(5) Informed consent will be appropriately documented, in accordance with and to the extent required by § 50.27.

(6) Where appropriate, the research plan makes adequate provision for monitoring the data collected to ensure the safety of subjects.

(7) Where appropriate, there are adequate provisions to protect the privacy of subjects and to maintain the confidentiality of data.

(b) When some or all of the subjects, such as children, prisoners, pregnant women, handicapped, or mentally disabled persons, or economically or educationally disadvantaged persons, are likely to be vulnerable to coercion or undue influence additional safeguards have been included in the study to protect the rights and welfare of these subjects.

(c) In order to approve research in which some or all of the subjects are children, an IRB must determine that all research is in compliance with part 50, subpart D of this chapter.

(a) 为了批准适用这些法规的研究，临床机构审查委员会或审查部门应决定以下所有要求是满足的：

(1) 受试者的风险最小化：(i) 通过使用与可靠的研究设计一致的程序，并且该程序不必使受试者遭受风险；并且 (ii) 只要合适时，通过使用已经在受试者身上使用的被用于诊断和治疗目的的程序。

(2) 相对于可能存在的预期收益和预期获得的知识的重要性而言，受试者面临的风险是合理的。在评估风险和收益时，临床机构审查委员会或审查部门应仅考虑那些由研究导致的风险和收益（需要与受试者没有参加研究而接受治疗时产生的风险和收益区别开来）。临床机构审查委员会或审查部门在其职责范围内权衡那些研究的风险时，不应考虑运用从研究获得的知识产生的可能的长期效果（例如，研究可能对公共政策产生的影响）。

(3) 受试者的选择是一视同仁的。在进行评估时，临床机构审查委员会或审查部门应该考虑到研究的目的和将要开展的研究的设置，并且应特别了解包括易感人群在内的研究的特殊问题，诸如儿童、服刑人员、孕妇、残疾人士或脑残人员，或者经济或教育弱势人员。

（4）根据第 50 部分的相关要求以及要求达到的程度，将从每一位可能的受试者或者受试者合法授权代表那里获得知情同意。

（5）根据和按照§50.27 有关要求，知情同意应形成文字记录。

（6）合适情况下，研究计划应编制适当的用于监视收集到的数据的条款，以便确保受试者的安全。

（7）合适情况下，应有保护受试者隐私和保持数据秘密的条款。

（b）当某些或所有受试者，诸如儿童、服刑人员、孕妇、残疾人士或脑残人员，或者经济或教育弱势人员，可能容易受到强迫或受到不应有的影响时，在研究中需要额外的保护措施以保护受试者的权利和福利。

（c）为了批准某些或所有受试者是儿童的研究，临床机构审查委员会或审查部门必须决定研究完全符合第 50 部分 D 子部分的要求。

PART 58——GOOD LABORATORY PRACTICE FOR NONCLINICAL LABORATORY STUDIES

第 58 部分——用于非临床实验室研究的实验室管理规范

（该部分省略。）

参考文献

1. 国家食品药品监督管理局. 医疗器械临床试验规定. 2004 - 01 - 17 ［2012 - 09 - 05］. http：// www. sfda. gov. cn/WS01/CL0053/24475. html.

2. 国家食品药品监督管理局. 医疗器械注册管理办法. 2004 - 08 - 09 ［2012 - 09 - 05］. http：// www. sfda. gov. cn/WS01/CL0053/25844. htm.

3. 国家食品药品监督管理局. 医疗器械监管技术基础. 北京：中国医药科技出版社，2009 ［2012 - 04 - 22］. http：//www. sfda. gov. cn/WS01/CL0001/.

4. 中华人民共和国国务院. 医疗器械监督管理条例. 2000 - 01 - 04 ［2012 - 04 - 22］. http：// www. sfda. gov. cn/WS01/CL0001/.

5. Office of the Federal Register. Code of Federal Regulations. 2000 - 04 - 01 ［2012 - 04 - 22］. http：// ecfr. gpoaccess. gov/cgi/t/text/text-idx? c＝ecfr＆tpl＝％2Findex. tpl.

6. Food and Drug Administration. Food，Drug and Cosmetic Act. ［2012 - 04 - 22］. http：// www. fda. gov/RegulatoryInformation/Legislation/FederalFoodDrugandCosmeticActFDCAct/default. htm.

7. 国家食品药品监督管理局. 医疗器械说明书、标签和包装标识管理规定（征求意见稿）. 2010 年 6 月发布；

8. 国家食品药品监督管理局. 医疗器械说明书、标签和包装标识管理规定. 2004 - 07 - 08 ［2012 - 04 - 22］. http：//www. sfda. gov. cn/WS01/CL0001/.

9. 欧洲共同体理事会. 关于医疗器械的规定. 2007 - 01 ［2012 - 04 - 22］. http：//ec. europa. eu/ health/medical-devices/documents/guidelines/index _ en. htm.

10. 欧洲共同体理事会. 各成员国有关有源可植入医疗器械的协调与统一. ［2012 - 04 - 22］. http：// ec. europa. eu/health/medical-devices/documents/guidelines/index _ en. htm.

11. 欧洲共同体理事会法令. 关于体外诊断器械的规定. ［2012 - 04 - 22］. http：//ec. europa. eu/ health/medical-devices/documents/guidelines/index _ en. htm，；

12. European Commission. Evaluation of Clinical Data-a Guide for Manufacturers and Notified Bodies// Guidelines on Medical Devices. 2003 - 03 - 27 ［2012 - 04 - 22］. http：//www. freebz. net/ soft3/933790. htm.

13. European Commission. Evaluation of Clinical Data-a Guide for Manufacturers and Notified Bodies// Guidelines on Medical Devices. MEDDEV. 2. 7. 1 Rev 3. 2009 - 12 ［2012 - 04 - 22］. http：// ec. europa. eu/health/medical-devices/documents/guidelines/index _ en. htm.

14. 赵一鸣，吕旌乔，曾琳. 对临床群体研究设计实施的几点认识和体会. 中华医学杂志，2005，85 （5）：291 - 294.

15. 赵一鸣. 改善临床研究者依从性的对策和方法. 中华医学杂志，2005，85 （23）：1588 - 1590.

跋

目前，世界上一些发达国家和地区已经根据本国或本地区的实际情况，逐步建立了本国和本地区的市场准入科学评价体系，并形成了一整套科学评价理念和方法。同时，各国和各地区正在加强全球协调工作，试图提高和促进对医疗器械评价工作的共同认知。而我国在医疗器械市场准入评价理论和方法的探讨和研究方面都还与发达国家和地区存在一定的差距，迫切需要建立一套符合中国国情的、科学的评价理论体系和方法学，以支撑我国的医疗器械市场准入安全有效性评价工作，并适应医疗器械行业的发展特点和与国际接轨的理念。有鉴于此，作者编著本书，主要目的是提出构建中国医疗器械科学评价体系的设想。

在本书付梓之际，作者特书此跋，从以下四个方面回顾全书，以期帮助读者进一步梳理本书提出的新观点、新建议以及与实际工作密切相关的要点。

一、构建科学评价体系

- 为建立科学的评价体系，基于符合科学的医疗器械安全有效性评价的要求，明确提出了信息系统的建设所应包含的主要内容以及器械命名和分类界定的基本原则，并提出了应进一步加强器械名录查新工作和用于审评的标准数据库更新工作，强调了建立用于社会查询的标准化工作进度信息发布系统的重要性。

- 为建立完善的评价理论体系，特别在书中引用和列出了一些起到支撑评价体系作用的各种相关定义，使体系框架的实现有了可靠的基础。

- 首次明确提出了区分器械评价工作与器械检测工作的现实需要，并阐述了评价工作的重要意义和特点。

- 依据国际上的共同认知，明确提出了建立对器械安全性和有效性认定的基本原则，并阐述了"循证"在评价工作中的重要意义和作用。

- 引入国际先进理念，并对创新性器械和实质等效性器械进行了严格的定义，提出了将创新性器械和实质等效性器械（即所谓的成熟器械）明确区分并进行审评的思想，明确提出了应按创新性器械和实质等效性器械分别提交上市申请的程序要求。

- 首次提出了根据器械的不同种类开展不同条件和不同样本量的临床试验

的设想。例如高风险（第三类）器械开展的临床试验须事先申请，开展临床研究的例数较多；而中风险（第二类）创新性器械开展临床研究无须向食品药品监管部门申请。另外，提出了开展模拟实验、替代试验以及豁免临床试验的条件，提出临床调查的例数应比临床研究的例数少或在一定条件下无须开展临床调查，以及相应的评价程序、方法和要求。

- 在前期已经开始对部分创新性器械或高风险器械批准有条件上市的基础上，为进一步规范有条件上市批准程序，提出了批准有条件上市的约束条件和对申请人的定期/不定期跟踪和报告的要求。主要目的是在保证器械安全使用的前提下，为创新性器械打开合理的加快上市的通道；同时，为实质等效性器械提供了减免临床调查的依据。

- 明确提出了应按照国际惯例对第一类器械的安全性进行检测的思想及其现实需要。

- 由于医疗器械的复杂性，在申报过程中乃至上市后，往往需要制造商在产品生产工艺、结构设计、软件更新等方面开展持续性改进和完善。这是医疗器械设计和生产的实际特点，也是已经实施的质量体系标准（YY/T0287—2003）的要求。所以，注册审评和审批工作也要适应技术法规的要求和这种持续改进的客观要求，应建立恰当的审评和审批程序或通道（见第二十章的有关更新、修改、补充等内容）。

- 首次引入"重大变化"的概念和定义，并提出在申报器械发生重大变化时应履行必要的注册程序。

- 为鼓励制造商不断地或持续地改进或完善其产品质量，首次引入并在国内提出了"非重大变化"的概念和定义，从而对于诸如产品的工艺优化、结构优化和软件优化等非重大变化，若仍然能够确保器械的"实质等效性"，可以不必履行繁琐的注册程序，仅需采取备案程序等简化手续，保证了制造商在不断改进产品时能够持续高效地符合法规和标准的要求。

- 特别明确提出和界定了注册申请和备案申请程序的不同满足条件和满足对象。

- 以上理念的引入和/或提出是构成科学高效的器械评价体系的重要基础，是在保证器械安全使用的前提下，实现快速上市和生产、销售的持续合法性的绿色通道和保障。

二、临床试验的形式和层次要求

- 通过明确提出各项要求，使临床试验发起人和研究人（调查人）更加有效地开展临床研究（调查）以及防范不必要的临床风险。同时，参考国际惯例，首次提出了高风险器械（包括创新性高风险器械和实质等效性高风险器械）在国内开展临床研究（调查）前，应开展对临床方案的预审查和对临床前预试验（实验）的合理性和充分性的审查，以替代已公布的无法操作的临床备案规定。

- 明确提出了创新性器械应开展临床研究，而实质性等效器械可依据第十章的不同适用情况和内容，开展必要的临床调查或自愿性质的验证性临床调查。

- 针对目前开展临床试验的机构状况，提出了临床机构分级开展不同形式和层次的临床研究或调查的要求和形式，以及应具备的资质问题。

- 首次引入了境外监管当局已建立的一些制度，提出了临床试验豁免的条件、知情同意豁免的条件、有条件上市的前提条件及后续要求。

- 针对目前在医疗器械临床统计学方面存在的问题和困惑，首次提出了应对开展的不同层次的临床试验明确规定例数的要求和原因。借鉴一些境外流行的行之有效的做法，首次明确提出了临床试验的替代试验和模拟实验的作用和意义。

- 针对临床试验可能包含由于经济原因所产生的倾向性，首次引入某些境外监管当局已实施的管理要求，提出了临床试验发起人应承担与所开展的研究或调查相关的财务披露的义务和内容、要求。

- 引入某些境外监管当局已实施和公布的关于临床试验报告的要求和思路，首次明确提出了境外生产器械应提供的临床报告的内容要求。

- 根据某些境外监管当局已公布的法规，提出了开展与文献资料进行比较的临床对照试验时，对临床文献内容的要求等。

三、介绍申报资料的具体要求

- 为申请人更加有效地提交器械上市申报资料，更加明确地提出了申报资料的具体内容和要求。

- 详细介绍了对器械标识的要求以及研究（调查）用器械的标识要求，介绍了器械命名方法的依据。

- 根据我国国情，更加明确地阐述了注册产品标准的地位和作用的问题，介绍了标准引用的原则和依据。

- 引入国际理念，提出了国家/行业对器械性能标准的制定有助于器械风险分类级别的降低，从而为后来申报的实质等效性器械的临床前试验以及临床试验的进一步减免创造条件。

- 明确阐述了典型产品的概念，为申请人提供合理、有效的样品进行型式检验提供了依据。
- 为满足同一制造商生产的同类器械的注册要求，首次引入"系列器械"的概念，并明确建立了符合同一注册单元的器械的定义。
- 根据目前审评工作出现的操作层面的问题和漏洞，首次明确提出了对组合（融合）式器械的注册申请方式的要求以及审评原则。
- 根据我国国情，提出了应在评价工作中，明确外聘评审专家应发挥的作用和地位的问题等。

四、完善制度建设、促进社会公平正义、倡导绿色环保

- 为了减轻检测的力度以及避免不必要的重复和浪费，介绍了风险评价的标准和作用。
- 提出了生物学检测豁免的原则依据。
- 为有效监管器械的生产和使用，首次引入国际理念，提出应针对高风险器械（如体内植入式器械和生命支持设备）制定被跟踪器械目录的建议及跟踪方法。
- 为完善器械管理层次和实现人性化管理，引入国际理念，提出了复用器械的概念和人道主义器械的概念。
- 为加强监管和促进监管工作的有效开展，首次提出应加强对境外生产地生产的二、三类器械开展定期和不定期的质量体系抽查工作。
- 在现有工作的基础上，特别提出应加强对在用器械和研究用器械不良反应的监督、反馈和跟踪工作。
- 提出了在对境内外制造商的质量体系考察过程中，应发挥审评中心专家力量和作用的问题。

建立科学高效的制度，是为了更大程度地满足社会对公开、公正、公平的需要，也是追求社会正义、降低社会成本、抵制违法失信行为、鼓励创新的良方。

希望通过以上阐述，最终能够有效提高医疗器械市场准入评价工作的质量，完善制度，进而优化整个行业的质量和效率，为保障人民大众能够尽快和放心地使用到最新和最好的医疗器械作出应有的贡献。

周力田

2012 年 7 月